国家卫生和计划生育委员会“十二五”规划教材
全 国 中 医 药 高 职 高 专 院 校 教 材
全国高等医药教材建设研究会规划教材
供中药等专业用

中医学基础概要

第 3 版

主　编　宋传荣　何正显
副主编　邓棋卫　戴毓丽
编　委　(按姓氏笔画为序)
丁　斗（遵义医药高等专科学校）
邓棋卫（江西中医药高等专科学校）
刘恩钊（北京卫生职业学院）
孙必强（湖南中医药高等专科学校）
何正显（四川中医药高等专科学校）
宋传荣（山东中医药高等专科学校）
范俊德（四川中医药高等专科学校）
祝建材（山东中医药高等专科学校）
徐迎涛（山东中医药高等专科学校）
戴毓丽（黑龙江中医药大学佳木斯学院）

人民卫生出版社

图书在版编目（CIP）数据

中医学基础概要/宋传荣，何正显主编．—3 版．
—北京：人民卫生出版社，2014
ISBN 978-7-117-18918-7

Ⅰ.①中…　Ⅱ.①宋…②何…　Ⅲ.①中医医学
基础-高等职业教育-教材　Ⅳ.①R22

中国版本图书馆 CIP 数据核字（2014）第 084179 号

人卫社官网	**www.pmph.com**	**出版物查询，在线购书**
人卫医学网	**www.ipmph.com**	**医学考试辅导，医学数据库服务，医学教育资源，大众健康资讯**

中医学基础概要
第 3 版

主　　编：宋传荣　何正显
出版发行：人民卫生出版社（中继线 010-59780011）
地　　址：北京市朝阳区潘家园南里 19 号
邮　　编：100021
E - mail：pmph @ pmph.com
购书热线：010-59787592　010-59787584　010-65264830
印　　刷：北京市艺辉印刷有限公司
经　　销：新华书店
开　　本：787×1092　1/16　　**印张**：16
字　　数：399 千字
版　　次：2005 年 6 月第 1 版　　2014 年 7 月第 3 版
2018年 4 月第 3 版第 5 次印刷（总第15次印刷）
标准书号：ISBN 978-7-117-18918-7/R · 18919
定　　价：31.00 元
打击盗版举报电话：**010-59787491　E-mail：WQ @ pmph. com**
（凡属印装质量问题请与本社市场营销中心联系退换）

《中医学基础概要》网络增值服务编委会名单 

主　编　宋传荣　何正显

副主编　邓棋卫　戴毓丽

编　者　（按姓氏笔画为序）

丁　斗（遵义医药高等专科学校）

邓棋卫（江西中医药高等专科学校）

刘恩钊（北京卫生职业学院）

孙必强（湖南中医药高等专科学校）

何正显（四川中医药高等专科学校）

宋传荣（山东中医药高等专科学校）

范俊德（四川中医药高等专科学校）

祝建材（山东中医药高等专科学校）

徐迎涛（山东中医药高等专科学校）

戴毓丽（黑龙江中医药大学佳木斯学院）

全国中医药高职高专国家卫生和计划生育委员会规划教材第三轮修订说明

全国中医药高职高专卫生部规划教材第1版(6个专业63种教材)2005年6月正式出版发行,是以安徽、湖北、山东、湖南、江西、重庆、黑龙江等7个省市的中医药高等专科学校为主体,全国20余所中医药院校专家教授共同编写。该套教材首版以来及时缓解了中医药高职高专教材缺乏的状况,适应了中医药高职高专教学需求,对中医药高职高专教育的发展起到了重要的促进作用。

为了进一步适应中医药高等职业教育的快速发展,第2版教材于2010年7月正式出版发行,新版教材整合了中医学、中药、针灸推拿、中医骨伤、护理等5个专业,其中将中医护理学专业名称改为护理;新增了医疗美容技术、康复治疗技术2个新专业的教材。全套教材共86种,其中38种教材被教育部确定为普通高等教育"十一五"国家级规划教材。第2版教材由全国30余所中医药院校专家教授共同参与编写,整个教材编写工作彰显了中医药特色,突出了职业教育的特点,为我国中医药高等职业教育的人才培养作出了重要贡献。

在国家大力推进医药卫生体制改革,发展中医药事业和高等中医药职业教育教学改革的新形势下,为了更好地贯彻落实《国家中长期教育改革和发展规划纲要(2010-2020)》和《医药卫生中长期人才发展规划(2011-2020)》,推动中医药高职高专教育的发展,2013年6月,全国高等医药教材建设研究会、人民卫生出版社在教育部、国家卫生和计划生育委员会、国家中医药管理局的领导下,全面组织和规划了全国中医药高职高专第三轮规划教材(国家卫生和计划生育委员会"十二五"规划教材)的编写和修订工作。

为做好本轮教材的出版工作,成立了第三届中医药高职高专教育教材建设指导委员会和各专业教材评审委员会,以指导和组织教材的编写和评审工作,确保教材编写质量;在充分调研的基础上,广泛听取了一线教师对前两版教材的使用意见,汲取前两版教材建设的成功经验,分析教材中存在的问题,力求在新版教材中有所创新,有所突破。新版教材仍设置中医学、中药、针灸推拿、中医骨伤、护理、医疗美容技术、康复治疗技术7个专业,并将中医药领域成熟的新理论、新知识、新技术、新成果根据需要吸收到教材中来,新增5种新教材,共91种教材。

新版教材具有以下特色:

1. 定位准确,特色鲜明 本套教材遵循各专业培养目标的要求,力求体现"专科特色、技能特点、时代特征",既体现职业性,又体现其高等教育性,注意与本科教材、中专教材的区别,同时体现了明显的中医药特色。

2. 谨守大纲,重点突出 坚持"教材编写以教学计划为基本依据"的原则,本次教材修订的编写大纲,符合高职高专相关专业的培养目标与要求,以培养目标为导向、职业岗位能力需求为前提、综合职业能力培养为根本,注重基本理论、基本知识和基本技能的培养和全面素质的提高。体现职业教育对人才的要求，突出教学重点、知识点明确，有与之匹配的教学大纲。

3. **整体优化，有机衔接** 本套教材编写从人才培养目标着眼，各门教材是为整个专业培养目标所设定的课程服务，淡化了各自学科的独立完整性和系统性意识。基础课教材内容服务于专业课教材，以"必需，够用"为度，强调基本技能的培养；专业课教材紧密围绕专业培养目标的需要进行选材。全套教材有机衔接，使之成为完成专业培养目标服务的有机整体。

4. **淡化理论，强化实用** 本套教材的编写结合职业岗位的任职要求，编写内容对接岗位要求，以适应职业教育快速发展。严格把握教材内容的深度、广度和侧重点，突出应用型、技能型教育内容。避免理论与实际脱节，教育与实践脱节，人才培养与社会需求脱节的倾向。

5. **内容形式，服务学生** 本套教材的编写体现以学生为中心的编写理念。教材内容的增减、结构的设置、编写风格等都有助于实现和满足学生的发展需求。为了解决调研过程中教材编写形式存在的问题，本套教材设有"学习要点"、"知识链接"、"知识拓展"、"病案分析（案例分析）"、"课堂讨论"、"操作要点"、"复习思考题"等模块，以增强学生学习的目的性和主动性及教材的可读性，强化知识的应用和实践技能的培养，提高学生分析问题、解决问题的能力。

6. **针对岗位，学考结合** 本套教材编写要按照职业教育培养目标，将国家职业技能的相关标准和要求融入教材中。充分考虑学生考取相关职业资格证书、岗位证书的需要，与职业岗位证书相关的教材，其内容和实训项目的选取涵盖相关的考试内容，做到学考结合，体现了职业教育的特点。

7. **增值服务，丰富资源** 新版教材最大的亮点之一就是建设集纸质教材和网络增值服务的立体化教材服务体系。以本套教材编写指导思想和整体规划为核心，并结合网络增值服务特点进行本套教材网络增值服务内容规划。本套教材的网络增值服务内容以精品化、多媒体化、立体化为特点，实现与教学要求匹配、与岗位需求对接、与执业考试接轨，打造优质、生动、立体的网络学习内容，为向读者和作者提供优质的教育服务、紧跟教育信息化发展趋势并提升教材的核心竞争力。

新版教材的编写，得到全国40余家中医药高职高专院校、本科院校及部分西医院校的专家和教师的积极支持和参与，他们从事高职高专教育工作多年，具有丰富的教学经验，并对编写本学科教材提出很多独到的见解。新版教材的编写，在中医药高职高专教育教材建设指导委员会和各专业教材评审委员会指导下，经过调研会议、论证会议、主编人会议、各专业编写会议、审定稿会议，确保了教材的科学性、先进性和实用性。在此，谨向有关单位和个人表示衷心的感谢！

希望本套教材能够对全国中医药高职高专人才的培养和教育教学改革产生积极的推动作用，同时希望各位专家、学者及读者朋友提出宝贵意见或建议，以便不断完善和提高。

全国高等医药教材建设研究会
第三届全国中医药高职高专教育教材建设指导委员会
人民卫生出版社
2014年4月

全国中医药高职高专第三轮规划教材书目

中医学专业

1 大学语文(第3版) 孙　洁
2 中医诊断学(第3版) 马维平
3 中医基础理论(第3版)★ 吕文亮 徐宜兵
4 生理学(第3版)★ 郭争鸣
5 病理学(第3版) 赵国胜 苑光军
6 人体解剖学(第3版) 盖一峰 高晓勤
7 免疫学与病原生物学(第3版) 刘文辉 刘维庆
8 诊断学基础(第3版) 李广元
9 药理学(第3版) 侯　晞
10 中医内科学(第3版)★ 陈建章
11 中医外科学(第3版)★ 陈卫平
12 中医妇科学(第3版) 盛　红
13 中医儿科学(第3版)★ 聂绍通
14 中医伤科学(第3版) 方家选
15 中药学(第3版) 杨德全
16 方剂学(第3版)★ 王义祁
17 针灸学(第3版) 汪安宁
18 推拿学(第3版) 郭　翔
19 医学心理学(第3版) 侯再金
20 西医内科学(第3版)★ 许幼晖
21 西医外科学(第3版) 贾　奎
22 西医妇产科学(第3版) 周梅玲
23 西医儿科学(第3版) 金荣华
24 传染病学(第2版) 陈艳成
25 预防医学 吴　娟

中医骨伤专业

26 中医正骨(第3版) 莫善华
27 中医筋伤(第3版) 涂国卿
28 中医骨伤科基础(第3版)★ 冼　华 陈中定
29 中医骨病(第3版) 谢　强
30 骨科手术(第3版) 黄振元
31 创伤急救(第3版) 魏宪纯
32 骨伤科影像诊断技术 申小年
33 骨科手术入路解剖学 王春成

中 药 专 业

34 中医学基础概要(第3版) 宋传荣 何正显
35 中药药理与应用(第3版) 徐晓玉
36 中药药剂学(第3版) 胡志方 李建民
37 中药炮制技术(第3版) 刘　波 李　铭
38 中药鉴定技术(第3版) 张钦德
39 中药化学技术(第3版) 李　端 陈　斌
40 中药方剂学(第3版) 吴俊荣 马　波
41 有机化学(第3版)★ 王志江 陈东林
42 药用植物栽培技术(第2版)★ 宋丽艳
43 药用植物学(第3版)★ 郑小吉 金　虹
44 药事管理与法规(第3版) 周铁文 潘年松
45 无机化学(第3版) 冯务群

46 人体解剖生理学(第3版) 刘春波
47 分析化学(第3版) 潘国石 陈哲洪
48 中药储存与养护技术 沈 力

针灸推拿专业

49 针灸治疗(第3版) 刘宝林
50 针法灸法(第3版)★ 刘 茜
51 小儿推拿(第3版) 佘建华
52 推拿治疗(第3版) 梅利民
53 推拿手法(第3版) 那继文
54 经络与腧穴(第3版)★ 王德敬

医疗美容技术专业

55 医学美学(第2版) 沙 涛
56 美容辨证调护技术(第2版) 陈美仁
57 美容中药方剂学(第2版)★ 黄丽萍
58 美容业经营管理学(第2版) 梁 娟
59 美容心理学(第2版)★ 陈 敏 汪启荣
60 美容手术概论(第2版) 李全兴
61 美容实用技术(第2版) 张丽宏
62 美容皮肤科学(第2版) 陈丽娟
63 美容礼仪(第2版) 位汶军
64 美容解剖学与组织学(第2版) 杨海旺
65 美容保健技术(第2版) 陈景华
66 化妆品与调配技术(第2版) 谷建梅

康复治疗技术专业

67 康复评定(第2版) 孙 权
68 物理治疗技术(第2版) 林成杰
69 作业治疗技术(第2版) 吴淑娥
70 言语治疗技术(第2版) 田 莉
71 中医养生康复技术(第2版) 王德瑜 邓 沂
72 临床康复学(第2版) 邓 倩
73 临床医学概要(第2版) 周建军 符逢春
74 康复医学导论(第2版) 谭 工

护 理 专 业

75 中医护理(第2版)★ 杨 洪
76 内科护理(第2版) 刘 杰 吕云玲
77 外科护理(第2版) 江跃华 刘伟道
78 妇产科护理(第2版) 林 萍
79 儿科护理(第2版) 艾学云
80 社区护理(第2版) 张先庚
81 急救护理(第2版) 李延玲
82 老年护理(第2版) 唐凤平
83 精神科护理(第2版) 井霖源
84 健康评估(第2版) 刘惠莲
85 眼耳鼻咽喉口腔科护理(第2版) 肖跃群
86 基础护理技术(第2版) 张少羽
87 护士人文修养(第2版) 胡爱明
88 护理药理学(第2版)★ 姜国贤
89 护理学导论(第2版) 陈香娟 曾晓英
90 传染病护理(第2版) 王美芝
91 康复护理 黄学英

★为“十二五”职业教育国家规划教材。

第三届全国中医药高职高专教育教材建设指导委员会名单

第三届全国中医药高职高专院校中药专业教材评审委员会名单

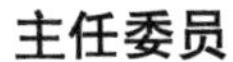

前 言

为了更好地贯彻落实《国家中长期教育改革和发展规划纲要》和《医药卫生中长期人才发展规划（2011 —2020 年)》，推动中医药高职高专教育的发展，培养中医药类高级技能型人才，在总结汲取前两版教材成功经验的基础上，在全国高等医药教材建设研究会、全国中医药高职高专教材建设指导委员会的组织规划下，按照全国中医药高职高专院校各专业的培养目标，确立本课程的教学内容并编写了本教材。

本教材是在 2010 年第 2 版《中医学基础概要》基础上修订而成的，供全国中医药高职高专三年制中药等专业使用。

按照全国中医药高职高专教育教材建设指导委员会第 3 轮教材修订的原则与要求，在本次修订中，我们在保持 2 版教材简明扼要、通俗易懂特色的同时，对教材内容做了部分修改和补充。通过修订，教材更加实用、条理和规范。为便于教学，教材设有学习重点、知识链接、章末复习思考题，书后附有教学大纲和主要参考书目。此外，教材还增加了网络增值服务，其内容包括教学课件、执业药师资格考试模拟试题、复习思考题答案、目标检测四个模块，既可供教师教学参考，又能增加学生对学习的兴趣，且便于自我检测。

本教材由绪论、中医学的哲学基础、藏象、精气血津液神、经络、体质、病因、病机、诊法、辨证、防治与康复原则等 11 部分组成。其中，绪论介绍了中医学的发展概况、中医理论体系的基本特点和学科体系；中医学的哲学基础主要介绍精气学说和阴阳五行学说；藏象、精气血津液神、经络和体质是中医的生理学；病因、病机是中医的病理学；诊法、辨证是中医的诊断学基础；防治与康复原则是中医预防、治疗与康复的基本原则。通过本课程的教学，力求使学生能够较系统地理解和掌握中医学的基本理论、基本知识和基本技能，为学习中医药其他课程奠定良好基础。

本教材在修订过程中，参考并引用了高等中医药院校相关专业教材、参考书和文献的内容。在此，谨向原作者表示真诚的谢意，并向支持教材编写的各有关学校表示衷心的感谢！

虽然各编者在教材编写过程中做了大量工作，但由于水平所限，不足之处在所难免。诚恳希望各院校师生在使用过程中，提出宝贵意见，以便进一步修订提高。

《中医学基础概要》编委会

2014 年 5 月

目 录

绪论 …… 1

一、中医学的学科属性 …… 1
二、中医学理论体系的形成与发展概况 …… 2
三、中医学理论体系的主要特点 …… 5
四、《中医学基础概要》的主要内容和学习方法 …… 9

第一章 中医学的哲学基础 …… 11

第一节 精气学说 …… 11
一、精与气的基本概念 …… 11
二、精气学说的基本内容 …… 12
三、精气学说在中医学中的应用 …… 13
第二节 阴阳学说 …… 14
一、阴阳的基本概念 …… 14
二、阴阳学说的基本内容 …… 15
三、阴阳学说在中医学中的应用 …… 18
第三节 五行学说 …… 20
一、五行的基本概念 …… 20
二、五行学说的基本内容 …… 20
三、五行学说在中医学中的应用 …… 23
第四节 中医学的思维方式 …… 25
一、天地人一体思维方式 …… 25
二、形象思维方式 …… 26
三、辩证思维方式 …… 26
四、类推思维方式 …… 27

第二章 藏象 …… 28

第一节 藏象学说概论 …… 28
一、藏象的基本概念 …… 28
二、藏象学说的形成 …… 28

三、藏象学说的主要特点 …… 29
四、脏腑分类与各自的生理特点 …… 30
五、脏腑精气阴阳的概念与作用 …… 30
第二节 五脏 …… 31
一、心 …… 31
附：心包络 …… 33
二、肺 …… 33
三、脾 …… 36
四、肝 …… 38
五、肾 …… 40
附：命门 …… 44
第三节 六腑 …… 44
一、胆 …… 44
二、胃 …… 45
三、小肠 …… 45
四、大肠 …… 46
五、膀胱 …… 46
六、三焦 …… 46
第四节 奇恒之腑 …… 48
一、脑 …… 48
二、髓 …… 49
三、骨 …… 49
四、脉 …… 50
五、女子胞 …… 50
附：精室 …… 51
第五节 脏腑之间的关系 …… 51
一、脏与脏之间的关系 …… 51
二、脏与腑之间的关系 …… 54
三、腑与腑之间的关系 …… 55

第三章 精气血津液神 …… 57

第一节 精 …… 57
一、人体之精的基本概念 …… 57
二、人体之精的生成 …… 57
三、人体之精的功能 …… 58
第二节 气 …… 58

一、人体之气的基本概念 …… 58
二、人体之气的生成 …… 59
三、人体之气的运动 …… 59
四、人体之气的功能 …… 60
五、人体之气的分类 …… 61
第三节 血 …… 63
一、血的基本概念 …… 63
二、血的生成 …… 63
三、血的循行 …… 63
四、血的功能 …… 64
第四节 津液 …… 64
一、津液的基本概念 …… 64
二、津液的代谢 …… 65
三、津液的功能 …… 66
第五节 神 …… 67
一、人体之神的基本概念 …… 67
二、人体之神的生成 …… 67
三、人体之神的分类 …… 67
四、人体之神的作用 …… 68
第六节 精气血津液神之间的关系 …… 69
一、气与血的关系 …… 69
二、气与津液的关系 …… 70
三、精血津液之间的关系 …… 70
四、精气神之间的关系 …… 71

第四章 经络 …… 73

第一节 经络的概念和经络系统的组成 …… 73
一、经络的基本概念 …… 73
二、经络系统的组成 …… 74
第二节 十二经脉 …… 75
一、十二经脉的名称 …… 75
二、十二经脉的走向和交接规律 …… 76
三、十二经脉的分布规律 …… 76
四、十二经脉的表里关系 …… 76
五、十二经脉的流注次序 …… 76
六、十二经脉的循行路线 …… 77

第三节 奇经八脉 …… 84
一、奇经八脉的主要生理功能 …… 85
二、奇经八脉的循行部位和基本功能 …… 85
第四节 经络的生理功能和经络学说的应用 …… 89
一、经络的生理功能 …… 89
二、经络学说的应用 …… 90

第五章 体质 …… 92

第一节 体质学说概述 …… 92
一、体质的基本含义 …… 92
二、体质的构成要素 …… 93
三、体质的基本特点 …… 94
四、体质的评价标志 …… 95
第二节 体质的形成 …… 96
一、先天因素 …… 96
二、后天因素 …… 96
第三节 体质的分类 …… 99
一、体质的分类方法 …… 99
二、常用体质分类及其特征 …… 99
第四节 体质学说的应用 …… 102
一、体质与病因 …… 102
二、体质与发病 …… 103
三、体质与病机 …… 103
四、体质与辨证 …… 104
五、体质与治疗 …… 104
六、体质与养生 …… 105

第六章 病因 …… 107

第一节 外感病因 …… 107
一、六淫 …… 107
二、疠气 …… 114
第二节 内伤病因 …… 115
一、七情内伤 …… 115
二、劳逸失度 …… 117
三、饮食失宜 …… 117
第三节 病理产物性病因 …… 119

一、痰饮 …… 119
二、瘀血 …… 120
三、结石 …… 121
第四节 其他病因 …… 122
一、外伤 …… 122
二、虫兽伤 …… 123
三、寄生虫 …… 123
四、医源因素 …… 124
五、先天病因 …… 125

第七章 病机 …… 127

第一节 发病原理 …… 127
一、正邪与发病 …… 127
二、影响发病的因素 …… 128
三、发病形式 …… 129
第二节 基本病机 …… 131
一、邪正盛衰 …… 131
二、阴阳失调 …… 132
三、气血失常 …… 135

第八章 诊法 …… 138

第一节 望诊 …… 138
一、全身望诊 …… 139
二、局部望诊 …… 142
三、望排出物 …… 144
四、望舌 …… 145
五、望小儿指纹 …… 150
第二节 闻诊 …… 150
一、听声音 …… 150
二、嗅气味 …… 152
第三节 问诊 …… 153
一、问诊的意义 …… 153
二、问诊的方法 …… 153
三、问诊的内容 …… 153
第四节 切诊 …… 163
一、脉诊 …… 163

二、按诊 …… 170

第九章 辨证 …… 173

第一节 八纲辨证 …… 173

一、表里辨证 …… 173

二、寒热辨证 …… 174

三、虚实辨证 …… 175

四、阴阳辨证 …… 176

第二节 气血津液辨证 …… 178

一、气病辨证 …… 178

二、血病辨证 …… 179

三、气血同病辨证 …… 180

四、津液病辨证 …… 181

第三节 脏腑辨证 …… 182

一、心与小肠病辨证 …… 182

二、肺与大肠病辨证 …… 186

三、脾与胃病辨证 …… 189

四、肝与胆病辨证 …… 193

五、肾与膀胱病辨证 …… 197

六、脏腑兼病辨证 …… 200

第四节 外感病辨证 …… 203

一、六经辨证概要 …… 203

二、卫气营血辨证概要 …… 207

三、三焦辨证概要 …… 209

第十章 防治与康复原则 …… 212

第一节 预防 …… 212

一、未病先防 …… 212

二、既病防变 …… 214

第二节 治则 …… 214

一、治病求本 …… 214

二、扶正祛邪 …… 216

三、调整阴阳 …… 217

四、调理气血 …… 217

五、因时、因地、因人制宜 …… 218

第三节 康复原则 …… 219

一、形神结合 …… 219
二、内外结合 …… 219
三、药食结合 …… 220
四、自然康复与治疗康复结合 …… 220

《中医学基础概要》教学大纲 …… 222

主要参考书目 …… 231

绪　论

学习要点

1. 中医学的学科属性；中医学理论体系形成的标志。
2. 整体观念的概念和主要内容。
3. 症、证、病的概念。
4. 辨证论治的基本概念。

中医学有着数千年的悠久历史，是中华民族在长期的生产、生活和医疗实践中逐渐积累总结而成的，也是中华民族传统文化的重要组成部分。中医学通过长期的医疗实践，积累了丰富的防治疾病的经验，并在此基础上，逐渐形成了独特的医学理论体系，为中国人民的医疗保健事业和中华民族的繁衍昌盛作出了巨大贡献，直到今天，仍在为广大人民的医疗保健发挥着重要作用。

一、中医学的学科属性

中医学，是以中医药理论与实践经验为主体，研究人类生命活动中健康与疾病转化的规律及其预防、诊断、治疗、康复和保健的综合性科学。

中医学的学科属性是以自然科学知识为主体，与人文社会科学等多学科知识相交融的综合性医学科学知识体系。

中医学以人为研究对象，着重探讨人体生、长、壮、老、已的基本规律、生理活动和病理变化的机理及疾病防治的措施等，因而中医学具有自然科学的属性。

中医学以人-自然（环境）-社会（心理）为医学模式，不仅注重人的自然属性，还非常重视人的社会属性。人类组成社会，每一个人都生活在特定的社会中，人必然会受到社会环境的影响，中医学在古代就已经深刻认识并揭示了许多疾病的社会根源，都说明中医学具有明显的社会科学属性。

任何一门自然学科的发展都离不开哲学的影响，中医学在形成和发展过程中，也受到了中国古代哲学的深刻影响，吸取了当时的一些重要哲学思想和概念来阐明医学中的一系列问题，对中医学理论体系的形成起到了重要作用。

此外，我国古代天文学、气象学、地理学、物候学、农学、生物学、植物学、矿物学、军事学、数学及冶金、酿造等知识、技术、成就，都曾对中医学的形成和发展起到过促进作用。如气象学知识是促进中医外感六淫病因学说产生的重要因素；通过与四季物候变化的类比，中医学认识并论述了四时脉象的差异；借助地理学知识，古代医学家提出并详细讨论了因地制宜的治疗原则；古代医学家制定的许多治则、治法受启于兵法知识等等。因此，中医学是多学科知识交互渗透的知识体系，多学科知识的引进，促进了中医学的发展。

二、中医学理论体系的形成与发展概况

中医学理论体系，是关于中医学的基本概念、基本原理和基本方法的科学知识体系。中医学理论体系是在中国古代哲学思想的影响和指导下，在中华民族传统文化的基础上，通过长期的医疗保健的经验积累和理论总结而形成的。它是以中国古代哲学的精气学说和阴阳五行学说为思维模式，以整体观念为主导思想，以脏腑经络和精气血津液的生理病理为基础，以辨证论治为诊疗特点的医学理论体系。

（一）中医学理论体系的形成

中医学理论体系的形成，经历了一个漫长的历史时期。如传说中的神农尝百草，就反映了远古时代人类医药知识积累的过程。殷商时期，药物已相当丰富，特别是汤液的出现，不仅提高了疗效，而且促进了复方药剂的发展。从春秋战国时期到秦汉之际，社会的变革和学术的百家争鸣，为中医学理论体系的形成奠定了社会文化基础。此时，自然科学的迅速发展，为中医学理论体系的形成奠定了科学技术基础。古代医家在医学实践与解剖学成就的基础上，以古代哲学的精气、阴阳、五行学说作为思维方法，创立了藏象、经络、精气血津液神等学说，并在探讨人与自然关系的过程中创立了六淫致病学说，以阐释人体的生理和病理，指导疾病的诊断和防治，为中医学理论体系的形成奠定了科学理论与医药实践的基础。在众多医家的共同努力下，医药知识逐渐从实践经验升华到理性认识，从而产生了中医学理论。

《黄帝内经》、《难经》、《伤寒杂病论》、《神农本草经》等四部医学经典著作的问世，标志着中医学理论体系的形成。

1.《黄帝内经》　约成书于战国至秦汉时期，东汉至隋唐仍有修订和补充，是集众多医学家的医学理论和临床经验编纂而成的一部医学经典著作。全书包括《素问》和《灵枢》两部分，共18卷，162篇。该书以当时的哲学思想为指导，全面论述了中医学的思维方法，人与自然的关系，人体的结构、生理、病理、疾病的诊断、治疗以及预防、养生等，奠定了中医学理论体系的基础。直到今天，仍有其重要的研究和实用价值。

2.《难经》　原名《黄帝八十一难经》，大约成书于东汉时期，传说为秦越人所作。全书以问答解释疑难的形式撰述（共81个问答），其内容亦十分丰富，包括了生理、病理、诊断及治则等各个方面的问题，尤其对脉学有较详细而精当的论述和创见，对经络学说以及脏腑学说中命门、三焦的论述，则在《黄帝内经》的基础上有所发展，与《黄帝内经》同为后世指导临床实践的重要理论性著作。

3.《伤寒杂病论》　为东汉末年张机（字仲景）所著。后经晋代王叔和整理，分为《伤寒论》和《金匮要略》两部分。《伤寒论》载方113首，《金匮要略》载方262首，这些方剂一直被后世所沿用，被誉为“方书之祖”。《伤寒杂病论》以六经论伤寒，以脏腑论杂病，创立了包括理、法、方、药在内的辨证论治诊疗体系，使中医学的基础理论与临床实践紧密结合起来，为临床医学的发展奠定了坚实的基础。

4.《神农本草经》　简称《本经》或《本草经》，成书于东汉，托名神农所著，是我国现存最早的药物学专著。该书总结了汉代以前的药物学知识，载药365种，根据药物功效和有毒无毒，分为上、中、下三品：上品药无毒，主益气；中品药或有毒或无毒，主治病、补虚；下品药有毒，主除病邪、破积聚。该书不但记载了每种药物的性能、主治，并

概括地论述了四气（寒、热、温、凉）、五味（酸、苦、甘、辛、咸）等药物学理论，奠定了中药理论体系的基础。

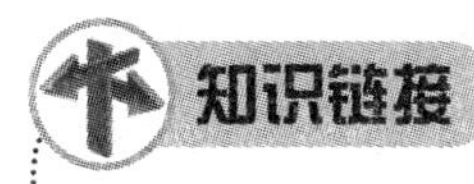

中药的起源

早在远古时期，我们的祖先在采集食物的过程中，由于饥不择食，常常会误食一些有毒的植物，以致发生呕吐、腹泻、昏迷甚至死亡等中毒现象。同时也可因为偶然吃了某种植物，使原有的呕吐、腹泻或昏迷症状得以缓解甚至消除。经过无数次的口尝身受，逐步认识到有些植物可以食用，有些植物可以治疗疾病，初步积累了一些关于植物药的知识。进入氏族公社以后，狩猎和捕鱼已成为人们重要的劳动内容和生活来源，又发现了一些既可食用又可治疗疾病的动物。到氏族社会后期，进入农业、畜牧业时代，由于种植业、饲养业的发展，发现了更多的可用于治病的植物、动物，故有“药食同源”之说。所以，中药起源于中华民族先民的长期生活实践和医疗实践。“神农尝百草”虽属传说，但客观上却是我们的祖先在与自然和疾病的斗争中，发现药物和认识药物的真实写照。

（二）中医学理论体系的发展

随着社会的发展与进步，中医学理论体系在理论与实践方面也在不断深化和发展。汉代以后，中医学进入了全面发展时期。

1. 魏晋隋唐五代时期（公元220—960年） 魏、晋、南北朝、隋、唐至五代，是医学理论、药物学及临床各科的全面发展时期。

晋代王叔和编撰的《脉经》，是我国第一部脉学专著。该书首次对中医脉学进行了全面系统的论述，奠定了脉学理论与方法的系统化和规范化基础。晋代皇甫谧著《针灸甲乙经》，总结了魏晋以前的针灸学成就，是我国现存最早的针灸学专著，对后世针灸学的发展贡献很大。

隋代巢元方所著《诸病源候论》，是我国第一部病因证候学专著。该书分别论述了内、外、妇、儿、五官等科疾病的病源和症状，对后世病证分类学的发展有很大影响。

唐代孙思邈所著《备急千金要方》和《千金翼方》，详述了唐代以前的医学理论、方剂、诊法、治法、食养等，代表了唐代医学的先进水平和成就，堪称我国第一部医学百科全书。他提出的医生在医德方面的要求和所要达到的境界，可谓开中国医学伦理学之先河。药物学方面如唐代《新修本草》等，反映了此时的药物学已经达到了很高的水平。

2. 宋金元时期（公元960—1368年） 宋金元时期，随着科学文化的发展，医学也有长足的进步。医家们在前代理论和经验的基础上，结合自己的实践经验，提出了许多独特的见解，成为医学史上承前启后的时代。

南宋陈言（字无择）著《三因极一病证方论》，简称《三因方》，提出了“三因学说”，把复杂的病因归纳为外因、内因、不内外因三大类，对后世病因学的发展有着深远的影响。

金元时期，出现了许多各具特色的医学流派，最具代表性的医家是刘完素、张从正、李杲、朱震亨，后人尊称为“金元四大家”。刘完素（河间）以火热立论，力倡“六气皆从火化”，“五志过极皆能生火”，治疗疾病多用寒凉方药，后人称其为“寒凉派”。张从正（字子和）力倡“攻邪论”，主张“邪去则正安”，临证善用汗、吐、下三法以攻邪，后人称其为“攻下派”。李杲（号东垣）提出了“内伤脾胃，百病由生”的学术观点，治病重在调理脾胃，被称为“补土派”。朱震亨（丹溪）倡导“相火论”，其学术观点为“阳常有余，阴常不足”，治病以滋阴降火为主，被称为“养阴派”。这些不同观点的学术争鸣，从不同角度丰富了中医学理论，对后世医学的发展产生了很大的影响。

3. 明清时期（公元1368—1911年） 该时期是中医学理论的综合汇通和深化发展阶段，既有许多具有重大意义的医学创新与发明，又有对医学理论和经验的综合整理，编撰了门类众多的医学全书、类书、丛书，以及古典医籍注释等医学著作，中医学理论和临床医学均有了进一步发展。

明代医家赵献可在《黄帝内经》、《难经》的基础上提出了命门学说，认为命门寓阴阳水火，为人身之主，强调“命门之火”在养生、防病中的重要意义。明代医家张介宾（字景岳）提出了“阳非有余”、“真阴不足”的见解，强调温补肾阳和滋补肾阴在养生康复与防治疾病中的重要性，其所著《类经》、《景岳全书》等对后世中医学术发展亦有着一定的影响。李中梓则提出了“肾为先天之本，脾为后天之本”，“乙癸同源”的见解，为中医学理论特别是藏象学说的发展作出了贡献。

明清时期温病学说的形成和发展，是中医学理论的创新和突破。温病是对多种急性热病的统称，多具有传染性和流行性。温病学说源于《黄帝内经》、《难经》和《伤寒杂病论》，明清时期已逐渐成为一门独立学科。明代吴有性（字又可）著《温疫论》，创立了“戾气”学说，提出了传染病的病因是一种被称为“戾气”的特殊致病因素，其传染途径是从口鼻而入。清代叶天士（名桂，号香岩）著《温热论》，创立了温热病的卫气营血辨证理论，阐明了温热病发生发展的规律，对清代温病学说的发展起着承前启后的作用。吴瑭（字鞠通）著成《温病条辨》，创立了温热病的三焦辨证理论，使温病学说得到进一步发展。清代医家王清任重视解剖，著有《医林改错》一书，改正了古医书在人体解剖方面的某些错误，并发展了瘀血理论及血瘀病证的治疗方法，对中医基础理论的发展亦有一定的贡献。

在药物学研究方面，以李时珍的《本草纲目》为代表。《本草纲目》不仅全面总结了16世纪以前我国药物学研究的成就，而且还对人体生理、病理、疾病诊断、治疗等有着详细的论述，是一部内容丰富、影响深远的医药学巨著。

4. 近代与现代（公元1840年以后） 近代以来，随着西方文化的传播，西医学传入中国，形成了中西医并存的局面。这种复杂的社会文化背景，使中医学理论的发展也呈现出不同的趋势。一是继续收集和整理前人的学术经验，丰富中医学的传统理论，如20世纪30年代曹炳章主编的《中国医学大成》，是一部集古今中医学大成的巨著；二是出现了中西汇通学派，诸如唐宗海、朱沛文、恽铁樵、张锡纯等，提倡既要坚持中医学之所长，又要学习西医学先进之处，试图将中西医学术加以汇通，从理论到临床提出了一些汇通中西医的见解，如张锡纯所著的《医学衷中参西录》，即是中西医汇通的代表作。

新中国成立以来（1949年以后），国家十分重视中医药事业的发展，为了继承和发扬中医药学这一优秀民族文化遗产，在全国各地相继成立了中医药院校、中医医院和中医药科研机构，在研究的广度、深度及方法上均超过了历史上的任何时期。随着中医医疗、教学、科研水平的不断提高，中医理论体系也得到了进一步的发展和完善。目前，中医药已成为我国卫生事业的一个重要组成部分，在保障人民健康和防治疾病方面发挥着越来越大的作用。同时，国家大力提倡中西医结合，继而倡导以现代多学科方法研究中医，使中医学理论体系研究有了较为深入的发展，大量的专著和科研成果相继出现。

随着研究的不断深入，中医学理论研究必将取得重大突破，为生命科学的发展作出自己的贡献。

三、中医学理论体系的主要特点

中医学理论体系的主要特点，一是整体观念，二是辨证论治。

（一）整体观念

整体观念，是中医学关于人体自身的完整性及人与外界环境（自然环境、社会环境）统一性的认识。中医学认为，人体是一个由多层次结构构成的有机整体。构成人体的各个部分之间，结构上不可分割，功能上相互协调、相互为用，病理上相互影响。同时，人生活在自然和社会环境中，人体的生理功能和病理变化，也必然受到自然环境、社会条件的影响。

整体观念贯穿于中医学的生理、病理、诊断、疾病防治、养生等整个理论体系之中，是中医学基础理论和临床实践的指导思想。

1. 人体是一个有机整体　人体是一个有机的整体，是由五脏（心、肺、脾、肝、肾）、六腑（胆、胃、小肠、大肠、膀胱、三焦）、五体（筋、脉、肉、皮、骨）、五官（目、舌、口、鼻、耳）、九窍（口、两鼻孔、两目、两耳、前阴、后阴）等共同组成的。它们以五脏为中心，通过经络系统的联络作用，构成了人体的五个系统（表绪-1）。

表绪-1　人体五脏系统表

	五脏	五腑	五体	官窍	经脉
肝系统	肝	胆	筋	目	肝经　胆经
心系统	心	小肠	脉	舌	心经　小肠经
脾系统	脾	胃	肉	口	脾经　胃经
肺系统	肺	大肠	皮	鼻	肺经　大肠经
肾系统	肾	膀胱	骨	耳　二阴	肾经　膀胱经

五脏代表着整个机体的五个系统，人体所有的组织器官都包括在这五个系统之中。

（1）生理方面：构成人体的五脏、六腑、五体、五官、九窍等具有各自不同的生理功能，但各种功能活动之间密切相关，相互协调，相互制约，并且通过精、气、血、津液等作用，共同完成人体的生理活动，从而表现出生命活动的整体联系。五脏之中，又以心为最高统帅，心对人的生命活动起着主宰作用。

（2）病理方面：在分析病证的病理机制时，中医学十分重视机体的整体性，认为局部的病变，可以影响整体。这种影响，主要体现在病变的相互影响和传变。如内脏有病，可反映于相应的形体官窍；形体官窍有病，也可以通过经络影响脏腑；脏腑之间有病，亦可相互影响。如：肝火上炎，则面红目赤；心火上炎，则舌体溃烂、疼痛、舌尖红赤等，这是内脏有病对官窍的影响；外感风寒，皮毛受邪，除发生恶寒、发热、脉浮等症，还可使肺气失宣而上逆，发生咳嗽，这是皮毛发病影响内脏；肝火亢逆，上炎灼肺，可出现胁痛咯血，这是肝病影响于肺。所以，中医学在分析疾病的病理机制时，总是把局部与整体统一起来，既重视局部病变和与之直接相关脏腑的关系，又重视病变与其他脏腑之间的关系，从整体上来认识和把握脏腑间的疾病传变规律。

(3) 诊断方面：中医在诊断疾病时，也是从整体观念出发，采用“察外知内”的方法，通过观察五官、形体、舌、脉等外在变化，推测内在脏腑的病理变化，从而作出正确诊断。如舌体通过经络直接或间接地与五脏相通，故人体脏腑的虚实、气血的盛衰、津液的盈亏等，都可呈现于舌，所以察舌可以测知内脏的病理状态。其他如望色、切脉等诊察疾病的方法，都是中医学整体诊病思想的具体体现。

(4) 治疗方面：治疗疾病时，中医学不仅注意病变的局部表现，更强调脏、腑、官、窍之间的联系和五脏之间的相互影响，从整体观念出发，确立治疗原则和方法。如口舌生疮，用清心泻小肠火的方法治疗。这是因为心开窍于舌，心与小肠相表里，口舌生疮多由心与小肠火盛所致，心火与小肠火得泻，则口舌之疮自愈。

2. 人与外界环境的统一性　外界环境包括自然环境和社会环境。中医学强调人体内外环境的协调统一，不仅认为人体本身是一个有机整体，即人体内部环境的统一性，而且还注重人与外界环境的统一性。

(1) 人与自然界的统一性：人生活在自然界中，自然界存在着人类赖以生存的必备条件。同时，自然界的变化又可直接或间接地影响着人体，而机体则相应地产生反应。属于生理范围的，即是生理的适应性；超越了这个范围，即是病理反应。这种“天人一体观”，即是人与自然界的统一性。

1) 自然环境对人体生理的影响：自然环境主要包括自然气候和地理环境，由于自然环境的变化，人体的生理活动也必然受其影响而产生相应的变化。

季节气候对人体的影响：在一年四季中，有春温、夏热、秋凉、冬寒的气候变化，自然界的生物就会有春生、夏长、秋收、冬藏等相应的变化。人体也必然与之相适应，如在天气炎热时，人体就以出汗散热来适应；天气寒冷时，人体为了保温，皮肤密闭而少汗，必须排出的水液就从小便排出。同样，气血的运行，在不同季节气候的影响下，也有相应的适应性改变。如人体的脉象可随季节气候的不同而有相应的春弦、夏洪、秋毛（浮）、冬石（沉）的变化。

昼夜晨昏对人体的影响：人体气血阴阳运动不仅随着季节气候变化，而且也随着昼夜的更替而发生节律性的变化。如人体的阳气，随着昼夜阳气的朝始生、午最盛、夕始弱、夜半衰的波动而出现规律性的变化。《素问·生气通天论》说：“故阳气者，一日而主外，平旦人气生，日中而阳气隆，日西而阳气已虚，气门乃闭”。意思是说，人体的阳气，白天运行于外，趋向于表。早晨阳气初生，中午阳气隆盛，至夜晚则阳气内敛，便于人体休息。这种人体阳气白天趋于体表、夜间潜于内里的运动趋向，反映了人体随昼夜阴阳二气的盛衰变化而出现的适应性调节。

地域环境对人体的影响：地域环境，主要是指地势的高低、地域性气候、水土及风俗习惯等。地域气候的差异，地理环境和生活习惯的不同，在一定程度上也影响着人体的生理活动和脏腑功能，进而影响人的体质。一般而言，江南气候多湿热，人体腠理多疏松，体格多瘦削；西北地处高原，气候多燥寒，人体腠理多致密，体格多壮实。人们长期生长居住在特定地理环境之中，逐渐形成了功能方面的适应性变化。一旦易地而居，环境突然改变，个体生理功能难以适应，常感到不舒适，有的甚至会因此而发病，即所谓“水土不服”。但经过一段时间，通过机体自身的适应性调节，也就逐渐适应了。总之，地理环境不同，形成了生理上、体质上的不同特点，因而不同地区的发病情况也不尽一致。

人对生存环境的适应不是消极的、被动的，而是积极的、主动的，人类不仅能主动地适应自然，而且能在一定程度上改造自然，使大自然为人类服务。

2）自然环境对人体病理的影响：人类适应自然的能力是有限度的，如果自然环境发生异常变化，超越了人体的适应能力，或机体的调节功能失常，不能对自然环境的变化作出适应性调节时，就容易发生疾病。

季节气候对疾病的影响：在季节气候的异常变化中，每一季节都有其不同特点，受其影响，常可发生一些季节性多发病或时令性流行病。如春季多温病，夏季多痢疾、腹泻，秋季多疟疾，冬季多伤寒等。此外，某些疾病常因气候剧变或季节交替而诱发或加重。如某些哮喘往往在春夏缓解，秋冬发作；关节疼痛的病证，常在寒冷或阴雨天气时加重等。

昼夜变化对疾病的影响：昼夜的变化，对疾病也有一定影响。一般而言，大多是白天病情较轻，傍晚加重，夜间最重，故《灵枢·顺气一日分为四时》说："夫百病者，多以旦慧、昼安、夕加、夜甚。"这是因为早晨、中午、傍晚、夜间，人体阳气存在着生、长、衰、入的规律，从而影响到邪正斗争，病情也呈现出慧、安、加、甚的起伏变化。

地域环境对疾病的影响：不同的地域环境，既可导致人群体质的差异，也可因气候、水土的因素而形成不同性质的致病因素，因而会导致地域性的多发病与常见病。如克山病、血吸虫病、瘿瘤等，均有其地域性的发病特点。

由于自然环境的变化时刻影响着人的生命活动和病理变化，因而在疾病的防治过程中，必须重视外界自然环境与人体的关系，遵循因时因地制宜的原则。

（2）人与社会环境的统一性：人生活在社会环境中，其生命活动必然受到社会环境的影响。人是社会中的一员，具备社会属性。政治、经济、文化、宗教、法律、人际关系、婚姻等社会因素，必然通过与人的信息交换影响着人体的各种生理、心理活动和病理变化，而人也在与社会环境的交流中，维持着生命活动的稳定有序与协调平衡。

人所在社会环境和社会背景不同，造就了个人的心身功能与体质的差异。一般来说，良好的社会环境，和谐的人际关系，可使人精神振奋，勇于进取，有利于心身健康；而不利的社会环境，如社会的动荡不安、家庭纠纷、邻里不和、亲人亡故、人际关系紧张等，可使人的安全感与稳定感低下或缺失，或精神压抑、紧张、恐惧等，从而影响身心功能，破坏人体原有的生理和心理的协调和稳定，不仅易引发某些身心疾病，还常使某些原发疾病加重或恶化，甚至死亡。值得注意的是，随着现代社会的发展和生活水平的提高，也出现了环境污染、竞争激烈、失业待岗等许多社会问题的困扰，致使紧张因素也日趋多样化，社会因素在疾病的发生和发展变化中所起的作用也越来越显著。在中医学整体观念的指导下，用中医学的理论和方法研究社会因素对生命、健康和疾病的影响，是社会发展给中医学带来的新课题。

社会环境的改变主要是通过影响人体的精神情志，进而对人体的生理功能和病理变化产生影响。因此，在预防和治疗疾病时，必须充分考虑社会因素对人体身心功能的影响，尽量避免不利的社会因素对人的精神刺激，创造有利的社会环境，获得有力的社会支持，并通过精神调摄提高对社会环境的适应能力，以维持身心健康，预防疾病的发生，并促进疾病向好的方面转化。

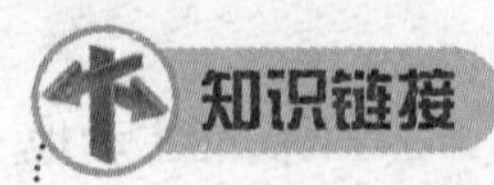

紧张状态与疾病

社会医学与医学社会学的研究表明，社会因素是造成紧张状态的重要原因，在许多精神疾病和躯体疾病的发生、发展和转归中起着重要作用。所谓紧张状态，是指人们在社会生活中的紧张状态，是人在整个生活情景中对有威胁性和不愉快因素的情绪反应和身体反应。人体处于紧张状态时的反应本来是要防止身体受损，是一种防御机制，但若这种防御反应不适当，反因此而生病。此类疾病统称为“紧张状态病”。如心血管病、糖尿病、消化性溃疡、神经症等身心疾病都可因紧张状态诱发或加重。紧张状态是非特异性致病因素，可与许多疾病的发生有关。由于个体差异，对疾病的易感性也不相同，如有人在紧张状态时易引起精神情志方面的反应，有人则易引起生理功能方面的反应；有的人对紧张状态的反应可发展为冠心病，而另外的人可能发展为糖尿病或其他身心疾病。所以，在中医学整体观念指导下，以中医学的理论和方法研究社会因素对生命、健康和疾病的影响，越来越具有现实意义。

（二）辨证论治

辨证论治是中医学认识疾病、治疗疾病的基本原则，是中医学对疾病进行辨析判断和处理的一种特殊的方法，也是中医学的主要特点之一。

1. 症、证、病的基本概念　症，包括症状和体征，是机体发病而表现出来的异常状态，是患者自身的各种异常感觉与医者所感知的各种异常表现。如恶寒发热、恶心呕吐、头痛、烦躁易怒、舌象、脉象等，都属症的概念。症是判断疾病、辨识证候的主要依据，但因其仅是疾病的个别现象，尚不能完全反映疾病的本质。相同的症状可由不同的致病因素引起，其病变机理不尽相同，因此可见于不同的疾病和证候。孤立的症状不能反映疾病的本质，因而不能作为治疗的依据。

证，即证候，是疾病过程中某一阶段的病理概括，一般由一组相对固定的、有内在联系的、能揭示疾病某一阶段病变本质的症状和体征构成。证候包括了疾病的病因、病位、病性和邪正盛衰变化，能反映出疾病发展过程中某一阶段病理变化的本质。所以，中医学将证候作为确定治法、处方遣药的依据。如风寒感冒、心脉痹阻、肝阳上亢等，都属证的概念。

病，即疾病的简称，指有特定的病因、发病规律和病理演变的一个完整的异常生命过程，常常有较固定的临床症状和体征、诊断要点、与相似疾病的鉴别点等。疾病反映的是一种疾病全过程的总体属性、特征和规律。如感冒、麻疹、痢疾、中风等，皆属疾病的概念。

症、证、病三者既有区别又有联系。症状和体征是病和证的基本要素，病和证都由症状和体征构成。有内在联系的症状和体征组合在一起即构成证，反映疾病某一阶段的病变本质；不同阶段的证贯穿起来，便是疾病的全过程。一种疾病由不同的证组成，而同一证又可见于不同的疾病过程中。

2. 辨证论治的基本概念　所谓辨证，就是将四诊（望、闻、问、切）所收集的病情资料，包括症状和体征，通过分析、综合，辨清疾病的原因、性质、部位和邪正之间的关系，概括、判断为某种性质的证。论治，是根据辨证的结果确立相应的治疗原则、方法及方药，选择适当的治疗手段和措施来处理疾病的思维和实践过程。辨证与论治，是中医诊治疾病过程中，相互联系不可分割的两个方面。辨证是论治的前提和依据，论治是治疗疾病的手段和方法。因此，辨证与论治是理论和实践相结合的体现，是理、法、方、药理论体系在临床上的具体应用，也是指导中医临床诊治的基本原则。

3. 辨证与辨病的关系　中医认识并治疗疾病，是运用辨病与辨证相结合的方法。辨证是以确定证为目的；辨病是以确定病的诊断为目的。辨证与辨病都是以患者的临床表现为依据，区别在于一为确定证，一为确诊病。

中医学以“辨证论治”为诊疗特点，但也存在着“辨病施治”的方法，如以常山、青蒿治疟，黄连治痢等。中医临床实践在强调“辨证论治”的同时，注重辨证与辨病相结合。运用辨病思维来确诊疾病，对某一病的病因、病变规律和转归预后有一个总体的认识；再运用辨证思维，对该病当时的临床表现（症状和体征）进行辨析，从而确立该病当时的“证”，然后根据“证”来确定治则治法和处方遣药。此即通常所说的“以辨病为先，以辨证为主”的临床诊治原则。

4. 病治异同　中医认为，同一种疾病在不同的发展阶段，可以出现不同的证候；而不同的疾病在其发展过程中又可能出现相同的证候。因此在治疗疾病时就可以分别采用“同病异治”或“异病同治”的原则。

同病异治：指同一种病，由于发病的时间、地区及病人反应性不同，或其病情处于不同的发展阶段，故反映出的证候不同，因而治疗也就有异。如麻疹在不同的发病阶段有不同的证，其治法也就不同。发病初期，麻疹未透，治宜发表透疹；中期常须清解肺热；后期又须养阴清热为主。

异病同治：是指不同的疾病，在其发展过程中，出现了性质相同的证，可采用相同的方法治疗。如久痢脱肛、子宫下垂、胃下垂等不同的病，如果均表现为中气下陷证候，就都可以用补气升提的方法治疗。

总之，辨证论治是中医学诊治疾病过程中相互联系、不可分割的两个方面，是针对疾病发展过程中不同性质的矛盾，用不同的方法去解决的原则，是中医理、法、方、药在临床上的具体运用，是指导中医临床工作的基本原则。

四、《中医学基础概要》的主要内容和学习方法

（一）主要内容

中医学基础概要主要是阐述人体的生理、病理、病因、病机以及疾病的诊断、防治等基本理论知识和基本技能的学科，主要内容包括中医学的哲学基础、藏象、精气血津液神、经络、体质、病因、病机、诊法、辨证、防治与康复原则等。

中医学的哲学基础：精气学说、阴阳五行学说属中国古代哲学范畴，中医学用以阐明医学中的问题，使之成为中医学的重要概念和理论。主要介绍精气学说、阴阳五行学说的基本概念、基本内容及在中医学中的应用。

藏象：是研究人体各脏腑组织器官的生理功能、病理变化及其相互关系，以及脏腑组织器官与外界环境相互关系的学说，是中医理论体系的核心。重点论述脏腑的生理功能及脏腑之间的相互关系。

精气血津液神：主要阐述精气血津液神的基本概念、生成、功能、相互关系及其与脏腑之间的关系。

经络：是研究人体经络系统的组成、生理功能、病理变化及其与脏腑相互关系的学说。主要阐述十二正经和奇经八脉的概念、分布、走向与交接规律及循行概况，经络的生

理功能及应用。

体质：是研究体质与健康以及疾病关系的学说。主要介绍体质的概念、形成、分类及体质学说在中医学中的应用。

病因：是关于致病因素的性质及致病特点的理论。主要介绍六淫、疠气、七情内伤、饮食失宜、劳逸失度、病理产物（痰饮、瘀血、结石）、外伤、寄生虫、医源、先天等致病因素。

病机：是疾病发生、发展与变化的机理，包括发病原理与基本病机。主要阐述正气与邪气在发病中的作用及邪正盛衰、阴阳失调、气血失常等基本病机理论。

诊法：是搜集病情资料诊察疾病的方法。主要介绍望、闻、问、切四诊的基本方法和内容。

辨证：是根据四诊所提供的病情资料，以辨识证候、认识病证的基本方法。主要介绍八纲辨证、气血津液辨证、脏腑辨证，简介六经辨证、卫气营血辨证与三焦辨证。

防治与康复原则：是关于疾病防治和康复的基本原则。主要介绍治未病的预防思想，阐述治病求本、扶正祛邪、调整阴阳、三因制宜等治疗原则，并简介康复的基本原则。

（二）学习方法

中医学基础概要既是学习中医药学的入门课程，又是学习中医药各门课程的基础，所以必须认真学习，切实掌握。学习中医药学，一是要有明确的学习目的，即为了继承和发扬中医药学，为人民健康服务。二是要以辩证唯物主义和历史唯物主义为指导思想，充分认识基础理论和基本技能的重要性，以严谨的治学态度，掌握各具体学习环节。三是注意理论联系实际。中医学基础概要是一门实践性很强的学科，在学习过程中，可利用讨论、临床见习等形式，加深对理论的理解。四是注意处理好中医与西医的关系。中西医是两个不同的医学理论体系，两者各有自己的特点和优势，在学习过程中要以科学求实的态度，处理好两者关系，掌握好中医学的基本理论知识和基本技能，为学习中药专业其他相关课程奠定扎实的基础。

（宋传荣）

复习思考题

1. 中医学理论体系形成的标志是什么？
2. 何谓整体观念？主要包括哪些内容？
3. 简述症、证、病的基本概念。
4. 何谓辨证论治？辨证与论治的关系如何？

第一章　中医学的哲学基础 

学习要点

1. 精气、阴阳、五行的基本概念。
2. 精气学说、阴阳学说、五行学说的基本内容。
3. 精气学说、阴阳学说、五行学说在中医学中的应用。

任何一门自然科学的形成和发展，都必然地要接受哲学思想的影响。中医学理论体系在形成过程中，也毫不例外地借助了中国古代的哲学思维和原理，以古代的唯物辩证法为指导。对中医学理论形成影响最大的哲学思想有精气学说、阴阳学说和五行学说。中医学理论体系在其形成和发展过程中，把这些学说的基本观点和方法引入医学领域，与中医学自身固有的理论和经验相融合，成为中医学理论体系的重要组成部分，也是中医学的重要思维方法。因此，学习中医学，必须掌握中医学中所包含的哲学内容，这对于深刻理解中医学理论体系是非常重要的。

第一节　精 气 学 说

精气学说，是研究精气的内涵及其运动变化规律，并用以解释宇宙万物的构成本质及其发展变化的一种古代哲学思想。

一、精与气的基本概念

（一）精的基本概念

精，又称精气，在中国古代哲学中，一般泛指气，是一种充塞宇宙之中无形而运动不息的极细微物质，是构成宇宙万物的本原；在某些情况下专指气中的精粹部分，是构成人类的本原。

精的概念，首见于《道德经》，《周易》、《管子》、《吕氏春秋》、《淮南子》等也有记述。各家所论，皆认为精是宇宙万物的本原，因而与气的内涵是同一的。

精概念的产生，源于“水地说”。古人在观察自然界万物的发生与成长过程中，认识到自然界万物由水中或土地中产生，并依靠水、地的滋养、培育而成长与变化，因而把水、地并列而视为万物生成之本原。如《管子·水地》说：“地者，万物之本原，诸生之根菀也。”又说：“水者，何也？万物之本原也，诸生之宗室也”。自然界的水即天地之精，万物赖以生长发育之根源，因而在“水地说”的基础上引申出“精”的概念，嬗变为精为万物之源。

（二）气的基本概念

气，在古代哲学中，指存在于宇宙之中的无形而运动不息的极细微物质，是宇宙万物的共同构成本原。

气的概念源于“云气说”。云气是气的本始意义，如《说文解字》说：“气，云气也。”古人把在日常生活中看到的种种自然现象，运用“观物取象”的思维方法，将直接观察到的云气、风气、水气及呼吸之气等加以概括、提炼，抽象出气的一般概念，认为自然界有形之物皆由风、云之类无形无状而变化多端、运行不息之物所造就。在气概念的形成过程中，先哲们抽象出冲气、天地之气、自然之气、精气等不同概念。两汉时期出现了“元气说”，先秦时期出现的各种气的概念被两汉时期的“元气说”所同化。认为元气是宇宙的本原，是构成宇宙万物最基本、最原始的物质。这就是后世所谓的“元气一元论”。

二、精气学说的基本内容

精气学说是研究和探讨物质世界生成本原、相互关系及发展变化的古代哲学理论，是中医学认识事物生成变化的本原说和中介说。精气是物质世界的本原，宇宙万物皆由精气所构成，宇宙自然界是一个万物相通、天地统一的有机整体。人体是由精气所构成的。

（一）精气是构成万物的基本物质

精气学说认为，精气是构成天、地和自然界万物的基本物质。万物生成皆因精气聚合，万物的消亡则是由于精气的离散。万物的生死在于精气的聚散，但作为物质元素的精气是永恒的，其运动变化也是永恒的。原始的精气可分为性质相反的阴阳两个方面，阴阳二气相互作用，从而化生万物，一切事物和现象都是精气运动变化的结果。

精或气生万物的机理，古代哲学家常用天地之气交感、阴阳二气合和来阐释。精或气自身的运动变化，分为天地阴阳二气。即所谓“积阳为天，积阴为地”（《素问·阴阳应象大论》）。精或气有“无形”与“有形”两种不同的存在形式。所谓“无形”，即精或气处于弥散而运动的状态，充塞于无垠的宇宙空间，是精或气的根本存在形式。由于用肉眼看不见，故称其为“无形”。所谓“有形”，即精或气处于凝聚而稳定的状态，一般都可以用肉眼看清其具体性状。有形之物为气凝聚而成。但习惯上仍然把弥散之气称为“气”，而将有形的实体称为“形”。无形之气凝聚而成有质之形，形散质溃又复归于无形之气。因而以气为本原，“无形”与“有形”之间处于不断的转化之中。

（二）精气的运动与变化

1. 气的运动　气的运动，称为气机。气的运动形式多种多样，但主要有升、降、聚、散等几种。升与降、聚与散，虽然是对立的，但保持着协调平衡关系。

2. 气化　气化，是指气的运动产生宇宙各种变化的过程。气化的主要形式有以下几种：

（1）气与形之间的转化：无形之气交感聚合成有形之物，是“气生形”的气化过程；有形之物死亡消散，化为无形之气，乃是“形化气”的气化过程。

（2）形与形之间的转化：有形之物在气的推动与激发下也可相互转化，如自然界冰化为水、水化为雾霜雨雪等。

（3）气与气之间的转化：天气下降于地，可变为地气；地气上腾于天，又变为天气。

（4）有形之体自身的不断更新变化：植物的生长化收藏，动物的生长壮老已等变化，皆属有形之体自身的不断更新的气化过程。动植物的这些变化是在有形之体的内部与自然界的无形之气之间的升降出入转换中进行的，它们与自然界共处于一个统一体中。

气化过程分为“化”与“变”两种不同的类型。化，是指气的缓和的运动所促成的

 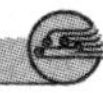

某些改变，类似于今天所说的“量变”；变，是指气的剧烈运动所促成的显著变化，类似于今天所说的“质变”。气的运动及其维持的气化过程是永恒的、不间断的，它们是宇宙万物发生、发展与变化的内在机制。

（三）精气是天地万物相互联系的中介

1. 维系着天地万物之间的相互联系　精气作为天地万物之间的中介，维系着天地万物之间的相互联系，使它们成为一个整体。这一由无形之气把整个宇宙万物联系成一个整体的认识，就是“天地一体”的观点。人为宇宙万物之一，处于天地气交之中，故也是这个整体的一部分，通过气的中介作用，人与天地万物的变化息息相通。

2. 使万物得以相互感应　事物的相互感应是自然界普遍存在的现象，各种物质形态的相互影响、相互作用都是感应。如磁石吸铁、日月吸引海水形成潮汐，以及日月、昼夜、季节气候变化影响人的生理病理过程等，皆属于自然感应现象。由于形由气化，气充形间，物感则应，故以气为中介，有形之物间，有形之物与无形之气间，不论距离远近，皆能相互感应。

（四）天地精气化生为人

人为宇宙万物之一，宇宙万物皆由精或气构成，那么人类也由天地阴阳精气交感聚合而化生。《管子·内业》说：“人之生也，天出其精，地出其形，合此以为人。”

人类与宇宙中的他物不同，不仅有生命，还有精神活动，故由“精气”，即气中的精粹部分所化生。如《淮南子·精神训》说：“烦气为虫，精气为人。”人由天地阴阳精气凝聚而生，人死又复散为气。人的生死过程，就是气的聚散过程。

三、精气学说在中医学中的应用

（一）对中医学整体观念构建的影响

精气的概念涵盖了自然、社会、人类的各个层面，精气是自然、社会、人类及其道德精神获得统一的物质基础；精气是宇宙万物的构成本原，人类为自然万物之一，与自然万物有着共同的化生之源；运行于宇宙中的精气，充塞于各个有形之物间，具有传递信息的中介作用，使万物之间产生感应。这些哲学思想渗透到中医学中，促使中医学形成了同源性思维和相互联系的观点，构建了表达人体自身完整性及人与自然社会环境统一性的整体思维。

（二）对中医学精气生命理论构建的影响

1. 对中医学精理论建立的影响　古代哲学所谓的精是宇宙万物的共同构成本原的思想，渗透到中医学中，在类比思维的启发下，形成了中医学的精理论。认为精是人的形体和精神的化生之源，是构成人体和维持人体生命活动的最基本物质。人体的各脏腑形体官窍，是由精化生的“异构体”，他们之间存在着密切的联系。推动和调控人体生命活动的气与神，也由精化生，精是气和神的化生本原。

2. 对中医学气理论形成的影响　中医学关于气是人体生命活动的动力，是维持人体生命活动的根本的认识，与古代哲学关于气是运动不息的、是推动宇宙万物发生、发展和变化的动力等思想对中医学的渗透有关。

中医学关于人身诸气皆一身之气的划分的观点，是受了古代哲学“元气一元论”思想的影响而产生；关于人气分阴阳，阴阳之气的升降出入运动维持人体生命进程的理论也受到古代哲学气别阴阳，以成天地，天地之气升降交感，阴阳上下合和而生养万物的观点影响；人气在体内不断升降出入运动的认识，可能来源于古人的“导引”、“气功”锻炼中对自身之气上下运行的体验；人体中的气是感应传递信息的载体的认识，也受古代哲学中气是宇宙万物之联系的中介思想的影响而产生。

总之，古代哲学的精与气，其内涵是同一的，是关于宇宙本原的概念；中医学所讲的人体内的精与气，其内涵是有别的，是关于人体生命的产生和维系的认识。中医学中精与气的概念是具体的，而不是古代哲学抽象的概念。两者对生命本原的认识也不同，中医学认为人体生命是由父母的生殖之精相合而成，精是构成人体生命的本原，而气由精化，是生命的维系。古代哲学的生命本原说认为人体生命是由存在于宇宙中的精或气所构成。

第二节　阴 阳 学 说

阴阳学说是研究阴阳的内涵及其运动变化规律，并用以解释宇宙万事万物的发生、发展和变化的一种古代哲学理论，是古人认识宇宙本原和阐释宇宙变化的一种世界观和方法论。

阴阳概念的起源，可以追溯到夏商时代；阴阳学说的形成，则不晚于春秋战国。《易传》的“一阴一阳之谓道”，认为阴与阳这两个对立统一的方面，贯穿于一切事物之中，是一切事物运动和发展变化的根源及其规律。成书于战国至秦汉之际的《黄帝内经》引入阴阳学说以阐述人体的生理功能、病理变化以及人与自然界的关系，将阴阳学说与医学结合，形成了独具特色的中医阴阳学说。阴阳学说贯穿于中医学的各个领域，它是中医学的说理工具和方法论，是中医理论体系的重要组成部分。

一、阴阳的基本概念

阴阳，是对自然界相互关联的某些事物和现象对立双方属性的概括。它既可以代表两个相互对立的事物，也可以代表同一事物内部存在的相互对立的两个方面。阴阳最初的含义是指日光的向背，即朝向日光者为阳，背向日光者为阴。在此基础上，认识到向阳的地方光明、温暖，背阳的地方黑暗、寒冷，于是古人即以光明与黑暗、温暖与寒冷分阴阳，出现了阴阳的引申义。在长期的生活实践中，先民们遇到种种两极现象，于是不断地引申其义，将天地、上下、日月、水火、昼夜、动静、升降、内外、雌雄等相反的事物和现象，都用阴阳来加以概括。

阴阳学说认为，世界本身是阴阳二气对立统一的结果。宇宙间一切事物都包含着阴阳相互对立的两个方面，如白昼和黑夜，晴天与阴天，炎热与寒冷。由于阴阳的变化构成了一切事物，并推动着事物的发生发展，故《素问·阴阳应象大论》说：“阴阳者，天地之道也，万物之纲纪，变化之父母，生杀之本始，神明之府也。”因为阴阳是对自然界一切事物对立统一双方属性的概括，所以它并不局限于某一特定的事物。一般来说，凡是运动的、上升的、明亮的、温热的、功能的、兴奋的、功能亢进的，都属于阳的范畴；凡是静止的、下降的、晦暗的、寒冷的、物质的、抑制的、功能减退的，都属于阴的范畴。如以天地而言，则“天为阳，地为阴”；以水火而言，则“水为阴，火为阳”；以动静而言，则“静者为阴，动者为阳”；以物质的运动变化而言，则“阳化气，阴成形”。现将事物和现象的阴阳属性，归纳为表1-1。

表 1-1　事物和现象的阴阳属性归纳表

属性 \ 事物和现象	空间（方位）	时间	季节	温度	湿度	亮度	事物运动状态		
阳	上外左南天	昼	春夏	温热	干燥	明亮	功能　上升	动	兴奋　亢进
阴	下内右北地	夜	秋冬	寒凉	湿润	晦暗	物质　下降	静	抑制　衰退

事物的阴阳属性不是绝对的，而是相对的。这种相对性，一方面表现为阴阳双方是通过比较而分阴阳的，并随着条件的变化而改变。例如 60℃的水，同 10℃的水相比，当属阳；同 100℃的水相比，则应属阴了。也就是说，参照物变了，事物的阴阳属性也就变了。另一方面，表现为阴阳中复有阴阳。例如，昼为阳，夜为阴；而白天的上午与下午相比较，则上午为阳中之阳，下午为阳中之阴；黑夜的前半夜与后半夜相比较，则前半夜为阴中之阴，后半夜为阴中之阳。

综上所述，宇宙间的任何事物都可以概括为阴和阳两类，任何一种事物内部又可分为阴和阳两个方面，而每一事物内部的阴或阳的任何一方，还可以再分阴阳。也就是说，阴和阳是有特定属性的一分为二。

知识链接

地名中的阴与阳

我国古代许多邻近山水的地名常用“阴阳”来命名，且很多名称一直沿用至今，有山南为阳，山北为阴，水北岸为阳，水南岸为阴的认识。如《谷梁传》：“水北为阳，山南为阳。”许慎《说文解字》：“阴，暗也。水之南，山之北也。”这是因为我国位于北半球，而太阳始终在南面有直接联系。在中国，山水一般呈东西走向，山水相间，山之南与水之北向阳，故山南水北为阳，反之为阴。例如：洛阳（河南省）位于洛水以北而得名；南阳（河南省）因地处伏牛山以南、汉水之北而得名；沈阳（辽宁省）因地处古沈水之北而得名；华阴（陕西省）位于华山以北而得名；江阴（江苏省）因地处长江之南而得名；咸阳（陕西省）在九嵕（zōng）山南，又在渭水以北，山南为阳，水北也为阳，山水俱阳，故名咸阳（“咸”为副词，“全”之义）等。

二、阴阳学说的基本内容

阴阳学说的基本内容，可以从阴阳的交感、对立制约、互根互用、消长平衡及相互转化和阴阳自和与平衡等方面加以说明。

（一）阴阳交感

阴阳交感，是指阴阳二气在运动中相互感应而交合，亦即相互发生作用。阴阳交感是宇宙万物赖以生成和变化的根源。古代哲学家认为，精气是宇宙万物构成的本原。由于精气的自身运动而产生了相互对立的阴阳二气。阳气升腾而为天，阴气凝结而为地。天气下降，地气上升，天地阴阳二气相互作用，交感合和，产生宇宙万物，并推动着它们的发展和变化。

在自然界，天之阳气下降，地之阴气上升，阴阳二气交感，形成云、雾、雷电、雨露，生命得以诞生，从而化生出万物。在阳光雨露的沐浴滋润下，万物才得以成长。在人类，男女媾精，新的生命个体诞生，人类得以繁衍。如果没有阴阳二气的交感运动，就没有生命，也就没有自然界。可见，阴阳交感是生命产生的基本条件。

阴阳交感是在阴阳二气运动的过程中进行的，没有阴阳二气的运动，也就不会发生阴阳交感。阴阳的相互交感，使对立着的两种事物或力量，统一于一体，于是产生了自然界，产生了万物，产生了人类，并使自然界时时处于运动变化之中。

（二）阴阳的对立制约

阴阳的对立制约，是指阴阳双方在一个统一体中的相互斗争、相互制约和相互排斥。对立，即相反。如上与下，动与静，升与降，火与水，昼与夜。制约，即抑制。如温热可以驱散寒冷，冰冷可以降低高温；水可以灭火，火可以使水沸腾等。阴阳相反导致阴阳相互制约，阴阳制约的结果，使事物之间达到动态平衡。如春、夏、秋、冬四季有温、热、凉、寒四种气候变化，春夏之所以温热，是因为春夏阳气上升抑制了秋冬的寒凉之气；秋冬之所以寒冷，是因为秋冬阴气上升抑制了春夏的温热之气的缘故，这就是自然界阴阳相互制约、相互消长的结果。就人体的生理功能而言，功能之亢奋为阳，抑制为阴，二者相互对立制约，从而维持人体功能的动态平衡，使人保持正常的生理状态。可见，阴阳对立的两个方面，并非平静地、各不相关地共处于一个统一体中，而是在相互排斥、相互斗争的过程中完成着人的生长壮老已的变化。

（三）阴阳的互根互用

阴阳的互根是指一切事物或现象中相互对立着的阴阳两个方面，具有相互依存、互为根据的关系，即阴和阳的任何一方都不能脱离另一方而单独存在。如上为阳，下为阴，没有上，就无所谓下，没有下，也无所谓上；左为阳，右为阴，没有左，就无所谓右，没有右，也无所谓左；热为阳，寒为阴，没有热，就无所谓寒，没有寒，也无所谓热。所以说阳依存于阴，阴依存于阳；每一方都以其另一方的存在为自己存在的前提。阴阳之间的这种相互关系，称为阴阳互根。

阴阳互用，是指阴阳双方不断地资生、促进和助长对方。如营养物质为阴，人的功能活动为阳，营养物质可以转化为功能活动，而功能活动又能促进营养物质的化生。又如气与血，气无形为阳，血有形为阴，气可生血，血可生气。《素问·阴阳应象大论》说："阴在内，阳之守也；阳在外，阴之使也。"即是对阴阳互根互用的高度概括。

运用阴阳互根互用关系，可以广泛地用来阐释自然界的气候变化和人体的生命活动。如春夏阳气生而渐旺，阴气也随之增长，天气渐热而雨水增多；秋冬阳气衰而渐少，阴气随之潜藏，天气渐寒而降水较少。如此维持自然界气候的相对稳定，即《素问·阴阳应象大论》所谓"阳生阴长，阳杀阴藏"。就构成人体和维持人体生命活动基本物质的精与气而言，精有形而属阴，气无形而属阳。精能化气，气能生精，精与气之间存在着相互资生和相互促进的关系。

（四）阴阳的消长平衡

消，即减少；长，即增加。阴阳消长是指事物中所含阴阳的量和阴阳之间的比例不是一成不变的，而是不断地消长变化着。阴阳消长是阴阳运动变化的一种形式，而导致阴阳出现消长变化的根本原因，在于阴阳之间存在着的对立制约与互根互用的关系。相互对立的阴阳双方，若因某种缘故，使阴阳中的任何一方增长而强盛，势必对另一方产生过强的制约，从而引起对方的消减，称为"此长彼消"。若阴阳中任何一方不足，无力制约对方，势必引起对方的增长，称为"此消彼长"。互根互用的阴阳双方，若互用得当，一方旺盛，则可促进另一方亦随之增长，称为"此长彼长"。阴阳双方中任何一方虚弱，无力资生助长对方，结果对方亦随之消减而虚弱，称为“此消彼消”。

阴阳互为消长：指在阴阳双方彼此对立制约的过程中，阴与阳之间可出现某一方增长而另一方消减，或某一方消减而另一方增长的互为消长的变化。前者称为阳长阴消或阴长阳消，后者称为阳消阴长或阴消阳长。如以四时气候变化而言，从冬至春及夏，气候从寒冷逐渐转暖变热，这是“阳长阴消”的过程；由夏至秋及冬，气候由炎热逐渐转凉变寒，这是“阴长阳消”的过程。四时气候的变迁，寒暑的更易，反映了阴阳消长的过程，但从一年的总体来说，阴阳还是处于相对的动态平衡状态的。以人体的生理活动而言，白天阳气盛，故机体的生理功能以兴奋为主；夜晚阴气盛，故机体的生理功能以抑制为主。子夜一阳生，日中阳气隆，机体的生理功能由抑制逐渐转向兴奋，这是“阳长阴消”的过程；日中至黄昏，阴气渐生，阳气渐衰，机体的生理功能也由兴奋逐渐转向抑制，这是“阴长阳消”的过程。由此可以看出，阴与阳之间的互为消长是不断进行着的，是绝对的；而阴与阳之间的平衡则是相对的，是动态的平衡。

阴阳皆消皆长：在阴阳双方互根互用的过程中，阴与阳之间又会出现某一方增长而另一方亦增长，或某一方消减而另一方亦消减的皆消皆长的消长变化。前者称为阴随阳长或阳随阴长，后者称为阴随阳消或阳随阴消。如上述的四季气候变化中，随着春夏气温的逐渐升高而降雨量逐渐增多，随着秋冬气候的转凉而降雨量逐渐减少，即是阴阳皆长与皆消的消长变化。人体生理活动中，饥饿时出现的气力不足，即是由于阴（精）不足不能化生阳（气）而导致阳的不足，属阳随阴消的阴阳皆消的消长变化；而补充营养物质（阴），产生能量，增加了气力，则属阳随阴长的阴阳皆长的消长变化。

阴阳只有不断地消长和不断地平衡，才能推动事物的正常发展，对人体来说，才能维持正常的生命活动。如果这种“消长”超过一定的限度，不能保持相对平衡，就会出现阴阳的偏盛偏衰，在人体则呈现“阳胜则热”、“阴胜则寒”、“阳虚则寒”、“阴虚则热”的病理状态。

（五）阴阳的相互转化

阴阳的相互转化是指对立的阴阳双方，在一定条件下，可以各自向其相反的方向转化，阴可以转化为阳，阳也可以转化为阴。如自然界的气候，属阳的夏天可以转化为属阴的冬天，属阴的冬天亦可转化为属阳的夏天；人体的病证，属阳的热证可以转化为属阴的寒证，属阴的寒证可以转化为属阳的热证。阴阳的转化是当阴阳消长运动发展到一定阶段，事物内部阴与阳的比例出现了颠倒，使该事物属性发生了转化。所以说，阴阳转化是阴阳消长出现质变的结果。《黄帝内经》用“重阴必阳，重阳必阴”、“寒极生热，热极生寒”来阐释阴阳转化的机理。阴阳的相互转化，既可以表现为渐变形式，又可以表现为突变形式。

（六）阴阳自和与平衡

阴阳自和，是指阴阳双方自动维持和自动恢复其协调平衡状态的能力和趋势。对生命来说，阴阳自和是生命体内的阴阳二气在生理状态下的自我协调和病理状态下的自我恢复平衡的能力。阴阳自和是阴阳的本性，是阴阳双方自动地向最佳目标的发展和运动，是维持事物和现象协调发展的内在机制。阴阳平衡是指阴阳双方在相互斗争、相互作用中处于大体均势的状态，即阴阳协调和相对稳定的状态。阴阳之间的这种平衡，是动态的常阈平衡，是动态的均势而非绝对的静态平衡。阴阳双方维持动态常阈平衡的关系，在自然界标志着气候的正常变化，四时寒暑的正常更替，在人体标志着生命的稳定、有序、协调。

综上所述，阴阳交感、对立制约、互根互用、消长平衡、相互转化及自和与平衡，是从不同角度来说明阴阳之间的相互关系及其运动规律的，表达了阴阳之间的对立统一关系。阴阳之间的这些关系及其运动规律并不是孤立的，而是互相联系的。阴阳交感是万物产生和发展的前提，万物皆在阴阳交感过程中产生。阴阳的对立互根是阴阳最普遍的规律，说明了事物之间既相反又相成的关系。事物之间的阴阳两个方面通过对立制约而取得了平衡协调，通过互根互用而互相促进，不可分离。阴阳的消长和转化是阴阳运动的形式。阴阳消长是在阴阳对立制约、互根互用基础上表现出的量变过程，阴阳转化则是在量变基础上的质变，是阴阳消长的结果。阴阳自和体现了其维持和自动恢复这一动态协调平衡的能力与趋势。如果阴阳的这种动态平衡遭到了破坏，在自然界就会出现反常现象，在人体则会由健康状态进入疾病状态，甚至死亡。

三、阴阳学说在中医学中的应用

阴阳学说贯穿于中医学的各个领域，用来说明人体的组织结构、生理功能、病理变化，并用于指导疾病的诊断、治疗。

（一）说明人体的组织结构

人体是一个有机的整体，其组织结构可以用阴阳加以概括说明。人体脏腑组织的阴阳属性，就大体部位来说，上部为阳，下部为阴；体表属阳，体内属阴；外侧属阳，内侧属阴。就体内脏腑来说，六腑属阳，五脏属阴；上部的心肺属于阳，下部的肝肾属于阴。具体到每一脏腑，又有阴阳之分，如心有心阴心阳、肾有肾阴肾阳等。人体经络系统亦分阴阳，如十二正经循行于肢体外侧者称为手足三阳经；循行于肢体内侧者，称为手足三阴经。总之，人体脏腑、经络等组织结构，均可根据其所在的上下、内外、表里、前后等相对部位、相对的功能活动特点用阴阳加以概括，并进而说明它们之间的对立统一关系。

（二）说明人体的生理功能

对于人体的生理功能，无论就其整体还是局部而言，都是阴阳二气保持协调平衡的结果。例如就整体而言，人体正常的生理功能，是机体内部以及机体与环境之间的阴阳处于动态平衡状态的结果；就局部而言，任何一脏功能的正常，均取决于阴阳两种物质（二气）的平衡，如肝功能的维持，取决于肝阴、肝阳的对立制约平衡。《黄帝内经》谓之“阴平阳秘，精神乃治”。

（三）说明人体的病理变化

人体内阴阳之间的消长平衡是维持生命活动的基本条件，而阴阳失调则是一切疾病发生的基本原理之一。疾病的发生取决于人体的正气和邪气两个方面，正气分阴阳，包括阴气与阳气；邪气也分阴阳，包括阴邪和阳邪。阳邪致病，就会导致阳盛伤阴的热证；阴邪致病，就会引发阴盛伤阳的寒证。《素问·阴阳应象大论》指出：“阳胜则热，阴胜则寒。”阳气虚则不制阴，而出现虚寒证；阴液不足则不制阳，而出现虚热证。《素问·调经论》说：“阳虚则外寒，阴虚则内热。”由于正邪的抗争，病情的演变，机体阴阳双方虚损到一定程度，常导致对方的不足，即所谓“阳损及阴”、“阴损及阳”，甚至出现“阴阳两虚”。在某些慢性病的发展过程中，常见由于阳气虚弱而累及阴精的生化不足；或由于阴精亏损而导致阳气生化无源的病理变化。

（四）用于疾病的诊断

由于疾病发生发展的机理在于阴阳失调，所以任何疾病尽管其临床表现错综复杂、千变万化，都可用阴阳来加以概括说明。正确的诊断首先要分清阴阳，《素问·阴阳应象大论》说："善诊者，察色按脉，先别阴阳。"例如望诊中色泽鲜明者属阳，晦暗者属阴；闻诊中声音洪亮者属阳，低微断续者属阴；问诊中身热、口干而渴者属阳，身寒、口润不渴者属阴；切脉中浮、大、滑、数、实者属阳，沉、小、涩、迟、虚者属阴。《景岳全书·传忠录》说："医道虽繁，而可以一言蔽之者，曰阴阳而已。故证有阴阳，脉有阴阳，药有阴阳……设能明彻阴阳，则医理虽玄，思过半矣。"

（五）用于疾病的防治

由于疾病产生的根本原因是阴阳失调，因此调整阴阳，使之维持或恢复相对平衡，是养生和疾病治疗的基本原则，也是指导疾病防治的主要内容，具体地说有指导养生、确定治疗原则、概括药物性能三方面的内容。

1. 指导养生　养生最根本的原则就是要"法于阴阳"，即遵循自然界阴阳变化的规律来调理人体之阴阳，使之能适应外界的变化，保持人与自然的协调统一，以延年益寿。所以《素问·四气调神大论》说"春夏养阳，秋冬养阴，以从其根，故与万物沉浮于生长之门"，指出了调养四时阴阳的基本原则。

2. 确定治疗原则　由于疾病发生、发展的根本原因是阴阳失调，因此，调整阴阳，恢复阴阳的协调平衡，是治疗疾病的基本原则。故《素问·至真要大论》说："谨察阴阳所在而调之，以平为期。"

阴阳偏盛的治疗原则：阴阳偏盛形成的是实证，故总的治疗原则是"实则泻之"，即损其有余。分而言之，阳偏盛而导致的实热证，则用"热者寒之"的治疗方法；阴偏盛而导致的寒实证，则用"寒者热之"的治疗方法。若在阳盛或阴盛的同时，由于"阳胜则阴病"或"阴胜则阳病"而出现阴虚或阳虚时，则又当兼顾其不足，于"实者泻之"之中配以滋阴或助阳之品。

阴阳偏衰的治疗原则：阴阳偏衰出现的是虚证，故总的治疗原则是"虚则补之"，即补其不足。分而言之，阴偏衰产生的是"阴虚则热"的虚热证，治疗当滋阴制阳，用"壮水之主，以制阳光"的治法，《黄帝内经》称之为"阳病治阴"。阳偏衰产生的是"阳虚则寒"的虚寒证，治疗当扶阳抑阴，用"益火之源，以消阴翳"的治法，《黄帝内经》称之为"阴病治阳"。

阴阳互损的治疗原则：阴阳互损导致阴阳两虚，故应采用阴阳双补的治疗原则。对阳损及阴导致的以阳虚为主的阴阳两虚证，当补阳为主，兼以补阴；对阴损及阳导致的以阴虚为主的阴阳两虚证，当补阴为主，兼以补阳。如此则阴阳双方相互资生，相互为用。

3. 概括药物性能　阴阳学说用于疾病的治疗，不仅用于确定治疗原则，而且也用来分析概括药物的性能，作为指导临床用药的根据。药物的性能，一般地说，主要靠其气（性）、味和升降浮沉来决定，而药物的气、味和升降浮沉，又皆可以用阴阳来归纳说明。

药性，是药物的寒、热、温、凉四种特性，又称"四气"。其中寒凉属阴，温热属阳。一般来说，属于寒性或凉性的药物，能清热泻火，减轻或消除机体的热象，阳热证多用之；属于热性或温性的药物，能散寒温里，减轻或消除机体的寒象，阴寒证多用之。

五味，是指酸、苦、甘、辛、咸五种味。有些药物具有淡味或涩味，故实际上不止五味，但习惯上仍称为"五味"。辛味有发散之性，甘味能滋补与缓急，淡味有渗泄作用，酸味能收敛，苦味能降能坚，咸味能软坚和泻下。故辛、甘、淡三味属阳，酸、苦、咸三味属阴。如《素问·至真要大论》说："辛甘发散为阳，酸苦涌泄为阴，咸味涌泄为阴，淡味渗泄为阳。”

升降浮沉，是指药物在体内发挥作用的趋向。升是上升，浮为向外浮于表；升浮之药，其性多具有上升发散的特点，故属阳。降是下降，沉为向内沉于里；沉降之药，其性多具有收涩、泻下、重镇的特点，故属阴。

临床用药，就是要依据药物性能的阴阳属性，针对病证的阴阳盛衰情况，选择相应的药物，以纠正阴阳的失调状态，从而达到治愈疾病的目的。（表1-2）

表1-2　药物性能阴阳属性归纳表

	四气	五味	升降浮沉
阳	温　热	辛　甘（淡）	升浮
阴	凉　寒	酸　苦　咸	降　沉

第三节　五 行 学 说

五行学说是研究木火土金水五行的概念、特性、生克制化乘侮规律，并用以阐释宇宙万物的发生、发展、变化及相互关系的一种古代哲学思想。

五行学说认为宇宙间的一切事物，都由木、火、土、金、水五种物质所构成，事物的发展变化，都是这五种物质不断运动和相互作用的结果。五行学说运用于中医学领域，主要是阐述人体脏腑生理、病理及其与外在环境的相互关系，从而指导临床诊断和治疗。

一、五行的基本概念

“五”，是指木、火、土、金、水五种基本物质；“行”，即运动变化。五行，即木、火、土、金、水五种物质的运动变化。

五行的最初含义与“五材”有关，《左传·襄公二十七年》说：“天生五材，民并用之，废一不可。”《尚书大传》记载：“水火者，百姓之所饮食也；金木者，百姓之所兴作也；土者，万物之所资生，是为人用。”即古人认为木、火、土、金、水这五种物质是人们生产和生活中最为常见和不可缺少的基本物质。

《尚书·洪范》对五行的特性作了经典的阐释，其谓：“一曰水，二曰火，三曰木，四曰金，五曰土。水曰润下，火曰炎上，木曰曲直，金曰从革，土爰稼穑。”并以五行各自的特性为标准，将自然界万事万物归属五行，进而以五行“相生”、“相克”的规律作为阐释各种事物普遍联系的基本法则，从而形成了五行学说。

二、五行学说的基本内容

五行学说是以五行的抽象特性来归纳各种事物，以五行之间的相生、相克关系来说明事物之间的正常关系，以五行的相乘、相侮和母子相及来阐释事物间关系的异常。

（一）五行的特性

五行虽然来自木、火、土、金、水，但实际上已超越了五种具体事物的本身，具有抽象的特征和更广泛的含义。

1. 木的特性　“木曰曲直”。曲，屈也；直，伸也。曲直，即指树木的枝条具有生长、柔和、能屈能伸的特性。引申为凡具有生长、升发、条达、舒畅性质或作用的事物，均归属于木。

2. 火的特性　“火曰炎上”。炎，具焚烧、热烈之义；上，指上升。炎上是指火具有温热、升腾、明亮的特性。引申为具有温热、向上等性质或作用的事物均归属于火。

3. 土的特性　“土爰稼穑”。“爰”通“曰”；稼，指种植谷物；穑指收获谷物。引申为具有生化、承载、受纳性质或作用的事物，均归属于土。

4. 金的特性　“金曰从革”。从，由也；革，即变革。从革，即说明金的产生是通过变革而实现的。金质地沉重，且常用于杀戮，引申为具有收敛、肃杀、下降、清洁等性质或作用的事物，均归属于金。

5. 水的特性　“水曰润下”。润，即滋润、濡润；下，指下行、向下。润下乃指水滋润下行的特性，引申为凡具有寒凉、滋润、下行性质或作用的事物，皆归属于水。

（二）事物属性的五行归类

五行学说采用比类取象的方法，将事物的不同性质、作用和形态与五行的特性进行比较、归类，从而分别属于木、火、土、金、水五行之中。

五行学说对事物属性的归类推演法则是：以天人相应为指导思想，以五行为中心，以空间结构的五方、时间结构的五季、人体结构的五脏为基本框架，将自然界的各种事物和现象以及人体的生理病理现象，按其属性进行归纳。凡具有升发、柔和、条达、舒畅等性质和作用者，统属于木；具有阳热、炎上等性质和作用者，统属于火；具有承载、长养、化生等性质和作用者，统属于土；具有清肃、坚韧、收敛等性质和作用者，统属于金；具有寒凉、滋润、向下等性质和作用者，统属于水。从而将人体的生命活动与自然界的事物和现象联系起来，形成了与人体内外环境相互关联的五行结构系统，用以说明人体的生理、病理现象及人与自然环境的统一性（表1-3）。

表1-3　事物属性的五行归类

自然界							五行	人体						
五音	五味	五色	五化	五气	五方	五季		五脏	五腑	五官	五体	五志	五液	五声
角	酸	青	生	风	东	春	木	肝	胆	目	筋	怒	泪	呼
徵	苦	赤	长	暑	南	夏	火	心	小肠	舌	脉	喜	汗	笑
宫	甘	黄	化	湿	中	长夏	土	脾	胃	口	肉	思	涎	歌
商	辛	白	收	燥	西	秋	金	肺	大肠	鼻	皮	悲	涕	哭
羽	咸	黑	藏	寒	北	冬	水	肾	膀胱	耳	骨	恐	唾	呻

（三）五行的生克制化

五行学说以五行相生、相克来说明事物之间的相互资生和相互制约关系，通过相生与相克的结合，共同维系着五行系统的平衡和稳定，促进事物的生化不息，并用于阐释自然界的正常变化和人体的生理活动。

1. 五行相生　相生即资生、助长、促进之意。五行相生的次序是：木生火，火生土，土生金，金生水，水生木，循环往复。在相生关系中，任何一行都有“生我”和“我生”两方面的关系，即“母子”关系，“生我”者为“母”，“我生”者为“子”。以土为例，火能生土，故“生我”者是火，火为土之“母”；土能生金，故“我生”者是金，金为土之“子”，以此类推。

2. 五行相克　相克即制约、抑制之意。五行相克的次序是：木克土，土克水，水克火，火克金，金克木，循环往复。在相克关系中，任何一行都有“克我”和“我克”两方面的关系，这种关系《黄帝内经》中称之为“所不胜”和“所胜”的关系。克我者为“所不胜”，我克者为“所胜”。以木为例，克我者是金，则金为木之所不胜；我克者是土，则土是木之所胜，以此类推。（图1-1）

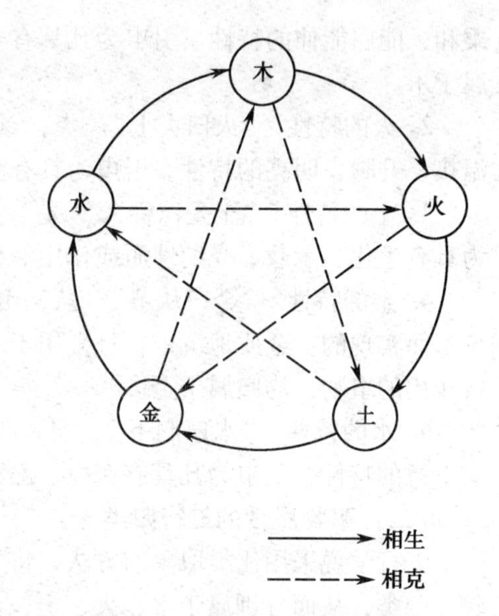

图1-1　五行相生、相克示意图

3. 五行制化　制，即制约、克制；化，即化生、变化。五行制化是指五行之间既相互资生，又相互制约，维持平衡协调，推动事物间稳定有序的变化与发展。相生相克是不可分割的两个方面。没有生就没有事物的发生与成长，没有克就不能维护正常协调关系下的变化与发展，因此，必须生中有克（化中有制），克中有生（制中有化），相反相成，五行之间这种生中有制、制中有生、相互生化、相互制约的生克关系，称之为制化。故明代张介宾《类经图翼·运气上》说：“盖造化之机，不可无生，亦不可无制。无生则发育无由，无制则亢而为害。”

（四）五行的相乘相侮

五行学说以五行之间相乘、相侮，说明事物之间关系的异常状态，以及人体的病理现象。

1. 相乘　乘有乘虚侵袭之意。相乘，是指五行中某一行对其所胜一行的过度克制。相乘的次序与相克的次序相同。如木偏亢，而金对木又不能正常克制时，太过的木便去乘土，使土虚。

2. 相侮　侮即欺侮，有恃强凌弱之意。相侮，是指五行中某一行对其所不胜一行的反向克制，即反克，又称“反侮”。相侮的次序与相克的次序相反。如木特别强盛时，不仅不受金的克制，反而对金进行反侮，称为“木旺侮金”。或者由于金本身十分虚弱，不仅不能对木进行克制，反而受到木的反侮，称为“金虚木侮”。（图1-2）

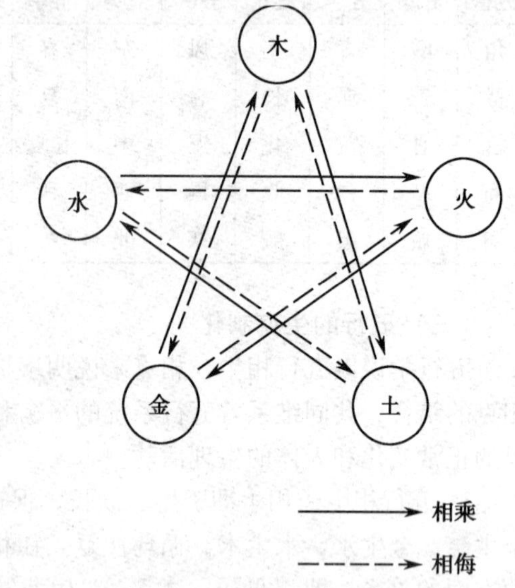

图1-2　五行相乘、相侮示意图

相乘和相侮，都是不正常的相克现象，两者之间既有区别又有联系。其区别是相乘是按五行的相克次序发生的太过克制，相侮是与五行相克次序发生相反方向的克制。其联系是相乘、相侮可同时发生。如木过盛时，既可乘土，又可侮金；金虚时，既可受到木的反侮，又可受到火乘。

（五）五行的母子相及

所谓“及”，即连累的意思。五行的母子相及包括母病及子和子病及母两种情况，皆属于五行之间相生关系异常的变化。

1. 母病及子　母病及子是指五行中的某一行异常，累及其子行，导致母子两行皆异常。如水生木，水为母，木为子。若水不足，不能生木，导致木亦虚弱，终致水竭木枯，母子俱衰。

2. 子病及母　子病及母是指五行中的某一行异常，影响到其母行，终致子母两行皆异常。如木生火，木为火之母，火为木之子，火旺必损木，木损则生火无力，终致母子皆衰。

三、五行学说在中医学中的应用

五行学说在中医理论体系的构建过程中，起到了三方面作用：一是说明人体脏腑、经络等组织器官的五行属性；二是说明各脏腑系统生理功能之间的相互关系；三是阐释各脏腑系统在病理情况下的相互影响。

（一）说明生理现象

五行学说在生理方面的应用，可以概括为如下三点：第一，五脏配五行，五脏又联系着自己所属的五体、五官、五志等，从而把机体各部分联结在一起，形成了中医学的以五脏为中心的有机整体，体现了人体的整体观。如肝喜条达而恶抑郁，与木之升发、条达、舒畅之性相似，故肝属木。心阳具有温煦之功，与火之温热向上之性相似，故心属火。土性敦厚，有生化万物的特性，脾主运化水谷、化生精微以营养脏腑形体，为气血生化之源，故以脾属土。金性清肃、收敛，肺具有清肃之性，以清肃下降为顺，故以肺属金。水具有滋润、下行、闭藏的特性，肾有藏精、主水功能，故以肾属水。第二，根据五行生克制化规律，阐释机体肝、心、脾、肺、肾五个系统之间相互联系、相互制约的关系，进一步确立了人体是一个完整的有机整体的基本观念。如木生火，肝藏血可以济心；火生土，心阳可以助脾运；土生金，脾运化生气以充肺；金生水，肺布津下行以滋肾；水生木，肾藏精以养肝。用五行的相克关系说明五脏之间的相互制约关系。如水克火，肾阴承制着心阳，使其不致过于亢盛；火克金，心火的温煦有助于肺气的宣发，制约肺气过于肃降；金克木，肺气清肃下行可抑制肝气的过分升发等。第三，以五脏为中心的五行归属，说明人体与外在环境之间相互联系的统一性。五行学说应用于生理，就在于说明人体脏腑组织之间，以及人体与外在环境之间相互联系的统一性。

（二）说明病理传变

五行学说可用于说明病理情况下脏腑之间的相互影响，这种病理上的相互影响称为“传变”。

1. 相生关系的传变　是指病变顺着或逆着五行相生次序的传变。包括“母病及子”和“子病犯母”两个方面。母病及子，是指疾病从母脏传及子脏。如肾属水，肝属木，水能生木，肾为母脏，肝为子脏，故肾病及肝即是母病及子。子病犯母，是指疾病的传变由子脏传至母脏。如肝属木，心属火，木能生火，肝为母脏，心为子脏，故心病及肝即是子病犯母。

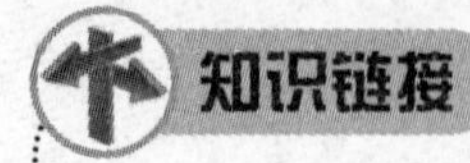

水不涵木

水不涵木，即肾阴虚不能滋养肝木，其临床表现在肾，则为肾阴不足，多见耳鸣、腰膝酸软、遗精等；在肝，则为肝之阴血不足，多见眩晕、消瘦、乏力、肢体麻木，或手足蠕动，甚则震颤抽掣等。阴虚生内热，故亦现低热、颧红、五心烦热等。肾属水，肝属木，水能生木。现水不生木，其病由肾及肝，由母传子。

2. 相克关系的传变　是指病变顺着或逆着五行相克次序的传变。包括“相乘”和“相侮”两个方面。引起相乘的原因不外乎两种：一是某脏过盛，而致被克之脏受到过分制约；二是某脏过弱，不能耐受所不胜之脏的制约，从而出现克伐太过。如肝木过旺可乘脾土，脾土过弱易被肝木所乘（土虚木乘)。引起相侮的原因亦不外乎两种：一是某脏过盛而使所不胜之脏受到反向制约；二是某脏过弱，其所胜之脏对其反向制约。如肝火旺盛反侮肺金，称为“木火刑金”；脾土虚衰不能制约肾水，称为“土虚水侮”。总之，脏腑之间病变的相互影响，可用五行的母子相及和乘侮规律来阐释。

（三）用于疾病的诊断

人体是一个有机整体，内脏有病，可以反映于体表，并表现为色泽、声音、形态、脉象等方面的异常，由于五脏与五色、五音、五味等皆有特定的联系，所以诊断就可以综合四诊资料，根据五行的归属及其生克乘侮的变化规律来推断病情。如面见青色，喜食酸味，脉见弦象，即可诊断为肝病；面赤，口苦，脉洪数，即可诊断为心火亢盛；脾虚病人，面见青色，脉弦细，则可诊断为肝乘脾。

（四）用于疾病的治疗

具体表现在以下三个方面：

1. 指导脏腑用药　不同药物，有不同的颜色与气味。色有青、赤、黄、白、黑“五色”，味有酸、苦、甘、辛、咸“五味”。根据五行归属理论，青色、酸味入肝；赤色、苦味入心；黄色、甘味入脾；白色、辛味入肺；黑色、咸味入肾。如白芍、山茱萸味酸入肝经以补肝，黄连味苦以泻心火，白术色黄味甘以补益脾气，石膏色白味辛入肺经以清肺热，玄参、熟地色黑味咸入肾经以滋养肾阴等。但这种用药方法有一定的局限性，临床脏腑用药，除色味外，还必须结合药物的四气（寒、热、温、凉）和升降浮沉等理论综合分析，辨证用药。

2. 控制疾病传变　一脏受病，可以波及他脏而致疾病发生传变。因此，在治疗时，除对本脏病进行治疗外，同时还要根据五行的生克乘侮规律，来调整脏腑的太过和不及，以控制其进一步的传变。《金匮要略》指出：“见肝之病，知肝传脾，当先实脾。”就是说，肝病时，如肝气太过，木旺则必乘脾土，根据木乘土的规律，治疗肝病的同时要注意健脾，以防肝病传脾。

3. 确定治则治法　根据相生规律确定治则、治法。运用相生规律来治疗疾病，其基本治疗原则是“补母”与“泻子”，即“虚则补其母，实则泻其子”。虚则补其母，主要适用于母子关系的虚证，常用方法有滋水涵木法、培土生金法、金水相生法、益火补土法等。实则泻其子，主要适用于母子关系的实证，如肝火泻心法、心火泻胃法等。

根据相克规律确定治则、治法。相克异常有相乘和相侮两种病理变化。虽然有相克太

过、相克不及和反克等情况，但总的可归纳为“强”、“弱”两个方面。克者为强，表现为功能亢进；被克者属弱，表现为功能衰退。因此治疗时采用“抑强”与“扶弱”的法则。抑强用于相克太过，扶弱用于相克不及。常用的方法有抑木扶土法、泻南补北法、培土制水法、佐金平木法等（图1-3）。

除此之外，情志相胜疗法是中医学的一大优势，人的情志分属五脏，五脏之间相互制约，因而人的情志也有相互抑制作用，故在临床上可以用情志之间的相互制约关系达到治疗的目的，如悲胜怒、怒胜思、思胜恐、恐胜喜、喜胜悲等。

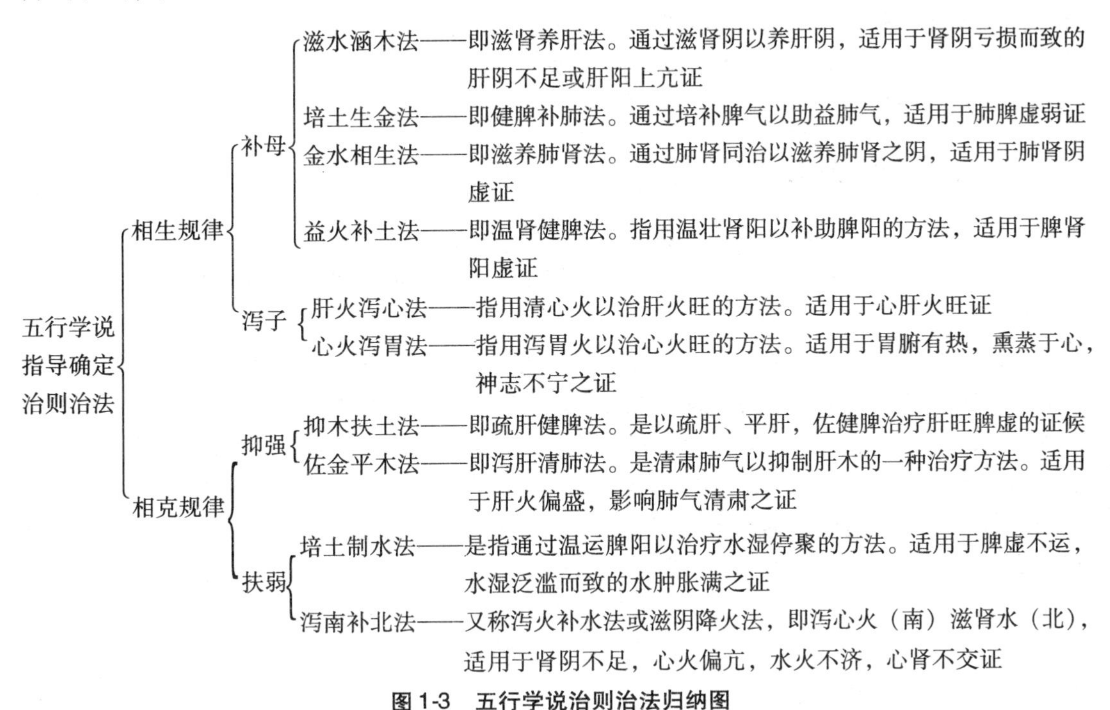

图1-3　五行学说治则治法归纳图

第四节　中医学的思维方式

思维方式，是思维活动中相对稳定的模式、程序和习惯。世界观是思维方式形成的基础，有什么样的世界观就有什么样的思维方式。中医思维和现代医学明显不同，思维方法不同，研究角度不同，因而对疾病的认识、预防方法和治疗方法都不同。精气学说、阴阳学说和五行学说等中国古代的哲学思想，作为世界观和方法论培育了中医学特有的天地人一体思维方式、形象思维方式、辩证思维方式和类推思维方式。

一、天地人一体思维方式

天地人一体思维方式，指无论看待何种事物，都将他们置放在天、地、人三大要素构成的宇宙框架之中去分析、衡量，以寻找他们的本质和规律，预测他们的未来变化。

成书于战国至秦汉之际的《黄帝内经》，引进了精气学说、阴阳学说和五行学说等哲学思想，形成了中医学的天地人一体思维方式。精气学说用“气”来解释天地人宇宙系统的统一，成为天地人一体思维方式的理论基石。阴阳学说则是从物质运动方面，揭示天、地、人的形成、变化、发展以及他们之间的关系，认为阴阳二气的升降、进退、消长是世界万物发展变化的动力和原因，把天、地、人宇宙系统统一于阴阳二气的变化之中。五行理论把整个宇宙系统看作是一个按五行法则构成的庞大的五行结构系统，这个结构以五行为中心，以空间结构的方位、时间结构的季节、人体结构的五脏为基本骨架，将自然界天地人的各种事物和现象，按其属性进行归纳，奠定了天地人一体思维方式的结构框架。

天地人一体的思维方式，孕育了中医学理论的整体观念，使中医学始终把人体的生理病理变化，放在天文、气象、季节、地域环境、民风民俗、饮食起居、性格气质等天、地、人三大要素构成的宇宙框架之中去分析和权衡，以寻找其本质和规律，预测其发展变化。天地人一体观作为中医的思维方式，指导着对人体生理、病理的认识，并渗透于疾病的诊断和治疗措施中。

二、形象思维方式

形象思维，是用直观形象和表象解决问题的思维。形象思维是人的一种本能思维，是反映和认识世界的重要思维形式，在科学研究中，科学家除了使用抽象思维以外，也经常使用形象思维。

中国古代的形象思维滥觞于象形文字。中医学的形象思维，起点于精气学说对于自然界大气、阴阳学说对于日光的向背、五行学说对于木火土金水等物质的形象、性质和作用的观察与概括，形成了带有显著形象特征的精气、阴阳和五行学说。例如“凡是运动的、上升的、明亮的、温热的、兴奋的都属于阳；凡是静止的、下降的、晦暗的、寒冷的、抑制的都属于阴”的属性归纳；木的“生长、升发、条达、舒畅”、火的“温热、向上、明亮”等五行特性的总结，都带有显著的形象性，都是对原始客体形象概括的结果。并且，中医学在应用精气、阴阳、五行学说分析人体的组织结构、五脏间的关系及脏腑的生理病理联系，进行疾病的诊断和治疗的思维过程中，始终伴随着形象思维。此外，中医理论的以象测脏、审症求因、辨证论治等方法的形成和运用，都以人体的生理、病理形象为思维素材，与形象思维密不可分。

三、辩证思维方式

辩证思维方式，是以相互联系、相互制约，从矛盾的运动、变化和发展的观点去观察、研究问题的一种思维。辩证思维的特点，是把客观事物及其在人脑中反映的概念，都看成是相互联系、相互制约着的，是运动、变化和发展着的。中华民族擅长辩证思维，辩证思维渊源于古代的阴阳学说。阴阳学说是我国古代朴素的对立统一思维律，它是古人对自然界客观存在的对立统一规律认识后，变为一种主动的思维律，在古人对人体组织结构了解甚微的情况下，运用矛盾分析方法，在对立统一中把握生命运动，揭示生命活动的矛盾运动。为中医先哲们回避人体的组织结构，先研究生命运动的过程、疾病变化规律，提供了思维工具和方法。阴阳学说的对立制约、依存互根、消长转化、动态平衡理论，作为对立统一思维律建构起一个中医辩证逻辑体系。

中医理论中的许多概念，都是凝聚内外矛盾、反映对立属性和多种规定性统一的辩证概念，如阴阳、气血、升降、出入、寒热、虚实、补泻等。五行学说，为中医理论带来了整体性、联系性的辩证思维方式，建立起一个以“五行”为思维起点，以自然界的方位、季节和人体的五脏为基本结构的天地人一体的理论框架。使中医理论自始至终贯穿着以五脏为中心的，多因素、多层次联系并且运动变化地考虑人体的生理、病理活动的辩证思维观念。在五行生克模式中，木火土金水五行之间递相资生，又间相制约，生中有克，克中有生，维持了五行系统的平衡协调。这一辩证思维方式被中医学用以说明五脏之间既相互资生又相互制约以维持人体生命活动的稳定有序。

四、类推思维方式

类推思维方式，是以类为基础的由已知推出未知的思维活动。类推，也称作推类，是中国古代逻辑推理的基本形式。类推，是根据类的已知情况，推测同类同理事物的未知，达到对未知事物的认识和把握。

《黄帝内经》引进先秦哲学的精气、阴阳、五行等理论，作为类推模型，奠定了中医学的认知思维和推理类型。《素问·五脏生成》说："五脏之象，可以类推。"是指借助五行（类推模式），推理认识五脏之间的生理、病理联系。阴阳作为认知推理模式，在《内经》理论中应用更加广泛。后世医家在此基础上，根据对人体的生命运动、疾病变化规律的深入观察和临床实践的反复验证，创建了许多把握了生命运动及疾病变化规律的类推模式，如《伤寒杂病论》的六经辨证模式、温病学派的卫气营血辨证模式和三焦辨证模式等，丰富和完善了中医学的类推系统。类推，成为中医学由已知认识未知，以及中医理论发展、创新的重要思维方式。

类推思维方式，是根据"类同理同"原则进行推理的。"理"，是指客观事物的性质、本质及其事物间的内在联系规律。类推思维方式认为，同一类的事物，具有相同的性质、本质特征或共同的联系规律。如中医学在分析五脏之间的内在联系时，将五脏代入五行进行推理，五脏之间在生理情况下就具有生、克、制化的内在联系，病理情况下就具有相乘、相侮、母子相及的内在关系，借此来认识五脏之间的生理联系和病理侵害关系。再如中医学把人体疾病过程中表现出来的症状和体征与自然界中的某些事物和现象进行类推，形成了病因理论中的"六淫学说"。以风邪为例：自然界的风具有轻扬向上、善动不居的特性，类推到人体的病理变化，则凡具有轻扬开泄、善行数变而主动等特性的病理表现，如肢体关节游走性疼痛、皮肤瘙痒无定处、头痛汗出、抽搐等，皆属风邪为患，治疗时应采用祛风的方法。

（范俊德）

复习思考题

1. 何谓阴阳？举例说明事物和现象的阴阳属性。
2. 阴阳学说的基本内容是什么？
3. 阴阳学说在中医学中主要应用在哪些方面？
4. 何谓五行？说明五行的特性及事物属性的五行归类。
5. 何谓五行的生、克、乘、侮？说明其规律。
6. 五行学说在中医学中主要应用在哪些方面？

第二章 藏 象

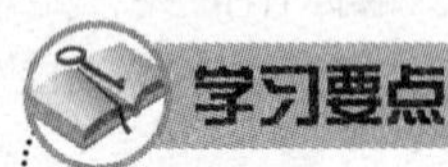

1. 藏象的基本概念。
2. 五脏的主要生理功能、生理特性及系统联系。
3. 六腑的主要生理功能。
4. 脏腑之间的关系。

藏象学说，是研究藏象的概念、脏腑的形态结构、生理功能、病理变化及其与精气血津液神之间的相互关系，以及脏腑之间、脏腑与形体官窍之间、脏腑与自然环境之间相互关系的学说。它是中医学特有的关于人体生理病理的系统理论，也是中医学理论体系的核心内容。

第一节 藏象学说概论

藏象学说的构建，既有通过解剖方法获得的直观认识，又有通过整体观察方法所把握的宏观生命规律。因此，藏象学说的脏腑概念，不仅仅是一个解剖学概念，更主要是涵盖了人体多种生理病理的概念。

一、藏象的基本概念

藏象的藏，是指藏于体内的脏腑，包括五脏（心、肺、脾、肝、肾）、六腑（胆、胃、小肠、大肠、膀胱、三焦）和奇恒之腑（脑、髓、骨、脉、胆、女子胞）。象，指外在的现象和比象。其含义有二：一指脏腑的生理功能和病理变化表现于外的征象；二指以五脏为中心的五个生理病理系统与外界事物或现象相比类所获得的比象，如心气通于夏等。简言之，藏象是指藏于体内的脏腑及其表现于外的生理病理征象及与外界环境相通应的事物和现象。张介宾《类经·藏象类》注云：“象，形象也。藏居于内，形见于外，故曰藏象。”藏为脏的古字，又可写作“脏象”。

二、藏象学说的形成

藏象学说的形成，主要来源于四个方面。

（一）古代的解剖学知识

早在远古时期，人们为了祭祀和饱腹，通过宰杀动物和战争，对动物及人体内部器官进行了早期的观察和了解。随着医药活动的开展，人们对人体器官的观察成为比较自觉的行动，并力求和医疗实践结合起来。《灵枢·经水》说：“夫八尺之士，皮肉在此，外可度量切循而得之，其死，可解剖而视之。其脏之大小，脉之长短，血之清浊……皆有大数。”《难经》对很多脏腑的部位形态，都有比较详细的记载。虽然中医学研究脏腑主要不是从解剖学的脏腑实体器官出发，而是以整体功能为基础，以显现于外的功能现象和联系为基础来确定脏腑的概念，但古代的解剖为藏象学说的形成在形态学方面奠定了基础。同时，解剖实践也促进了人们对脏腑生理功能的认识，如心主血脉、肺主呼吸、胃主受纳腐熟、大肠主传化糟粕、胆藏精汁等，都是以解剖知识为基础的。

（二）长期对人体生理、病理现象的观察

中医藏象理论的形成，主要来源于对人体脏腑生理活动和病理变化的观察与总结。古人在日常生活中，逐步对人体某些器官的生理功能积累了一些粗浅的认识，如目能视物、舌能辨味等。在此基础上，古代医家结合解剖等知识，运用“脏居于内，形见于外”的思维方法，对人体脏腑生理、病理现象进行了长期细致的观察，如在已知脾主运化的基础上，观察到食量不足或消化功能不好，会出现四肢乏力、消瘦等表现，从而推理出“脾主四肢肌肉”的理论；皮毛受寒感冒，会出现鼻塞、咳嗽等症状，从而认识到皮毛、鼻与肺有关系，进而形成了“肺主皮毛，开窍于鼻”等。

（三）医疗实践经验的积累

古人在长期的临床实践中积累了丰富的经验，经过古代医学家的不断总结，进而升华而形成医学理论。如食用动物肝脏可以治疗夜盲，从多次重复的经验中得知肝与目之间存在着内在联系，形成了“肝开窍于目”的理论；用补肾填精的方法，能治疗生长发育障碍、生殖功能减退，以及促进骨折愈合，反证肾有藏精，促进生长发育、生殖及主骨的功能等。所以，通过疗效来探索和反证机体的生理病理，是使藏象学说的具体内容不断丰富充实，并发展成为具有指导临床普遍意义的基础理论的重要依据。

（四）古代哲学思想的渗透

古代哲学中的精气、阴阳、五行学说渗透到中医学中，在藏象学说形成过程中起了重要的作用，它们不仅成为藏象理论的组成部分，还决定了中医学分析问题的基本思路和方法。如用精气学说说明生命过程的物质性和运动性；阴阳学说则广泛地用以说明人体结构、生理功能、病理变化，并指导疾病的防治。五行学说促进了五行藏象体系的建立。古代医家借助五行，运用取象比类、推演络绎的方法，把人体建立成一个以五脏为中心的整体宏观模式。它将复杂的人体组织结构划分为五个功能系统，并将人体内部的五个系统与外部自然界相联系，体现了人体整体功能、人与自然环境的统一性。

总之，中医藏象学说的形成，虽有一定的古代解剖学知识为基础，但其发展，主要是基于“有诸内，必形诸外”的观察研究方法，因而其观察研究的结果，必然与人体解剖学的脏腑概念不同，形成了独特的生理学和病理学理论。中医藏象学说中的脏腑名称，虽与西医脏器的名称相同，但在生理、病理的含义上，却不完全相同。这是因为脏器是西医学的一个解剖学概念，而脏腑在中医学里不单纯是一个解剖学概念，更重要的是一个生理、病理学概念。一个中医脏腑的功能，可能包括几个西医脏器的功能；一个西医脏器的功能，可能分散在几个中医脏腑的功能之中。因此，切不可把中医学的脏腑与西医解剖学的同名脏器混同起来，要注意区别理解。

三、藏象学说的主要特点

藏象学说的主要特点是以五脏为中心的整体观，主要体现在以五脏为中心的人体自身的整体性及五脏与自然环境的统一性两个方面。

藏象学说从整体观念出发，认为人体是以心为主宰，以五脏为中心，配合六腑，以精气血津液为物质基础，通过经络系统沟通联络形体官窍，形成人体的五大功能系统。这五大功能系统之间，在形态结构上密不可分，在生理功能活动上互相协调，在物质代谢上互相联系，在病理变化上互相影响。

五脏与外界环境的统一性包括自然环境与社会环境的统一两个方面。藏象学说应用五行理论将自然界的季节、方位、五气、五化等与人体五大功能系统相联系，构建了天人相应的宏观整体调控模式。人体的生命活动，不仅受到自然环境变化的影响，而且受到社会环境的制约。社会环境的改变主要是通过影响人体的精神情志，引起五脏系统的功能失调，从而对人体生命活动和病理变化产生影响。

四、脏腑分类与各自的生理特点

脏腑是人体内脏的总称。依据形态结构与生理功能特点，分为脏、腑和奇恒之腑三类。

脏有五，即心、肺、脾、肝、肾，合称五脏（在经络学说中，心包络亦作为脏，故又称“六脏”）。脏，通藏，有贮藏之意。五脏从形态结构上看，内部组织相对充实，共同生理功能是化生和贮藏精气。所以《素问·五脏别论》说：“五脏者，藏精气而不泻也，故满而不能实。”满，指精气盈满；实，指水谷充实。满而不能实，就是说五脏贮藏的精气宜保持盈满，但无水谷充实其中。

腑有六，即胆、胃、大肠、小肠、膀胱、三焦，合称六腑。腑通“府”，有府库之意，为盛存水谷之处。六腑从形态结构上看，多呈中空的囊状或管腔形态，共同生理功能是主“传化物”，即受纳和腐熟水谷，传化和排泄糟粕。所以《素问·五脏别论》说：“六腑者，传化物而不藏，故实而不能满也。”强调了六腑内应有水谷食物，但必须不断地传化，以保持虚实更替永不塞满的状态。但应指出，所谓五脏主藏精气，六腑传化糟粕，仅是相对指出脏和腑各有所主而已。实际上，五脏中亦有浊气，六腑中亦有精气，脏中的浊气，由腑输泻而出；腑中的精气，输于脏而贮藏。

奇恒之腑是脑、髓、骨、脉、胆、女子胞的总称。其功能贮藏精气与五脏相似，形态上中空有腔与六腑相类，似脏非脏，似腑非腑，故称为“奇恒之腑”。

五脏六腑的生理特点，对临床辨证论治有重要意义。一般来说，病理上“脏病多虚”，“腑病多实”；治疗上，“五脏宜补”，“六腑宜泻”。

五、脏腑精气阴阳的概念与作用

在“精气学说”、“阴阳学说”等古代哲学思想的影响下，中医学以“脏腑藏精”、“精化为气”和“气含阴阳”等理论构建了“脏腑精气阴阳”的理论模型。

脏腑之精是一身之精在脏腑的分藏。精藏于脏腑之中，濡养脏腑，是脏腑生理功能的物质基础。

脏腑之气是由脏腑之精所化生的运行不息的极细微物质，也可以说是一身之气在脏腑的分布。脏腑之气推动和调控脏腑功能的正常发挥，是脏腑生理功能得以发挥的动力。

脏腑之阴气是脏腑之气中具有凉润、抑制、宁静等作用的部分，能够抑制、宁静脏腑功能；脏腑之阳气是脏腑之气中具有温煦、兴奋、推动等作用的部分，能够兴奋、推动脏腑功能。脏腑之阴气与脏腑之阳气协调共济，则脏腑之气冲和畅达，脏腑功能稳定、有序、协调。

脏腑精气阴阳理论，被广泛用来解释各脏腑的生理功能和病理变化，并用于疾病诊断和确立治则治法。

第二节　五　　脏

五脏，即心、肺、脾、肝、肾的合称。五脏在功能上各司其职，并分别与五腑、形体、官窍、五志、五液等有着特定的联系，构成了人体的五大系统。五脏之间密切配合，彼此协调，共同完成化生和贮藏精气的生理功能，维持人体正常的生命活动。

一、心

心位于胸腔，膈膜之上，有心包护卫于外。其形圆而下尖，如未开之莲花。心主宰人的生命活动，在五脏六腑中居于首要地位。《素问·灵兰秘典论》把心脏比喻为“君主之官”，用以说明心在人体中的重要性。

心的阴阳属性为“阳中之阳”，在五行中属火。心的主要生理功能是主血脉和藏神。心的生理特性是主通明。心的系统联系是合小肠；在体合脉，其华在面；开窍于舌；在液为汗；在志为喜；心气与自然界夏气相通应。

（一）心的主要生理功能

1. 主血脉　心主血脉，指心气推动和调控血液在脉道中运行，流注全身，发挥营养和滋润作用。心主血脉包括主血和主脉两个方面。

（1）主血：心主血是指心气能推动和调控血液运行，输送营养物质于全身脏腑形体官窍的作用。人体各脏腑器官、四肢百骸、肌肉皮毛以及心脉自身，皆有赖于血液的濡养，才能发挥其正常的生理功能，以维持生命活动。血液的运行与五脏功能密切相关，其中心的搏动泵血作用尤为重要。而心脏的搏动，主要依赖心气的推动和调控作用。心气充沛，心阴与心阳协调，心脏搏动有力，频率适中，节律一致，血液才能正常地输布全身，发挥其濡养作用。若心气不足，心脏搏动无力，或心阴不足，心脏搏动过快而无力，或心阳不足，心脏搏动迟缓而无力，均可导致血液运行失常。

心主血的另一内涵是心的生血作用。《素问·阴阳应象大论》说：“心生血。”所谓心生血，主要是指饮食水谷经脾胃的运化，化为水谷精微，水谷精微再化为营气和津液，营气和津液进入脉中，经过心火（即心的阳气）的作用，才能化为赤色血液，即所谓“奉心化赤”。正如《血证论》所说：“火者，心之所主，化生为血液以濡养周身。”若心阳虚衰，也可以影响血液的化生。

（2）主脉：心主脉，指心气推动和调控心脏的搏动和脉管的舒缩，维持脉道通利的作用。脉，即血脉，为血之府，是血液运行的通道，故亦称脉道。心脏和脉管相连，血行脉中，心、脉与血液构成一个相对独立的系统，这个系统的生理功能，都属于心所主。故《素问·痿论》说：“心主身之血脉。”心脏搏动时，血液运行于脉管之中，周流全身，循环不息，发挥营养和滋润作用。心脏的正常搏动，主要依赖于心之阳气的作用。心的阳气充沛，才能维持正常的心力、心率和心律，血液才能在脉内正常运行。此外，血液的正常运行，也有赖于血液本身的充盈和脉道的滑利通畅。所以，心的阳气充沛，血液充盈和脉道通利，是血液运行的最基本的前提条件。其中任何一个因素异常，都可改变血液循行状态。

生理状态下，心气充沛，心阴与心阳协调，气血运行通畅，则心脏搏动正常，脉象和缓有力，节律调匀，面色红润光泽。若心脏发生病变，则会通过心脏搏动、脉搏、面色、舌色、胸部感觉等方面反映出来。如心气虚弱，则心脏搏动无力，可见心慌气短、面色无华、脉虚无力，甚则血行障碍；心血虚，则面色淡白无华，心慌心悸，脉细无力；心脉瘀阻，则面色灰黯，唇舌青紫，心前区憋闷或刺痛，脉象结代或涩，重者可痛至面青，唇舌俱紫，大汗淋漓，甚至暴亡。

2. 藏神　心藏神，又称心主神志或心主神明，指心统帅人体生命活动和主宰意识、思维等精神活动的功能。

人身之神，有广义和狭义之分。广义之神，是整个人体生命活动的主宰和总体现；狭义之神，是指人的意识、思维、情感等精神活动。心所藏之神，既是广义之神，又包括了狭义之神。

中医学从整体观念出发，认为人体的意识、思维、情感等精神活动，是脏腑生理功能的反映，与五脏都有联系，但心起着主宰作用。《灵枢·本神》说："所以任物者谓之心"。心接受和反映客观外界事物，进行意识、思维、情感等活动，这种作用称为"任物"。任，是担任、接受的意思，即是心具有接受和处理外来信息的作用。有了这种"任物"的作用，才会产生意识和思维活动。中医学之所以把心看作"五脏六腑之大主"，与心藏神的功能是分不开的。

心主血脉与藏神功能密切相关。血是神志活动的物质基础之一。故《灵枢·营卫生会》说："血者，神气也。"因此，心血充盈，心神得养，则精神充沛，神志清晰，思维敏捷。若心主血脉的功能异常，常可导致心神的病变，出现精神、意识、思维异常，如精神恍惚，意识模糊，甚或谵妄、昏迷等。

（二）心的生理特性

主通明。心主通明，指心脉以通畅为本，心神以清明为要。心位于胸中，在五行中属火，与夏季阳热之气相应，称为"阳脏"或"火脏"。心的阳气有推动心脏搏动，温通全身血脉，兴奋精神，以使生机不息的作用。故古人把心脏比喻为天体的太阳，用以说明心脏阳气在人体生命活动中的重要性。如清代高士宗《医学真传》说："盖人与天地相合，天有日，人亦有日，君火之阳，日也。"《血证论》说："心为火脏，烛照万物。"若心的阳气不足，温煦鼓动作用减退，运血无力，不仅血脉瘀滞，神识衰弱，还会导致全身功能衰退的病变。

心脏的功能活动固然需要心阳的鼓动和兴奋作用，但也须有心阴的宁静和抑制作用，心阴的宁静作用，能制约和防止精神躁动。若心阴不足，失于凉润宁静，可致血行加速，精神虚性亢奋。心为阳脏而主阳气的生理特点，并非忽略心阴的作用，实际是强调心以阳气为用。

（三）心的系统联系

1. 心合小肠　心与小肠以经脉相互络属，构成表里关系。

2. 在体合脉，其华在面　体，即形体，有广义与狭义之分。广义之体，泛指有形态结构的组织器官，如头颈、躯干、四肢、内脏等。狭义之体，是指脉、筋、肉、皮、骨五者，故又称为"五体"。五脏的在体，是指狭义的形体。心合脉，即是指全身的血脉都属于心。华，是光彩的意思。其华在面，是说心的功能正常与否，常可从面部的色泽反映出来。由于面部血脉极为丰富，全身气血皆可上注于面，所以面部的色泽能反映出心气的盛衰和心血的多少。心功能健全，血脉充盈，循环通畅，则面色红润光泽，奕奕有神；反之，心的功能减退，心血亏少，则面白无华；心脉瘀阻，则面色青紫等。

3. 在窍为舌　窍有孔穴、苗窍之意，是人体内脏与外界相连通的门户、窗口。心开窍于舌，是指舌为心之外候，又称“舌为心之苗”。从经络上说，心经的别络上行系于舌，舌体的生理功能与心的关系较为密切。心的功能正常，则舌体红润柔软，运动灵活，语言流利，味觉灵敏。如果心有了病变，可以从舌反映出来。例如：心血瘀阻，舌质可呈紫黯，或出现瘀点、瘀斑；心火炽盛，舌质可呈红绛或舌尖独赤，或舌体糜烂；各种原因引起心神病变时，还可见舌硬转动不灵，语言不利的现象。

4. 在液为汗　液，是指泪、汗、涎、涕、唾五种体表孔窍所分泌的正常液体，称为“五液”，与五脏之间有特定的对应关系。心在液为汗，是指心与汗有密切关系。汗液是津液通过阳气蒸化，从汗孔排出的液体。生理性排汗，具有发散体内热气，调节体温的作用。因为汗为津液所化，血与津液又同源于脾胃化生的水谷精微，二者可以相互转化，有“血汗同源”之说。而血为心所主，故称“汗为心之液”。正如《医宗必读》所说：“心之所藏，在内者为血，在外者为汗，汗者心之液也。”当人的精神高度紧张时，可见汗出现象。在病理上，若心的阳气不足，轻者可以出现自汗，重者就会大汗淋漓；心阴不足，可出现盗汗；用药过量，发汗太多，亦会伤及心阴心阳。

5. 在志为喜　志，即五志，指喜、怒、思、悲（忧）、恐（惊），是人体对外界刺激所表现的情绪反应。心在志为喜，是指心的生理功能与喜的情志活动有关。喜是心情愉快的情感活动，喜乐愉悦有益于心的生理功能，如《素问·举痛论》说：“喜则气和志达，营卫通利。”但喜乐过度则可使心神受伤。

6. 心气与夏气相通应　心气与夏气相互通应，是与心为阳脏而主阳气相一致的。心为阳中之阳，属火；夏季气候炎热，夏亦属火。同气相求，故心气与夏气相通应。心的阳气在夏季最为旺盛，反应最强。一般来说，心脏的病变特别是心阳虚衰患者，其病情往往在夏季缓解。而阴虚阳盛之体的心脏病患者，其病情在夏季则常常加重。

附：心包络

心包络，简称心包，亦称“膻中”，是心脏外面的包膜，有保护心脏的作用。在经络学说中，手厥阴心包经与手少阳三焦经相为表里。

古人认为，心为人身之君主，不得受邪，所以若外邪侵心，则心包络先受病，故心包有“代心受邪”之功用。后世医家受“心不受邪”思想的影响，将外感热病中出现的神昏、谵语等心神的病变，称为“热入心包”；痰阻心窍，出现意识模糊，甚则昏迷不醒等心神的症状，称为“痰蒙心包”等。实际上，心包受邪所出现的病证，即是心的病证。

二、肺

肺位于胸腔，左右各一，覆盖于心之上。肺有分叶，左二右三，共五叶。肺通过肺系（指气管、支气管等）与喉、鼻相连。肺在人体脏腑中位置最高，覆盖于其他脏腑之上，故有“华盖”之称。

肺的阴阳属性为“阳中之阴”，在五行中属金。肺的主要生理功能是主气；主宣发与肃降；主行水；朝百脉，主治节。肺的生理特性是肺为娇脏。肺的系统联系是合大肠；在体合皮毛；开窍于鼻；在液为涕；在志为悲（忧）；肺气与自然界秋气相通应。

（一）肺的主要生理功能

1. 主气 肺主气包括主呼吸之气和主一身之气两个方面。

（1）主呼吸之气：肺主呼吸之气的功能又称为“司呼吸”，是指肺主管呼吸运动，为体内外清浊之气交换的场所。《素问·阴阳应象大论》说：“天气通于肺”。人体通过肺，吸入自然界的清气，呼出体内的浊气，吐故纳新，使体内之气与自然界之气不断得到交换，从而保证人体生命活动的正常进行。

（2）主一身之气：是指肺有主持一身之气的生成及调节全身气机的作用。故《素问·六节藏象论》说：“肺者，气之本。”

肺主一身之气体现在两个方面。一是气的生成方面，肺主持宗气的生成，对一身之气的生成起着重要作用。宗气是由肺吸入之清气与脾胃化生的水谷精气相结合而成。因此，肺的呼吸功能健全与否，直接影响着宗气的生成，同时也影响着全身之气的生成。二是对全身气机的调节作用。由于肺气的升降出入，带动着全身之气的升降出入，所以肺对全身气机有重要的调节作用。故《素问·五脏生成》说：“诸气者，皆属于肺。”

肺的呼吸均匀协调，不断地吸清呼浊，这是气的生成和气机调畅的根本条件。若肺的呼吸功能失常，必然影响宗气的生成，进而影响一身之气的生成，导致一身之气的不足，并影响到全身气机的升降出入运动，致使气机失调。若肺丧失了呼吸功能，清气不能入，浊气不能出，宗气不能生成，气的运动停止，人的生命随之而停止。所以说，肺主一身之气和呼吸之气，实际上都取决于肺的呼吸功能。

2. 主宣发与肃降 肺的宣发与肃降，是肺气运动的最基本形式，肺的各种功能活动也多依赖于肺的宣发肃降来完成。

（1）主宣发：宣发即宣通、布散之意。肺主宣发是指肺气有向上升宣和向外周布散的作用。

肺主宣发的生理作用，主要体现于三个方面：一是通过肺的气化，排出体内的浊气；二是通过肺的推动作用，将脾转输至肺的津液和水谷精微向上、向外布散到全身，外达皮毛；三是宣发卫气，调节腠理的开合，将代谢后的水液化为汗液排出体外。若外邪袭肺，肺主宣发的功能失常，可出现呼吸不利、胸闷咳嗽、鼻塞等病理表现。

（2）主肃降：肃降即清肃、洁净、下降之义。肺主肃降是指肺气有向下向内清肃通降和使呼吸道保持洁净的作用。

肺主肃降的生理作用，主要体现于三个方面：一是吸入自然界的清气；二是肺位最高，居诸脏之上，肺能将吸入的清气和由脾转输至肺的津液和水谷精微向下布散；三是肃清肺和呼吸道内的异物，以保持呼吸道的洁净。肺的肃降功能失常，可导致清气吸入障碍，呼吸道难以保持通畅而见呼吸表浅或短促、气喘、胸闷、痰多等症。

肺的宣发和肃降，是相反相成的矛盾运动。在生理情况下，二者相互依存，相互制约。如清气的吸入主要依靠肺气的肃降作用，而浊气的呼出主要依靠肺气的宣发作用。宣发和肃降功能协调，则气道通畅，呼吸调匀，体内外气体得以正常交换。在病理情况下，二者又常常相互影响。没有正常的宣发，就没有正常的肃降；反之肃降功能异常，也必然会影响正常的宣发。如果二者功能失去协调，就会发生“肺气失宣”或“肺失肃降”的病变，如外感风寒，在出现鼻塞、恶寒发热、无汗胸闷等肺失宣发症状的同时，亦常伴有咳嗽、喘息等肺失肃降的表现。中医在治疗肺的病变时，常常将宣肺气和降肺气的药物结合应用，就是考虑到肺的宣发和肃降功能的辩证关系。

3. 主行水 指肺气宣发肃降推动和调节全身津液的输布和排泄。肺气的宣发，可使津液布于全身，发挥其滋润濡养作用。同时，部分水液在卫气的作用下生成汗液，通过汗孔排出体外。而肺气的不断肃降，又能使水液经肾的气化作用，下输于膀胱，生成尿液排出体外，保持着小便的通利。正因为水液的运行和排泄，都与肺的宣发和肃降功能有关，所以有“肺主行水”、“肺为水之上源”的说法。如果肺的宣发和肃降失常，影响水道的通畅时，就会发生小便不利、尿少、水肿、痰饮等水液运行障碍的病变。

4. 朝百脉，主治节 朝，即会聚的意思。肺朝百脉，是指全身的血液都通过百脉会聚于肺，通过肺的呼吸，进行体内外清浊之气的交换，然后再输布到全身。血液的运行虽然以心气推动为主，但肺主一身之气，主司呼吸，调节着全身的气机，所以血液的运行，亦有赖于肺气的敷布和调节。

治节，即治理调节。肺主治节的作用主要体现于四个方面。其一，肺主呼吸，使人的呼吸运动有节奏地一呼一吸，完成体内外气体的正常交换；其二，随着肺的呼吸运动，治理和调节着全身的气机，即调节着气的升降出入运动；其三，由于肺调节着气的升降出入运动，因而能辅助心脏，推动和调节着血液的运行；其四，肺的宣发和肃降，治理和调节着津液的输布、运行和排泄。因此，肺主治节，实际上是对肺的主要生理功能的高度概括。

（二）肺的生理特性

肺为娇脏。娇，即娇嫩之意。肺为娇脏是指肺脏清虚娇嫩易受邪气侵袭的特性。肺为清虚之体，外合皮毛，开窍于鼻，与天气直接相通。六淫外邪侵犯人体，不论是从口鼻而入，还是侵犯皮毛，皆易于犯肺，引起肺卫失宣和肺窍不利等病变；其他脏腑的病变，亦常累及于肺。故称其为“娇脏”。

（三）肺的系统联系

1. 肺合大肠 肺与大肠通过经脉互相络属，构成表里关系。

2. 在体合皮，其华在毛 皮毛，包括皮肤、汗腺、毫毛等组织，是人身之表，为抵御外邪侵袭的屏障。由于肺有宣发卫气、输精于皮毛等生理功能，所以肺的生理功能正常，则皮肤致密，抗御外邪功能就强。反之，肺气虚弱，其宣发卫气和输精于皮毛的生理功能减弱，则卫表不固，抵御外邪侵袭的能力低下，便易于感冒，甚或出现皮毛憔悴枯槁等现象。

此外，皮毛也有宣散肺气，调节呼吸的作用。《内经》把汗孔称作“气门”。是说汗孔不仅是排泄汗液的门户，而且也是随着肺的宣发和肃降进行体内外气体交换的部位。

3. 在窍为鼻 肺开窍于鼻，是指肺与鼻相通。鼻在生理上主要有通气和嗅觉功能。此外，鼻的功能还与发声有关。中医学认为，鼻的通气和嗅觉功能，与肺密切相关，都依赖于肺气的作用。正如《灵枢·脉度》说：“肺气通于鼻，肺和则鼻能知香臭矣。”肺的功能正常，则鼻窍通畅，嗅觉灵敏。外邪袭肺，肺气不宣，常见鼻塞流涕、嗅觉不灵等。

喉外通于鼻而内连于肺，是发声器官，故称“喉为肺之门户”。喉的发音，是肺气的作用。肺气和，则音声能彰。肺的功能失常，可出现声音嘶哑，甚或失音。

4. 在液为涕 涕，即鼻涕，是鼻腔的分泌液，有润泽鼻窍的作用。鼻为肺窍，故其分泌物亦属肺。《素问·宣明五气》说：“五脏化液……肺为涕。”肺的功能正常，则鼻涕润泽鼻窍而不外流。若肺寒，则鼻流清涕；肺热，则涕黄浊；肺燥，则鼻窍干燥。

5. 在志为悲（忧） 悲（忧）是指悲伤、忧愁的情感活动。关于肺之志，《黄帝内经》有两种说法：一说肺之志为悲，一说肺之志为忧。悲和忧的情志变化虽略有不同，但其对人体生理活动的影响是大致相同的，因而悲和忧同属肺志，都是肺气在情志方面的生理反应。若过度的悲伤和忧愁，则易于耗伤肺气。

6. 肺气与秋气相通应 秋季气候清肃，万物收敛；肺性喜清肃，其气主降。肺气与秋气相应，是说肺气旺于秋。在病理上，秋季燥气当令，燥邪极易侵犯人体而耗伤肺之阴津，出现干咳、皮肤和口鼻干燥等症状。治疗肺病时，秋季不可过分发散肺气，而应顺其敛降之性。

三、脾

脾位于中焦，横膈之下，左侧腹腔内。中医文献中对脾的形态描述有二：其一是“扁似马蹄”（《医学入门·脏腑》），是指现代解剖学中的脾；其二是“其色如马肝紫赤，其形如刀镰”（《医贯》），是指现代解剖学中的胰。可见，藏象学说中的“脾”在形态上包括了现代解剖学中的脾和胰，但其生理功能又远非脾和胰所能囊括。

脾的阴阳属性为“阴中之至阴”，在五行中属土。脾的主要生理功能是主运化；主统血。脾的生理特性是脾气上升；喜燥恶湿。脾的系统联系是合胃；在体合肉，主四肢；在窍为口，其华在唇；在液为涎；在志为思；脾气与自然界长夏之气相通应。

（一）脾的主要生理功能

1. 主运化 运，即转运输送；化，即消化吸收。脾主运化，是指脾具有把饮食水谷转化为水谷精微，并把水谷精微和津液吸收、转输到全身各脏腑组织的生理功能。脾的运化功能包括运化水谷和运化水液两个方面。

（1）运化水谷：水谷，泛指各种饮食物。运化水谷，是指脾对饮食物的消化及精微物质的吸收和输布作用。饮食物的消化吸收，实际上是在胃和小肠内进行的，但必须依赖于脾的运化功能，才能把水谷化为精微；也必须依赖于脾的转输和散精作用，才能布散到全身。因此，脾主运化水谷的功能健全，则消化吸收功能旺盛，能为化生气、血、津液等提供足够的养料，使全身脏腑组织得到充分的营养，以维持正常的生理活动。所以前人有“脾为后天之本，气血生化之源”的说法。若脾失健运，则消化吸收功能失常，出现腹胀、便溏、食欲不振，乃至倦怠、消瘦等气血生化不足的病变。

（2）运化水液：脾主运化水液，是指脾具有吸收、输布水液，调节人体水液代谢的功能。人体摄入的水液经过脾的吸收和转输，布散全身而发挥滋养、濡润的作用；同时，脾又把各组织器官利用后的多余水液，及时地转输给肺和肾，通过肺和肾的气化作用，化为汗和尿排出体外，从而维持人体水液代谢的平衡。由于脾位于中焦，故在水液代谢中起着重要的枢纽作用。如果脾运化水液的功能减退，则可导致水湿潴留的各种病变，或凝聚而成痰饮，或流注肠道而成泄泻，甚至导致水肿，故《素问·至真要大论》说：“诸湿肿满，皆属于脾。”

2. 主统血 统，是统摄、控制的意思。脾主统血是指脾气具有统摄、控制血液在脉中运行而不逸出脉外的功能。清代沈明宗《金匮要略编注》说：“五脏六腑之血，全赖脾气统摄。”

脾统血的主要机理，实际上是气的固摄作用的体现。脾的运化功能健旺，则气血充盈，气的固摄功能就健全，血液则不致逸于脉外。若脾的运化功能减退，则气血生化不足，气的固摄血液的功能减退，血逸脉外而导致多种出血，如崩漏、便血、尿血等，临床称为“脾不统血”。脾不统血是由气虚所致，一般出血色淡质稀，如为便血，可呈黑色柏油样，并有气虚见症。

（二）脾的生理特性

1. 脾气上升　脾气具有向上运动以维持水谷精微的上输和内脏位置相对稳定的生理特性。

（1）升清：“清”，指水谷精微等营养物质。脾主升清，是指脾气上升，并将其运化的水谷精微，向上转输至心肺，通过心肺的作用化生气血，以营养全身。脾主升清是与胃主降浊相对而言，二者相互为用，相反相成，脾胃升降协调，共同完成饮食水谷的消化和水谷精微的吸收、转输。若脾不升清，则水谷不能运化，气血生化无源，可出现神疲乏力、头晕目眩、腹胀、腹泻等症。

（2）升举内脏：脾气主升还有升托内脏，维持内脏位置相对恒定，防止其下垂的作用。若脾气虚弱不能上升，反而下陷，可导致某些内脏下垂，如胃下垂、子宫脱垂、脱肛等。故临床治疗内脏下垂，常采用健脾升陷法。

2. 喜燥恶湿　脾在五行中属土，按照阴阳学说来分类，脾为阴土，胃为阳土。脾喜燥恶湿，与胃喜润恶燥相对而言。脾能运化水液，以调节体内水液代谢的平衡。脾虚不运则最易生湿，而湿邪过盛又最易困脾。“湿喜归脾者，以其同气相感故也”（《临证指南医案》卷二）。脾主湿而恶湿，对于湿邪有特殊的易感性，因湿邪伤脾，脾失健运而水湿为患者，称为“湿困脾土”，临床可见头重如裹、脘腹胀闷、口黏不渴等症。若脾气虚弱，健运无权而水湿停聚者，称“脾虚生湿”，临床可见肢倦、纳呆、脘腹胀满、痰饮、泄泻、水肿等。临床上对脾虚生湿或湿困脾土的病证，可采用健脾利湿的方法进行治疗。

（三）脾的系统联系

1. 脾合胃　脾与胃通过经脉互相络属，构成表里关系。

2. 在体合肉，主四肢　肌肉具有保护内脏、抗御外邪和进行运动的功能。四肢与躯干相对而言，是人体之末，故又称“四末。”脾合肌肉，主四肢，是指人体肌肉的丰满健壮和四肢的正常活动，皆与脾的运化功能有密切的关系。肌肉、四肢所需的营养，靠脾运化水谷精微的供给。脾的功能正常，对肌肉、四肢的营养供应充足，则肌肉丰满发达，四肢活动轻劲有力。若脾失健运，营养不足，会导致肌肉消瘦或痿弱，四肢倦怠无力，甚至痿废不用。

3. 在窍为口，其华在唇　口，即口腔，为消化道的最上端，饮食物摄入的门户。脾开窍于口，意即饮食、口味等与脾的运化功能密切相关。脾气健运，则食欲旺盛，口味正常，如《灵枢·脉度》说：“脾气通于口，脾和则口能知五谷矣。”若脾失健运，就会出现食欲的改变和口味异常，如食欲减退，口淡乏味，或口腻、口甜等。

脾之华在唇，是指口唇的色泽可以反映脾脏功能的盛衰。《素问·五脏生成》说：“脾之合，肉也；其荣，唇也。”脾气健旺，气血充足，则口唇红润光泽；脾失健运，气血衰少，则口唇淡白不泽。

4. 在液为涎　涎为口津，即唾液中较清稀的部分。它具有湿润口腔，保护口腔黏膜的作用。涎在进食时分泌增多，以助食物的吞咽和消化，有“涎出于脾而溢于胃”之说。脾的运化功能正常，则津液上注于口而为涎，但不溢于口外。若脾胃不和，则会导致涎液分泌急剧增加，而发生口涎自出等现象，故说脾在液为涎。

5. 在志为思 思，即思虑。脾主思与脾主运化的功能密切相关，脾主运化能为思虑活动提供物质基础。正常限度内的思虑，是人人皆有的情志活动，对机体的生理活动并无不良影响。但过度思虑或所思不遂，就会影响气的正常运行，导致脾气郁结，使脾的运化功能失常，从而出现不思饮食、脘腹胀闷等症。

6. 脾气与长夏之气相通应 五脏应四时，脾与四时之外的“长夏”（夏至～处暑）相通应。脾主长夏，是指脾气旺于长夏，脾脏的生理功能活动与长夏的阴阳变化相互通应。长夏之湿虽主生化，而湿之太过，反困其脾，使脾运不展。故长夏之时，脾弱者易为湿伤，诸多湿病由此而起。脾运湿又恶湿，若脾为湿困，运化失职，可引起胸脘痞满、食少体倦、大便溏薄、口甜多涎、舌苔滑腻等，反映了脾与湿的关系。故长夏之时，处方遣药常常加入芳香化浊、醒脾燥湿之品。

此外，又有“脾主四时之说”。《素问·太阴阳明论》说：“脾者土也，治中央，常以四时长四脏，各十八日寄治，不得独主于时也。”提出脾主四季之末的各十八日，说明四季之中皆有脾气，而不独主于一时。这种说法强调了脾气在人体生理活动中的重要性。

四、肝

肝位于腹腔，横膈之下，右胁之内。元代滑寿《十四经发挥》说：“其脏在右胁，右肾之前，并胃贯脊之第九椎。”

肝的阴阳属性为“阴中之阳”，在五行中属木。肝的主要生理功能是主疏泄；主藏血。肝的生理特性是为刚脏；体阴而用阳。肝的系统联系是合胆；在体合筋，其华在爪；在窍为目；在液为泪；在志为怒；肝气与自然界春气相通应。

（一）肝的主要生理功能

1. 主疏泄 疏，即疏通；泄，即发散。《格致余论》说：“司疏泄者，肝也。”肝主疏泄，是指肝具有疏通、畅达全身气机，进而促进血液的运行、津液的输布、饮食物的消化吸收和调畅情志的功能。

（1）调畅气机：气机，即气的升降出入运动。肝的疏泄功能，对机体各脏腑组织的功能活动起着重要的调节作用，可使全身气的升降出入运动畅达、协调。肝的疏泄功能正常，则气机调畅，脏腑功能活动正常，经络通利，气血和调。如果肝疏泄功能失常，可出现两方面的病理变化：一是肝的疏泄不及，气机不得畅达而郁滞，形成肝气郁结的病理变化，出现胸胁、两乳或少腹等某些肝经循行部位的胀痛不适；二是肝的升发太过，气机逆乱，形成肝气上逆的病理变化，临床上常见头胀头痛、面红目赤等症。气升太过，血随气逆，可导致吐血、咯血等血从上溢的病理变化，甚则可致猝然昏倒，不省人事。

（2）调畅情志：情志活动是神的表现之一。人的情志活动除由心所主外，还与肝的疏泄功能密切相关。在正常生理情况下，肝的疏泄功能正常，则气机调畅，气血和调，心情舒畅。如果肝的疏泄功能失常，在情志方面也可出现两种病理变化：一是肝的疏泄不及，肝气郁结，使情志不得舒畅，常表现为精神抑郁，多愁善虑，甚至沉默寡言，时欲悲伤啼哭等；二是肝的疏泄太过，肝气上逆，常引起精神情志活动亢奋，表现为急躁易怒、心烦失眠等。肝的疏泄不及和疏泄太过，常常与外界环境的精神刺激有关，故有“肝喜条达而恶抑郁”及“暴怒伤肝”的说法。

（3）促进脾胃消化：饮食物的消化、吸收，主要依赖于脾胃的功能活动，但肝的疏泄功能，又是保证脾胃正常消化吸收的重要条件。故《血证论·脏腑病机论》说：“木之性主于疏泄，食气入胃，全赖肝木之气以疏泄之，而水谷乃化。”肝对脾胃的影响，主要表现在促进脾升胃降和分泌排泄胆汁两个方面。

促进脾升胃降：肝主疏泄，调畅气机，有助于脾胃之气升降，只有脾升胃降，饮食物的消化吸收才能正常进行。如肝气犯脾，导致脾气不升，可出现腹胀、肠鸣、腹泻、胁肋胀痛等症；肝气犯胃，导致胃失和降，可出现恶心呕吐、呃逆嗳气、泛酸、胃脘胀痛等症。

分泌排泄胆汁：胆附于肝，内藏胆汁，在肝的疏泄作用下，泄注于小肠，具有帮助消化饮食物的作用。若肝失疏泄，可影响胆汁的分泌排泄，导致脾胃的消化吸收障碍，出现胁肋不适、口苦、纳食不化、厌油腻食物，甚至出现黄疸等症。

（4）促进血和津液的运行、输布：血的运行依赖于气的推动。肝主疏泄的功能正常，气机调畅，则血脉通畅，血液得以正常运行。若肝的疏泄失常，气机失调，势必会影响血液的运行。一是疏泄功能减退，气机不畅，气滞血瘀，可导致病变局部胀满、刺痛或形成癥积等；二是疏泄太过，肝气上逆，迫血上涌，又可使血不循经，出现呕血、咯血等。

津液的运行输布也与肝主疏泄有关。水液的运行依赖于气的推动，只有气机调畅，水液才能正常地输布排泄，即气行则水行。若肝失疏泄，气不化水，水液的运行输布障碍，就会产生痰、水等病理产物。

此外，男子的排精，女子的月经来潮，与肝的疏泄功能也有密切关系。肝疏泄功能正常，则男子精液排泄通畅有度；女子月经周期正常，经行通畅。若肝失疏泄，则男子排精不畅；女子月经周期紊乱，经行不畅，甚或痛经。

2. 主藏血　肝藏血是指肝有贮藏血液和调节血量的生理功能。

（1）贮藏血液：肝脏是人体贮藏血液的重要器官，在正常情况下，人体的血液除运行全身外，还有部分血液由肝脏贮藏起来。肝内贮藏一定血液，除调节血量外，还可以濡养自身，制约肝的阳气，防止其过亢，从而维持肝的阴阳平衡，使肝的疏泄功能正常，又可防止出血。

（2）调节血量：是指肝对于调节人体各部分血量的分配，特别是对外周血量的调节起着重要作用。如当机体活动剧烈，情绪激动时，人体需血量增加，肝就把所贮存的血液向机体的外周输布，以供机体活动所需；当人体处于安静休息状态，情绪稳定时，机体需血量相应减少，这时，相对多余的血液就归藏于肝。故王冰注释《素问·五脏生成》时说：“肝藏血，心行之，人动则血运于诸经，人静则血归于肝藏。”

肝藏血的功能失常，可以出现两方面的病变：一是肝血不足，机体各部分得不到足够血液的营养濡润，而致血虚失养的病变，如妇女冲任血亏，出现月经量少或经闭等症；二是肝不藏血，血液妄行，如吐血、衄血、妇女月经过多、崩漏等。

（二）肝的生理特性

1. 肝为刚脏　刚，刚强暴急之义。肝脏具有刚强之性，喜条达而恶抑郁，其气急而动，易亢易逆，故称为刚脏。肝病常表现为肝气升动太过的病理变化，如肝气上逆、肝火上炎、肝阳上亢和肝风内动等，就反映了肝脏刚强躁急的特性。治疗上多用镇肝补虚，以合木之曲直特性。

2. 肝体阴而用阳　体，是指肝的本体；用，是指肝脏的功能活动。肝为藏血之脏，血属阴，故肝体为阴；肝主疏泄，性喜条达，主升主动，故肝用为阳。肝体阴用阳，实际上概括了肝的形体结构与生理功能的关系，也揭示了肝脏在生理及病理变化上的主要特征。由于肝脏具有体阴而用阳的特点，所以，在临床上对于肝病的治疗，往往用滋养阴血以益肝或采用凉肝、泻肝等法以抑制肝气肝阳之升动过度。正如《类证治裁》所说："用药不宜刚而宜柔，不宜伐而宜和。"

（三）肝的系统联系

1. 肝合胆　胆附于肝，经脉互相络属，构成表里关系。

2. 在体合筋，其华在爪　筋即筋膜，包括肌腱和韧带，附着于骨而聚于关节，是联结关节、肌肉，主司关节运动的组织。肝主筋，主要是指筋膜有赖于肝血的滋养。肝血充足，筋膜得养，才能运动自如。若肝血不足，血不养筋，可出现肢体麻木，关节拘挛，屈伸困难，甚则手足震颤、抽搐等症。

爪，即爪甲，包括指甲和趾甲，乃筋之延续，故称"爪为筋之余"。肝血的盛衰，可影响爪甲的荣枯。肝血充足，则爪甲坚韧明亮，红润光泽。若肝血不足，则爪甲软薄，色苍而枯，甚则变形脆裂。

3. 在窍为目　目为视觉器官，具有视物功能，故又称"精明"。目与五脏六腑都有内在联系，但与肝的联系更为密切。肝的经脉上连于目系（目与脑相连的脉络），目得肝血的濡养，才能发挥正常的视觉功能，故说"肝开窍于目"。肝的功能正常，则眼睛视物清楚。如《灵枢·脉度》说："肝气通于目，肝和则目能辨五色矣。"若肝血不足，则两目干涩，视物不清或夜盲；肝经风热，则目赤痒痛；肝火上炎，则目赤肿痛；肝阳上亢，则头目眩晕；肝风内动，则目斜上视等。

4. 在液为泪　肝开窍于目，泪从目出，故称泪为肝之液。泪有濡润和保护眼睛的功能。正常情况下，泪液的分泌，是濡润而不外溢。在病理情况下，肝的病变常可从泪液的分泌表现出来，如肝的阴血不足时，泪液分泌减少，常见两目干涩；肝经风热，可见目眵增多、迎风流泪等。

5. 在志为怒　怒，即愤怒、恼怒。是人在气愤不平，情绪亢奋时的一种情感变化。一般来说，在一定限度内的情绪发泄对维持机体的生理平衡有重要意义，但大怒或郁怒不解，对于机体则是一种不良刺激。怒志活动以肝血为基础，与肝的疏泄太过密切相关。郁怒可使肝气不舒，大怒可使肝气上逆，均可引起多种病变，故息怒宁志为中医养生保健的主要方法之一。

6. 肝气与春气相通应　肝气与春气相通应，是因为春季为一年之始，阳气始生，万物以荣，自然界一派生机。而在人体之肝则主疏泄，喜条达而恶抑郁，天人相应，故肝与春气相通应。肝气在春季最旺盛，反应最强。春季风气偏盛，人体之肝气应之而旺，故素体肝气偏旺、肝阳偏亢或脾胃虚弱之人在春季易发病，可见眩晕、烦躁易怒或情志抑郁、胁肋部疼痛、胃脘痞闷等。春三月肝木当令，肝主疏泄，与人的精神情志活动有关，因此春季养生，在精神、饮食、起居等方面，都应当顺应春气的升发和肝气的条达之性，保持情志舒畅，戒暴怒抑郁；注意体育锻炼、舒展形体等，以顺应肝之条达之性。

五、肾

肾位于腰间，脊柱两旁，左右各一。故《素问·脉要精微论》说："腰者，肾之府。"

肾的外形椭圆弯曲，状如豇豆。

肾的阴阳属性为“阴中之阴”，在五行中属水。肾的主要生理功能是藏精，主水，主纳气。由于肾藏先天之精，主生殖，为生命之本原，故称肾为“先天之本”。同时，肾主一身之阴阳，又为“五脏阴阳之本”。肾的生理特性是主封藏。肾的系统联系是合膀胱；在体合骨；其华在发；在窍为耳及二阴；在液为唾；在志为恐；肾气与自然界冬气相通应。

（一）肾的主要生理功能

1. 肾藏精　肾藏精，是指肾具有贮存、封藏精气的生理功能。精是构成人体和维持人体生命活动的基本物质。根据其来源，可分为先天之精和后天之精。先天之精，是禀受于父母的生殖之精，与生俱来，藏于肾中。后天之精是指人体出生之后，由脾胃运化的水谷精气。后天之精被身体利用后的盈余部分，亦归藏于肾。故《素问·上古天真论》说：“肾者主水，受五脏六腑之精而藏之。”

藏于肾中之精，称为“肾精”。肾精的构成，以先天之精为基础，以后天之精为辅助。先天之精是肾精的主体，后天之精起充养作用。先、后天之精相互资助，相互为用，合化为肾精。

肾藏精，精能化气。肾精与肾气合称肾中精气。肾中精气与人体的生长发育与生殖、全身阴阳的协调平衡密切相关，同时，肾精还参与血液的生成。

（1）主生长、发育与生殖：指肾精、肾气促进机体生长发育与生殖功能成熟的作用。肾中精气的盛衰，关系着人体的生长、发育和生殖能力。如《素问·上古天真论》说：“女子七岁，肾气盛，齿更发长；二七而天癸至，任脉通，太冲脉盛，月事以时下，故有子；三七，肾气平均，故真牙生而长极……七七，任脉虚，太冲脉衰少，天癸竭，地道不通，故形坏而无子也。丈夫八岁，肾气实，发长齿更；二八，肾气盛，天癸至，精气溢泻，阴阳和，故能有子；三八，肾气平均，筋骨劲强，故真牙生而长极……八八，天癸竭，精少，肾脏衰，形体皆极，则齿发去。”说明人从幼年开始，由于肾中精气逐渐充盛，所以就有齿更发长的变化；发育到青春期，随着肾中精气不断充盛，便产生了一种促进性与生殖功能成熟的物质“天癸”，于是男子有了溢精现象，女子有了月经来潮，从而具备了生殖能力；以后随着肾中精气的进一步充盛，人体也随之发育到壮盛期，表现为身体壮实，筋骨强健，生殖功能也就处于最旺盛时期。随着人从中年进入老年时期，肾中精气逐渐衰少，天癸亦随之衰减，并逐渐竭绝，生殖功能也由低下到消失，形体也逐渐衰老。可见，肾中精气的盛衰，关系到人的生长、壮盛和衰老的整个过程。肾中精气充盈，则人体生长发育良好，生殖能力健全；肾中精气衰少，就会造成生长、发育迟缓，生殖功能低下。临床上，某些不育症及小儿发育迟缓、筋骨痿软以及成人早衰等症，常由肾中精气不足所致。

（2）主一身之阴阳：肾主一身之阴阳，是指肾具有主宰和调节全身阴阳，维持机体阴阳动态平衡的功能。肾精化生肾气，肾气含有肾阴、肾阳。肾阴具有凉润、宁静、抑制等作用，肾阳具有温煦、推动、兴奋等作用。肾阴与肾阳对立统一，相反相成，平衡协调，维持着人体阴阳的相对动态平衡。

肾阳又称为元阳、真阳，为一身阳气之本，能推动和激发脏腑的各种功能，温煦全身脏腑形体官窍。肾阳充盛，脏腑形体官窍得以温煦，则各种功能旺盛，精神振奋。若肾阳不足，推动、温煦等作用减退，则脏腑功能减退，会产生虚寒性病变，出现精神疲惫、腰膝冷痛、形寒肢冷、小便不利等症。

肾阴又称为元阴、真阴，为一身阴气之本，能宁静和抑制脏腑的各种功能，凉润全身脏腑形体官窍。肾阴充足，脏腑形体官窍得以凉润，其功能健旺又不至于过亢，精神内守。若肾阴不足，抑制、宁静、凉润等作用减退，则致脏腑功能虚性亢奋，发为虚热性病变，可见五心烦热、潮热盗汗、腰膝酸软等症。此外，他脏阴阳不足的病变，最终也会累及肾阴肾阳，故有“久病及肾”的说法。

（3）参与血液的生成：肾藏精，精生髓，髓可生血。精血同源，肾精与肝血之间可以相互转化。故有“血之源头在于肾”之说。

2. 主水　肾主水，是指肾有主持和调节全身水液代谢的功能。肾的主水功能，主要是依靠肾中精气的气化作用来实现的。

人体的水液代谢，包括水液的生成、输布和排泄，是由多个脏腑参与的复杂过程，其中肾起着重要作用，具体表现在三个方面：一是肾阳能温煦和推动参与水液代谢的肺、脾、三焦、膀胱等内脏，使其发挥各自的生理功能；二是接纳肺通调水道而下输的水液，经过肾中阳气的蒸腾气化，分别清浊，将浊中之清者重新上输于肺脾，再输布周身，少量的浊中之浊者化为尿液下输膀胱；三是控制膀胱开合，排出尿液。开则尿液得以排出，合则机体需要的水液得以保存，从而维持人体水液代谢的平衡。如果肾主水的功能失常，气化失司，可引起水液代谢障碍，出现小便量少、水肿或小便清长、尿量增多等症。故《素问·逆调论》说：“肾者，水脏，主津液。”

3. 主纳气　肾主纳气，是指肾具有摄纳肺吸入的清气，保持吸气的深度，防止呼吸表浅的作用。人体的呼吸运动虽为肺所主，但肺吸入的清气，必须依赖肾的摄纳作用，使其维持一定的深度，以利于体内外气体的正常交换。故《类证治裁》卷之二说：“肺为气之主，肾为气之根。肺主出气，肾主纳气。阴阳相交，呼吸乃和。”

肾的纳气功能，取决于肾中精气的盛衰。肾中精气充盛，则纳气功能正常，使呼吸保持一定深度，保证体内外气体的正常交换。若肾中精气亏虚，纳气功能减退，可见呼吸表浅、呼多吸少、动则喘甚等症，临床称为“肾不纳气”。

（二）肾的生理特性

肾主封藏。封藏，即封固、闭藏之意。肾主封藏是对其藏精功能的高度概括。肾的藏精、主纳气、主生殖、主二便等功能，都是肾主封藏生理特性的具体体现。

肾为先天之本，生命之根，藏真阴而寓元阳，为水火之脏。肾藏精，精宜藏而不宜泄；肾主命火，命火宜潜不宜露，故《素问·六节藏象论》说：“肾者主蛰，封藏之本，精之处也。”精充火旺，阴阳相济，则生化无穷，机体强健。若肾气封藏失职，则会出现滑精、喘息、遗尿，甚则小便失禁、多汗、大便滑脱不禁及女子带下、滑胎等。此外，肾主闭藏的理论对养生具有重要指导意义，养生学非常强调保养阴精，使肾精充盈固秘而延年益寿。

（三）肾的系统联系

1. 肾合膀胱　肾与膀胱经脉相互络属，构成表里关系。

2. 在体合骨，其华在发　《素问·阴阳应象大论》说：“肾生骨髓。”肾主骨，是指肾中精气能化生骨髓，营养骨骼。肾精充足，则骨髓生化有源，骨有所养而坚固有力。

“齿为骨之余”，是指牙齿为外露的骨骼。齿与骨的营养来源相同，也由肾中精气所滋养。肾中精气充沛，则牙齿坚固而不易脱落；若肾中精气不足，于小儿则牙齿生长迟缓，成人则牙齿松动、早脱。

肾中精气，不仅能化生骨髓，还能化生脊髓和脑髓，分别充养脊和脑。脊髓上通于脑，故称“脑为髓之海”。

发的生长，依赖于血的滋养，故有“发为血之余”的说法。肾藏精，精能生血，精足则血旺，血旺则毛发黑而润泽，故发的生长状态，是肾中精气盛衰的反映。青壮年精血充足，头发茂密色黑而有光泽；老年人精血衰少，头发变白而易于脱落。

3. 在窍为耳及二阴　耳的听觉功能，依赖于肾中精气的充养。肾中精气充盛，则听觉灵敏。肾中精气不足，就会出现耳鸣、听力减退等症。老年人之所以多见耳聋失聪，常由肾中精气虚衰所致。

二阴，即前阴和后阴。前阴是指外生殖器和尿道，有排尿和生殖的作用；后阴是指肛门，有排泄粪便的作用。大小便的排泄与肾有关，因为尿液的排泄虽在膀胱，但要依赖肾的气化。而肾又主人体的生殖功能，前已叙及。所以，肾精肾气生理功能失常，既可引起排尿异常，如尿少、尿闭或尿频等症；也可导致生殖功能的减退，如早泄、阳痿等症。大便的排泄，虽属大肠的传化糟粕功能，但亦与肾气的推动和固摄作用有关。若肾气不足，推动无力则可致气虚便秘，固摄无权则可致大便失禁、久泻滑脱。

4. 在液为唾　唾与涎同为口津，是唾液中较为稠厚的部分。肾的经脉上通舌下，唾为肾精所化，故肾在液为唾。唾具有润泽口腔，滋润食物以利吞咽并助消化的作用。古人认为多唾或久唾，会耗损肾精。在古代的导引吐纳功法中，每主张舌抵上腭，待唾津盈满，然后徐徐咽下，认为可以滋养肾中精气。

5. 在志为恐　恐，即恐惧、害怕的情感反应。《素问·阴阳应象大论》说：“在脏为肾……在志为恐。”过度恐惧，可导致“恐伤肾”、“恐则气下”等病理变化，出现二便失禁，甚则遗精、滑精等症。故说肾“在志为恐”。恐与惊相似，都是指处于一种惧怕的心理状态。但二者又有区别：恐为自知而胆怯，乃内生之恐惧；惊为不自知，事出突然而受惊慌乱，乃是外来之惊惧。

6. 肾气与冬气相通应　肾的生理功能与自然界冬季的阴阳变化相通应。冬季气候寒冷，万物蛰伏。人体中肾为水脏，有润下之性，藏精而为封藏之本。同气相求，故以肾应冬。冬季养生，当早睡晚起，以保证充足的睡眠时间，同时注意养肾固精，防止肾的精气过度耗泄，以利阳气潜藏，阴精积蓄。冬季气候寒冷，水气当旺，若素体阳虚，或久病阳虚，多在阴盛之冬季发病，即所谓“能夏不能冬”。

表 2-1　五脏归纳表

	心	肺	脾	肝	肾
阴阳属性	阳中之阳	阳中之阴	阴中之至阴	阴中之阳	阴中之阴
五行属性	火	金	土	木	水
生理功能	1. 主血脉 2. 藏神	1. 主气 2. 主宣发与肃降 3. 主行水 4. 朝百脉，主治节	1. 主运化 2. 主统血	1. 主疏泄 2. 主藏血	1. 主藏精 2. 主水 3. 主纳气
生理特性	主通明	肺为娇脏	1. 脾气上升 2. 喜燥恶湿	1. 肝为刚脏 2. 体阴用阳	主封藏

续表

		心	肺	脾	肝	肾
系统联系	在体	脉	皮	肉	筋	骨
	在窍	舌	鼻	口	目	耳、二阴
	在液	汗	涕	涎	泪	唾
	在志	喜	忧	思	怒	恐
	其华	面	毛	唇	爪	发
合腑		小肠	大肠	胃	胆	膀胱

附：命门

“命门”一词，最早见于《黄帝内经》，是指眼睛而言，如《灵枢·根结》说：“命门者，目也。”将命门作为内脏提出始见于《难经》。如《难经·三十九难》说：“肾两者，非皆肾也，其左者为肾，右者为命门。命门者，诸神精之所舍，原气之所系也，故男子以藏精，女子以系胞。”指出了命门的所在部位及功能。后世医家对于这种说法，各有不同的见解，在关于命门的具体部位方面大致有两肾皆属命门、两肾之间为命门、两肾中间之动气为命门等几种说法。历代医家虽然对命门的具体部位有争议，但在命门的生理功能与肾息息相通的认识上是基本一致的，大多认为命门与肾同为五脏之本，内寓真阴真阳。因此可以认为：肾阳即命门之火，肾阴为命门之水。古代医家之所以称“命门”，无非是强调肾阴肾阳在生命活动中的重要性而已。

第三节　六　　腑

六腑是胆、胃、大肠、小肠、膀胱、三焦的总称。其共同生理功能是受纳和腐熟水谷，传化和排泄糟粕。生理特点是“泻而不藏”，“实而不能满”。

六腑的泻而不藏，是与五脏的藏而不泻相对而言，不要绝对理解。如膀胱的贮尿、小肠的受盛化物、胆贮藏胆汁等，都需要停留一定时间，按照生理活动的规律进行排泄。所以，“通”、“降”的太过和不及，都属于病理变化。由于六腑传化水谷，需要不断地受纳、消化、传导和排泄，宜通不宜滞，故有“六腑以通为用，以降为顺”之说。

一、胆

胆位于右胁下，附于肝之短叶间。胆是中空的囊状器官，内藏胆汁。胆汁色黄绿，味苦，古称“精汁”。因胆贮存胆汁，故又有“中精之腑”、“中清之腑”之名。胆的主要生理功能是贮藏和排泄胆汁，主决断。

1. 贮藏和排泄胆汁　胆汁来源于肝脏，贮藏于胆腑，在肝的疏泄作用下，注入肠中，以促进饮食物的消化。若肝胆的功能失常，胆汁的分泌与排泄受阻，就会影响脾胃的消化功能，出现厌食、腹胀、腹泻等症。若胆汁上逆，可见口苦、呕吐黄绿苦水。若湿热蕴结肝胆，致肝失疏泄，胆汁外溢，浸渍肌肤，则发为黄疸。

2. 主决断　胆主决断，是指胆具有对事物进行判断、作出决定的功能。正如《素问·灵兰秘典论》所说："胆者，中正之官，决断出焉。"胆气虚弱时，可出现胆怯易惊，失眠、多梦等症。

由于胆参与饮食水谷的消化，故为六腑之一。但胆本身并无传化饮食物的功能，且藏精汁，与五脏"藏精气"的功能特点相似，故又属奇恒之腑。

二、胃

胃位于膈下，腹腔上部，上连食管，下通小肠。胃又称胃脘，脘，即管腔，可容纳饮食物。胃脘分上、中、下三部。胃的上部称为上脘，包括贲门；胃的下部称为下脘，包括幽门；上下脘之间的部分称为中脘。胃的主要生理功能是受纳、腐熟水谷；主通降，以降为和。

（一）胃的主要生理功能

1. 受纳、腐熟水谷　受纳，是接受和容纳的意思。腐熟，是饮食物经过胃的初步消化，形成食糜的意思。饮食入口，经过食管，容纳于胃，故胃有"水谷之海"之称。容纳于胃中的水谷，经胃的腐熟后，下传小肠作进一步消化，其精微经脾之运化而营养全身。所以，胃的受纳、腐熟水谷功能，必须与脾运化功能配合，才能化水谷为精微，以化生气血津液，营养全身，所以合称脾胃为"后天之本"。若胃的受纳腐熟功能减退，可出现纳呆、厌食、胃脘胀满等症；胃的受纳腐熟功能亢进，则可表现为多食善饥等症。

脾胃消化食物，化生精微的功能，又概称为胃气，即广义的胃气。中医学非常重视胃气的作用，认为人"以胃气为本"。胃气强，则五脏俱盛；胃气弱，则五脏皆衰。胃气的盛衰有无，可以通过饮食、舌象、脉象等方面表现出来。中医在治疗疾病时，也特别注意保护胃气。

2. 主通降，以降为和　饮食入胃，经胃腐熟后，必须下行小肠，才能将饮食物作进一步消化，然后将食物残渣下传大肠，变为粪便排出体外。这是由胃气下行作用来完成的。中医藏象学说，常以脾胃升降来概括整个消化系统的生理功能。因此，胃的通降作用，还包括小肠将食物残渣下输于大肠和大肠传化糟粕的功能在内。脾升胃降，彼此协调，共同完成饮食物的消化吸收。胃之通降是降浊，降浊是受纳的前提条件。若胃失通降，可导致食欲不振、口臭、脘腹胀闷或疼痛以及大便秘结等症。若胃气不降反而上逆，则可导致嗳气、泛酸、恶心、呕吐、呃逆等症。

（二）胃的生理特性

胃的生理特性是"喜润恶燥"。喜润，即喜水之润；恶燥，即恶燥烈太过。胃主受纳腐熟水谷，不仅依赖胃气的推动，亦需胃中津液的濡润。胃中津液充足，则受纳腐熟和通降功能正常。又胃为阳土，其病易成燥烈之害，胃中津液每多受损。所以在治疗胃病时，要注意保护胃中津液。

三、小肠

小肠位于腹中，包括十二指肠、空肠和回肠，上端接幽门与胃相通，下端接阑门与大肠相连。小肠的主要生理功能是主受盛和化物；泌别清浊。

1. 主受盛和化物　受盛，即接受，以器盛物的意思；说明小肠是接受经胃初步消化之饮食物的盛器。化物，具有消化、化生精微的意思；是指经胃初步消化的饮食物，在小肠内必须停留一段时间，以利于进一步的消化，将水谷化为营养物质。故《素问·灵兰秘典论》说："小肠者，受盛之官，化物出焉。"小肠受盛化物功能失调，消化吸收障碍，可出现腹痛、腹胀、腹泻等症。

2. 泌别清浊 所谓泌别清浊是指小肠具有将胃下降的食糜在进一步消化的同时，分化为水谷精微和食物残渣两个部分。一方面将水谷精微（清）吸收，再通过脾的升清散精作用输布全身；另一方面将剩余的食物残渣（浊）经阑门传入大肠。小肠在吸收水谷精微的同时，也吸收大量的水液。小肠泌别清浊的功能正常，则水液和糟粕各走其道，二便正常。由于小肠参与了人体的水液代谢，故有"小肠主液"之说。

小肠的功能失常，清浊不分，水液归于糟粕，导致水液糟粕混杂，可出现肠鸣泄泻等症。同时，由于小肠吸收水液功能障碍，尿的来源减少，则见小便短少等症。因而，小肠泌别清浊的功能失常，既影响大便，也影响小便，故治疗泄泻常用"利小便即所以实大便"的分利方法。

由此可见，小肠受盛、化物和泌别清浊的功能，在水谷化为精微的过程中起着十分重要的作用。但在中医藏象学说中，常将其归属于脾胃的纳运功能，所以，临床上对小肠消化吸收不良的病证，也多从脾胃论治。

四、大肠

大肠位于腹中，包括结肠与直肠，其上口通过阑门与小肠相接，其下端为肛门。

大肠的主要生理功能是传化糟粕。大肠接受由小肠下传的食物残渣，吸收多余的水液，形成粪便，经肛门排出体外。故《素问·灵兰秘典论》说："大肠者，传导之官，变化出焉。"由于大肠具有吸收食物残渣中部分水分的功能，故又有"大肠主津"之说。大肠传化糟粕的功能失常，主要表现为排便的异常。如果大肠不能吸收水液，则会出现大便溏泄、肠鸣等症；大肠津亏，可见大便秘结；大肠湿热，可见下痢脓血、肛门灼热等。

此外，大肠排泄糟粕还与肺气的肃降、胃气的降浊、脾气的运化、肾气的蒸化和固摄等功能有关，这些脏腑发生病变也可以引起大肠传导功能的失常。

五、膀胱

膀胱，又称脬、尿胞、净腑，位于小腹中央，为贮尿的器官，上有输尿管与肾相通，下与尿道相连，开口于前阴。

膀胱的主要生理功能是贮尿和排尿。在人体水液代谢过程中，多余的水液在肾的气化作用下，下输膀胱。尿液在膀胱内贮留至一定程度时，即排出体外。膀胱的贮尿功能，有赖于肾气的固摄，若肾气不固，则膀胱不约，可见遗尿，甚则小便失禁。膀胱的排尿，有赖于肾气与膀胱的气化作用，若气化失司则膀胱不利，可见尿痛、淋涩、排尿不畅，甚则癃闭。

六、三焦

三焦是上焦、中焦、下焦的合称。三焦概念有六腑三焦、部位三焦与辨证三焦的不同。

（一）六腑三焦

三焦作为六腑之一，位于腹腔中，与其他五腑同样有着特定形态结构与生理功能。三焦与心包络由手少阳三焦经与手厥阴心包经相互属络而成表里关系。

三焦的形态结构，据多年来的研究和考证，大多认为是腹腔中的肠系膜及大小网膜、淋巴管道等组织。这些组织充填于腹腔脏腑之间，能通透津液，为津液自胃肠渗入膀胱的通道，与六腑中空有腔的形态结构特点相符。《灵枢·经脉》说："三焦手少阳之脉……下膈，循属三焦"，"心主手厥阴心包之脉……下膈，历络三焦"，也说明三焦是位于腹腔中的实体性脏器。

六腑三焦的主要生理功能是疏通水道，运行津液。《素问·灵兰秘典论》说："三焦者，决渎之官，水道出焉。"津液自胃肠经三焦下渗膀胱，三焦水道通畅，则津液源源不断渗入膀胱，成为尿液生成之源。

（二）部位三焦

三焦作为人体上中下部位的划分，源于《灵枢·营卫生会》的"上焦如雾，中焦如沤，下焦如渎"之论，与《难经·三十八难》所谓的"有名而无形"的三焦相通。部位三焦，包含了上至头、下至足的整个人体，已经超出了实体六腑的概念。

1. 部位三焦的生理功能　部位三焦的总体生理功能是通行诸气和运行津液。其运行津液功能是由六腑三焦"决渎之官，水道出焉"（《素问·灵兰秘典论》）延伸而来，而通行诸气功能则本于《难经·三十八难》"主持诸气"之论。

（1）通行诸气：指部位三焦是一身之气上下运行的通道。肾精所化生的元气，通过三焦布散于全身；胸中气海的宗气，自上而下达于脐下，以资先天元气。诸气运行输布于周身，皆以三焦为通道。

（2）运行津液：指部位三焦是全身津液上下输布运行的通道。全身的水液代谢，是由肺、脾、肾等多个脏腑协同作用而完成的，但必须以三焦为通道，通过三焦的气化作用，才能正常地升降出入，维持水液代谢的协调平衡。

部位三焦通行诸气和运行津液的功能是相互关联的，实际上是一个功能的两个方面。气能行津，津能载气。因此，气运行的通道，必然是津液升降的通道；而津液升降的通道，也必然是气运行的通道。

2. 上中下三焦部位的划分及其生理特点　由于三焦的部位及其所包含的脏腑不同，因而具有不同的特点。

（1）上焦：是指横膈以上的胸部，包括心、肺两脏，以及头面部。也有人将上肢归属于上焦。上焦的生理特点是主宣发敷布，即通过心肺的作用，将水谷精微布散全身，以营养滋润全身脏腑组织，有如雾露之溉。故《灵枢·营卫生会》将其生理特点概括为"上焦如雾"，即形容上焦如雾露弥漫一样布散精微，以灌溉全身。

（2）中焦：中焦是指横膈以下、脐以上的上腹部，包括脾胃、肝胆等脏腑。中焦具有消化、吸收并输布水谷精微和化生气血的功能，实际上是对脾胃、肝胆等脏腑的消化饮食物功能的概括。《灵枢·营卫生会》把中焦的生理特点概括为"中焦如沤"。沤，是形容水谷腐熟成乳糜的状态。

需要说明的是，就解剖位置而言，肝脏属中焦。就功能联系而言，肝肾在生理病理上关系密切，肝肾同源，肾居下焦，故肝从肾又属下焦。

（3）下焦：下焦是指脐以下至二阴的部位，包括小肠、大肠、肾、膀胱、女子胞、精室等脏腑。也有人认为包括下肢。下焦的功能主要是排泄糟粕和尿液，即是指肾、膀胱、大小肠等脏腑分别清浊，排泄废物的作用。因这种生理功能具有向下疏通和向外排泄的特点，故称"下焦如渎"（《灵枢·营卫生会》）。渎，即水道，喻指肾、膀胱、大肠等脏腑排泄二便的功能，如沟渠之通导。

（三）辨证三焦

辨证三焦，指三焦作为温病的辨证纲领。辨证三焦，既非六腑三焦，亦非部位三焦，而是温病发生发展过程中由浅及深的三个不同病理阶段。究其概念的来源，则可能是由部位三焦的概念延伸而来。

表2-2 六腑归纳表

	胆	胃	小肠	大肠	膀胱	三焦
生理功能	1. 贮藏和排泄胆汁 2. 主决断	1. 受纳腐熟水谷 2. 主通降，以降为和	1. 主受盛化物 2. 泌别清浊	传化糟粕	贮尿和排尿	1. 六腑三焦：疏通水道，运行津液 2. 部位三焦：通行诸气，运行津液 3. 辨证纲领
合脏	肝	脾	心	肺	肾	经络与心包经相表里

第四节 奇恒之腑

奇恒之腑，是脑、髓、骨、脉、胆、女子胞的总称。奇恒之腑形态似腑，功能似脏，因其似脏非脏，似腑非腑，异于常态，故称为“奇恒之腑”。除胆为六腑之外，其余皆无表里配合关系，但与奇经八脉有关。

胆贮藏胆汁以助消化，为六腑之一。但胆汁清净，与饮食物有别，且胆本身不受盛水谷，故又属奇恒之腑。胆的功能已在六腑中述及，此仅介绍脑、髓、骨、脉和女子胞。

一、脑

脑居颅内，由髓汇集而成，故《灵枢·海论》说：“脑为髓之海。”

（一）脑的生理功能

1. 主精神活动　中医学早已认识到脑与人的意识、思维、情志等精神活动的关系。《素问·脉要精微论》说：“头者，精明之府。”明代李时珍在《本草纲目》中说：“脑为元神之府。”清代王清任《医林改错》更加明确地指出：“灵机记性不在心在脑。”都说明了脑具有主精神活动的功能。

脑主精神活动功能正常，则精神饱满，意识清楚，思维灵敏，记忆力强，情志活动正常。反之，则精神萎靡，反应迟钝，记忆力下降，甚则神识错乱等。

2. 主感觉运动　人的感觉运动由脑所主，是由于眼、耳、口、鼻、舌等官窍皆位于头面，与脑相通。人的视、听、言、动等，皆与脑有密切关系。清代医家王清任在《医林改错》中指出：“两耳通脑，所听之声归脑；两目系如线长于脑，所见之物归脑；鼻通于脑，所闻香臭归脑；小儿周岁脑渐生，舌能言一二字。”

脑主感觉运动的功能正常，则人之视觉、听觉、感觉、运动正常。若其功能失常，可出现视物不明、听觉失聪、嗅觉不灵、感觉异常和运动障碍等方面的表现。

（二）脑与五脏的关系

脑为“元神之府”，其功能与五脏密切相关。

心藏神，脑为元神之府；心主血，上供于脑，血足则脑髓充盈，故心与脑相通。临床上，脑病可从心论治。

肺主气，朝百脉，助心行血。肺的功能正常，则气充血足，髓海有余，故脑与肺有着密切关系。

脾为后天之本，气血生化之源，主升清。脾胃健旺，化源充足，五脏安和，九窍通利，则清阳出上窍而上达于脑。脾胃虚衰，则清气不能上行于脑，则脑失所养。所以，从脾胃入手益气升阳是治疗脑病的主要方法之一。

肝主疏泄，调畅气机，又主藏血。气机调畅，气血和调，则脑清神聪。若疏泄失常，肝气抑郁或亢逆，则见精神失常，情志失调，或为中风昏厥等。

肾藏精，精生髓，脑为髓海。肾精充盛则脑髓充盈，肾精亏虚则髓海不足。所以，补肾填精益髓为治疗脑病的重要方法。

总之，脑的生理功能与五脏相关，脑的病变亦从五脏论治。

二、髓

髓是膏样物质，因其所藏的部位不同，又有骨髓、脊髓和脑髓之分。藏于骨腔内的为骨髓；藏于脊椎管内的为脊髓，并且与脑髓相通；藏于脑中的为脑髓。髓为先天之精所化，并受到后天之精的不断充养。

（一）髓的生理功能

1. 充养脑髓　脑为髓之海，髓充盈于脑中，脑得髓养，则脑力充沛。若肾精不足，不能生髓养脑，导致髓海不足，可出现头晕耳鸣、两眼昏花、反应迟钝、健忘等症。

2. 滋养骨骼　髓藏骨中，滋养骨骼。骨骼得到髓的滋养，则生长发育正常，保持其坚韧之性。若肾精亏虚，骨失髓养，会导致生长发育障碍，或骨骼脆弱易折等症。

3. 化生血液　肾藏精，精生髓，髓可化血。故髓也是血液生成的重要物质基础。

（二）髓与五脏的关系

髓由肾精所化生，肾中精气的盛衰与髓的充盈与否密切相关。此外，气、血、精、髓可以互生，故髓与五脏皆有关，但与肾的关系最为密切。故髓少失充的病证，多从肾进行论治。

三、骨

骨，即人体的骨骼。骨具有贮藏骨髓、支撑形体和保护内脏等功能，属五体之一。

（一）骨的生理功能

1. 贮藏骨髓　骨为髓之府，骨髓藏于骨腔之中，并能充养骨骼。

2. 支撑人体，保护内脏　骨为人体的支架，具有支撑形体和保护内脏的功能。若髓少骨弱，支撑人体的功能减退，可出现腰膝酸软，不能久站、久立，甚则骨骼畸形等。

3. 协同运动　骨与骨组成关节，在肌肉和筋膜的收缩弛张作用下，使关节屈伸或旋转等，表现出各种躯体运动。

（二）骨与五脏的关系

肾精能化髓营养骨骼，骨的生长、发育、修复等，均赖于肾中精气的滋养。肾精充足，则骨髓生化有源，骨得所养而坚固有力。精髓不足，骨失所养，则会导致骨骼发育不良，如小儿囟门迟闭，骨软无力，牙齿生长迟缓等。老年人肾精虚少，骨失髓养，则骨质脆弱，易于骨折，牙齿松动、早脱等。故骨的生理病理，主要与肾有关。

四、脉

脉，即血脉，又称脉管、脉道、血府，属五体之一。

（一）脉的生理功能

1. 运行气血 脉是运行气血的管道，能约束气血循着一定轨道和方向运行，使其流布于全身，以营养脏腑组织。若脉道瘀滞，甚或阻闭，则血行迟缓而致血瘀；若脉道不能约束气血或脉道损伤，则会导致出血。

2. 传递信息 脉为血府，与心相连，心气推动血液在脉管内流动时产生的搏动，谓之脉搏。由于血液的生成运行与五脏均有密切关系，故人体气血和脏腑功能活动状态，均可显现于脉，通过切脉，可以了解人体的生理状态及推断病情。所以，中医临床切脉是获取疾病信息的重要方法。

（二）脉与五脏的关系

心主血脉，推动血液循脉而行；肺朝百脉，助心行血；脾生血统血，为血之化源，又能使血不逸于脉外；肝主藏血，调节血量，防止出血；肾精化血以充养血脉；可见，脉与五脏均密切相关。但在血液的运行方面，主要与心肺肝脾四脏关系密切，故四脏的功能异常，都可以影响血脉，出现相应的病理变化。

五、女子胞

女子胞，又称胞宫、子脏、子宫，位于小腹部，在膀胱之后，直肠之前，是女性的生殖器官。

（一）女子胞的主要功能

1. 主持月经 女子胞为女子月经发生的器官。女子到14岁左右，生殖器官发育成熟，子宫发生周期性的变化，约28天周期性出血一次，称作“月经”、“月信”、“月事”等。这种生理现象一直持续到49岁左右（更年期）。月经的产生，是脏腑经络气血作用于胞宫的结果。所以，女子胞的功能正常与否，直接影响着月经的来潮，故女子胞有主持月经的功能。

2. 主孕育胎儿 女子胞是女性孕产的器官，女子受孕后，月经停止来潮，气血下注胞宫以养育胎儿，供养胎儿在胞宫内生长发育分娩。《中西汇通医经精义》下卷说：“女子之胞，一名子宫，乃孕子之处。”

（二）女子胞与五脏及经络的关系

女子胞在生理上和肾脏及经络中的冲脉、任脉的关系最为密切。《灵枢·五音五味》说：“冲脉、任脉皆起于胞中。”而生殖功能由肾所主，女子年至二七，肾中精气渐盛，胞宫发育成熟，则“天癸至，任脉通，太冲脉盛”，这时就有月经来潮，具有生殖能力；年至七七，肾的精气虚衰，则“任脉虚，太冲脉衰少，天癸竭”，于是月经闭止，生殖能力也随之丧失。所以胞宫能否正常主持月经和孕育胎儿，决定于冲、任二脉的盛衰，而冲、任二脉的盛衰又决定于肾的精气。如果肾的精气亏虚，冲、任二脉气血不足，就会影响胞宫的正常功能，出现月经不调、闭经或不孕等。

由于月经的通行和胎儿的孕育，都有赖于血液，而心主血，肝藏血，脾统血，所以，胞宫的生理功能与心、肝、脾三脏也有关系。当心、肝、脾的功能失调时，胞宫往往也受到影响，因而发生月经与妊娠方面的病变。

附：精室

精室，又称精宫，是男性的生殖器官。精室包括现代解剖学所说的睾丸、附睾、精囊腺和前列腺等。

精室的主要功能是贮藏精液、生育繁衍。清代唐宗海《中西汇通医经精义·下卷》说："女子之胞，男子为精室，乃血气交会，化精成胎之所。"精室的功能与肾之精气盛衰密切相关。肾精充足，肾气旺盛，则精室功能调和，表现为生殖功能正常。肾精亏虚，肾气不足，则精室功能失常，表现为遗精、早泄、不育等症。

第五节 脏腑之间的关系

人体是一个有机的整体，任何一个脏腑的功能活动，都是整体活动的组成部分。中医藏象学说不仅注重每一个脏腑的生理功能，而且非常重视脏腑之间的联系与协调，认为脏腑之间在功能上存在着相互制约、相互为用、协调统一的有机联系。脏腑之间的关系主要有脏与脏之间的关系、脏与腑之间的关系和腑与腑之间的关系三个方面。

一、脏与脏之间的关系

心、肺、脾、肝、肾五脏，不仅有各自的生理功能和特定的病理变化，而且存在着复杂的生理联系和病理影响。虽然五行学说可以阐述五脏之间的生理和病理现象，但实际上五脏之间的关系早已超越了五行生克乘侮的范围。所以，必须以五脏的生理功能为依据，来认识五脏之间的密切联系。

（一）心与肺

心与肺之间，主要体现为气和血之间的相互依存和相互为用的关系。

心主血，肺主气。血液的正常运行，依赖于心气的推动，亦依赖于肺气的敷布。肺朝百脉，助心行血，是保证血液正常运行的必要条件。心的主血功能正常，又能维持肺主气功能正常进行。另外，积于胸中的宗气，能够贯心脉行气血，走息道司呼吸，从而加强了血液运行与呼吸之间的协调平衡。心肺两脏之间相互依存、相互为用，保证了气血的正常运行，维持了人体各组织、器官的功能活动。

在病理情况下，心肺两脏相互影响。肺气虚则宗气生成不足，不能助心行血，可导致心血运行异常而见胸痛、心悸、唇舌青紫等心脉瘀阻表现。反之，心气不足，心阳不振，致血行不畅，瘀阻心脉，也会影响肺的宣发和肃降，出现咳嗽、气喘、胸闷等症。

（二）心与脾

心与脾的关系主要表现在血液的生成与运行两个方面。

血液生成方面：心主血，心血供养于脾以维持其正常的运化功能。脾主运化，为气血生化之源，脾气健运，则血液生成有源，保证了心血的充盈。

血液运行方面：心气推动血液运行不息，脾气固摄血液在脉中运行而不致逸出脉外。心脾协同，维持着血液的正常运行。

病理上，两脏相互影响。若脾气虚弱，运化失职，血的化源不足，或脾不统血而外逸失血，均可导致心血亏耗，或思虑过度，耗伤心血，影响脾的健运，均可形成以心悸、失眠、腹胀、食少、肢倦、面色无华等为主要表现的心脾两虚证。

（三）心与肝

心与肝的关系，主要表现在血液运行及情志活动两个方面。

血液运行方面：心主血，肝藏血。血脉充盈则心之行血功能正常，肝有所藏；肝的藏血功能正常，血液充盈，则心有所主。若心血不足，则肝血常因之而虚；肝血不足，心血亦常因之而损。所以血虚时常表现为心悸、失眠等心血不足病证与视物昏花、月经涩少等肝血不足的病证同见。

精神情志活动方面：心主神志，主宰精神、意识、思维活动；肝主疏泄，调畅精神情志，都与精神情志活动密切相关。心神健旺，有助于肝气疏泄；疏泄有度，情志调畅，则有利于心主神志。在病理上，两脏相互影响。如情志所伤，化火伤阴，可造成心肝阴虚或心肝火旺等证，常表现为心烦失眠与急躁易怒等心肝情志症状同时并见。

（四）心与肾

心与肾的关系，主要表现为心肾阴阳水火互制互济及精血互生、精神互用方面。

阴阳水火互制互济方面：心位居上，属阳属火；肾位居下，属阴属水。在正常生理状态下，心火下降于肾，使肾水不寒；肾阴（水）上济于心，使心火（阳）不亢。这种彼此交通、相互制约的平衡协调关系，称为“心肾相交”或“水火既济”，是维持心肾正常生理功能的重要条件。

精血互生、精神互用方面：心主血，肾藏精，精血之间可以互生互化。肾精充足，则能生髓化血，使心血充盈；心血充盈，亦可化精，使肾精充足。此外，心藏神，主宰人体的生命活动，神全可以统驭精气；肾藏精，精能化气生神。

如果心与肾之间的协调关系受到破坏，就会产生相应的病变。如肾水（阴）不足不能上济于心，可导致心火（阳）偏亢而出现心烦、心悸、失眠、多梦、腰膝酸软，或男子梦遗、女子梦交等心肾不交的症状。如肾阳虚衰，水邪泛滥，能上凌于心而见水肿、惊悸等水气凌心的症状。若肾精不足，不能化髓生血，或心血不足，血不化精，均可导致精血亏虚，心神失养，出现健忘、失眠、头晕、耳鸣等症。

（五）肺与脾

肺与脾的关系，主要反映在气的生成和水液代谢方面。

气的生成方面：肺主呼吸，吸入自然界清气；脾主运化，化生水谷精微，二者是生成宗气的主要物质。脾运化的水谷精气，通过肺气宣降而敷布全身；肺维持生理活动所需的津气，又依靠脾运化水谷精微以充养。肺气的盛衰，很大程度上取决于脾气的强弱，故有“肺为主气之枢，脾为生气之源”之说。

水液代谢方面：脾主运化水液，肺主通调水道。生理情况下，脾将吸收的水液上输于肺，通过肺的宣发肃降作用布散周身。肺脾两脏互相配合，相互为用，是保证水液正常生成、输布与排泄的重要环节。

在病理上，亦常表现为气和水两个方面的相互影响。例如，脾气虚损，常可导致肺气不足，而见体倦无力、少气懒言等症。脾失健运，水湿不行，聚为痰饮，常见喘咳、痰多等症，所以有“脾为生痰之源，肺为贮痰之器”的说法。肺病日久，亦可影响脾脏，如肺失宣降，湿停中焦，脾阳受困，出现水肿、倦怠、腹胀、便溏等症。

（六）肺与肝

肺与肝的关系，主要表现在人体气机的升降协同方面。

肺居上焦，其气肃降；肝位下焦，其气升发。肝升肺降，升降协调，对全身气机起着重要的调畅作用。此外，肺气肃降正常，有利于肝气的升发；肝气升发条达，有利于肺气的肃降。二者在功能上相辅相成，共同维持人体气机的正常升降运动。

在病理方面，若肝气郁结，化火生热，不但可以上灼肺阴，出现胸胁疼痛、咯血等症，还会影响肺气的宣降，出现咳嗽、气喘等症，临床上称为肝火犯肺。相反，肺失肃降，也可影响及肝，使肝失条达、疏泄不利而出现胁肋胀痛、头晕、目赤等症。

（七）肺与肾

肺与肾的关系，主要体现在水液代谢、呼吸运动和阴液互资三个方面。

水液代谢方面：肾为主水之脏，肺为“水之上源”。肺气宣肃正常，则水道通调无阻；肾的气化功能正常，则开阖有度。肺肾协调，对人体水液的正常代谢起着重要作用。病理上，如果肺与肾的功能失职，就会造成水液代谢的障碍。例如，肾的阳气不足，不能制水，水溢肌肤，不但可致水肿，若水气上迫肺脏，还可出现咳嗽、喘息不得平卧等症。

呼吸运动方面：肺司呼吸的功能需要肾的纳气功能来协助。肾气充足，才能使肺所吸入之气下纳于肾，故有“肺为气之主，肾为气之根”的说法。若肾的精气不足，摄纳无权，气浮于上，或肺气久虚，伤及肾气，均可出现以气喘无力，呼多吸少，动则尤甚为主要表现的“肾不纳气”证。

阴液互资方面：肺阴与肾阴具有相互滋养的关系。肺阴充足，输布于肾，则肾阴充盈；而肾阴又为一身阴液之根本，肾阴充盈，上滋于肺，则肺阴充足，这种关系称之为“金水相生”。在病理上，肺阴虚损及肾阴，或肾阴虚不能上滋肺阴，可见颧红、潮热、盗汗、干咳、腰膝酸软等肺肾阴虚的表现。

（八）肝与脾

肝与脾的关系，主要表现在饮食物的消化吸收和血液运行方面。

消化功能方面：肝主疏泄，调畅气机，疏利胆汁，促进脾胃对饮食物的纳运功能。脾主运化，为气血生化之源，化源充足，肝体得养，则疏泄正常。病理上，肝脾病变相互影响。如肝失疏泄，气机不畅，可致脾失健运，出现胸胁脘腹胀闷不适、纳呆、腹泻等肝脾不调表现。脾失健运，也可影响肝的疏泄。如脾虚生湿，蕴久化热，湿热郁蒸，肝胆疏泄不利，可形成黄疸。

血液运行方面：肝主藏血，调节血量；脾主生血统血。肝脾两脏相互协同，在维持血液正常运行方面起着重要作用。在病理上，若脾虚化源不足，或脾不统血，失血过多等，均可导致肝血不足，出现头晕眼花或妇女月经量少、经闭等症。

（九）肝与肾

肝与肾之间主要体现在精血同源、藏泄互用及阴液互养方面。

精血同源：肝藏血，肾藏精，肝之阴血须赖肾之阴精的滋养，肾之阴精也不断得到肝血化精的补充，精血相互资生，肝肾之阴互根互用，所以有“精血同源”、“肝肾同源”的说法。

藏泄互用：肝主疏泄，肾主封藏。二者相互制约，相互为用，肝气疏泄可使肾之开阖有度，肾之封藏可以制约肝气疏泄太过，共同调节女子的月经来潮、排卵和男子的排精功能。

阴液互养：肾精充盛能滋养肝阴，并能制约肝阳不致偏亢，这种滋养关系，在五行学说中又称为“水能涵木”。肝阴充足，亦能滋养肾阴。

肝肾在病理上常相互影响，如肾精亏损，可导致肝血不足；肝血不足，也可引起肾精亏损。肾阴不足，可引起肝阴不足而导致肝阳上亢，出现眩晕、头痛、急躁易怒等症，称为“水不涵木”。反之，肝阴不足，肝阳化火，也可下劫肾阴，导致肾阴不足，出现烦热、盗汗、男子遗精、女子月经不调等症。

（十）脾与肾

脾与肾之间，主要表现在先后天相互资生和水液代谢中的相互协同等方面。

先后天相互资生：脾运化水谷精微，为后天之本；肾藏精，主生长发育和生殖，为先天之本。先天促后天，脾的运化须依赖于肾阳的温煦，才能健运；后天养先天，肾中精气必须依赖于脾运化水谷精微充养，才能不断充盛。二者相互资助，相互促进，是维持人体健康的重要条件。

水液代谢方面：脾主运化水液，有赖于肾阳的温煦蒸化；肾主水司开阖，主持全身水液的代谢平衡，又须赖脾气的协助。脾肾两脏相互协同，共同完成水液的新陈代谢。

由于脾之健运须借助于肾中阳气的温煦，肾藏之精必赖于水谷精微的充养，故在病理上二脏常互相影响。如肾阳不足不能温煦脾阳，或脾阳久虚进而伤及肾阳，均可形成脾肾阳虚而见腹部冷痛、五更泄泻、腰膝酸冷、浮肿等症。

二、脏与腑之间的关系

脏与腑，主要是表里相合关系。脏属阴，腑属阳；阳主表，阴主里。通过经脉相互络属，一脏一腑，一阴一阳，相互配合，构成表里关系。一脏一腑的表里配合关系，其根据主要有三：一是经脉络属。即属脏的经脉络于所合之腑，属腑的经脉络于所合之脏。二是生理配合。六腑传化水谷的功能，受五脏之气的配合才能完成。如胃的受纳腐熟需脾气运化的推动；膀胱的贮尿排尿赖肾的气化作用；肝气疏泄有利于胆汁的分泌排泄等。三是病理相关。如肺热壅盛，致大肠传导失职，可引起大便秘结等。因此在临床上可出现脏病及腑、腑病及脏、脏腑同病等病理变化，充分说明了脏腑之间在生理病理上的密切关系。

（一）心与小肠

心的经脉属心络小肠，小肠的经脉属小肠而络心，构成表里相合关系。

生理上，心主血脉，心阳之温煦，心血之濡养，有助于小肠的化物等功能；小肠化物，泌别清浊，清者经脾上输心肺，化赤为血，充养心脉。

病理上，心经实火，可移热于小肠，引起尿少、尿赤、排尿灼热涩痛等小肠实热的症状；反之，小肠有热，还可循经上扰于心，可见心烦、舌尖红赤、口舌生疮等症。

（二）肺与大肠

肺与大肠互有经脉络属而构成表里关系。

生理上，肺与大肠相互协助，肺气肃降，大肠之气亦随之而降，使传导功能保持正常；大肠传导正常，糟粕下行，亦有助于肺气的清肃和呼吸功能。病理上如肺气肃降失职，影响大肠传导，可致大便秘结；大肠壅滞不畅，也会影响肺的肃降功能，而引起咳喘、胸满等症。

（三）脾与胃

脾胃同居中焦，以膜相连，互有经脉络属而构成表里关系。

脾与胃的生理联系，主要体现在纳运相助、升降相因、燥湿相济三个方面。

纳运相助：胃主受纳，腐熟水谷，是脾主运化的前提；脾主运化，转输精微，为胃的继续受纳腐熟水谷提供条件和能量。脾胃纳运相助，共同完成对饮食物的消化、精微物质的吸收和转输，同为后天之本，气血生化之源。

升降相因：胃主降浊，将食糜下降于小肠，小肠泌别清浊，水谷精微由脾吸收；脾主升清，将水谷精微上输于肺，布散全身。脾升胃降，相反相成，共同构成人体气机升降的枢纽，保证纳运功能正常进行。

燥湿相济：脾为阴脏，脾阳健旺则能运化升清，故性喜温燥而恶湿；胃为阳腑，赖阴液的滋润，故喜润恶燥。脾胃燥湿喜恶之性不同，但又相互为用，燥湿相济，阴阳配合，保证了脾胃正常纳运与升降。二者一阴一阳，一纳一化，一降一升，共同完成饮食物的受纳、腐熟、运化任务。故《临证指南医案·脾胃》说："脾宜升则健，胃宜降则和。"

病理上，脾胃病变常相互影响，如脾不健运，清气不升，可影响胃的受纳和降，出现纳呆、恶心呕吐、脘腹胀痛等症；反之，若饮食失节，食滞胃脘，浊气不降，也会影响脾的运化功能而见腹胀、腹泻、肢体困倦等症。

（四）肝与胆

胆居肝下，二者互有经脉络属，构成表里关系。

生理上，肝与胆的功能密不可分，互相协调。胆汁来源于肝，肝的疏泄功能正常，能保证胆汁的畅通排泄；胆汁排泄无阻，又有助于肝的疏泄。病理上，肝病常影响及胆，胆病也常影响及肝，形成肝胆同病。临床上，有不少肝与胆的病证不能截然分开，如肝火盛常包括胆火在内，出现胁痛、口苦、急躁易怒等症状，称为肝胆火旺。治疗上，泻肝火的药物同样具有泻胆火的功效，而泻胆火的药物也具有泻肝火的作用，称为肝胆同治。

（五）肾与膀胱

肾与膀胱互有经脉络属，构成表里关系。

膀胱的主要功能是贮尿和排尿，这种功能有赖于肾的气化作用。肾气充足，蒸化及固摄作用正常，则膀胱开合有度，不但能正常贮存尿液，而且能使尿液正常排出体外，从而维持水液的正常代谢。若肾气虚弱，蒸化无力，或固摄无权，则膀胱开合失度，可见小便不利或失禁、遗尿、尿频等症。

三、腑与腑之间的关系

六腑的主要功能是传导化物，它们各司其职而又互相协作，共同完成传化水谷的任务。

传化水谷的大体过程是：饮食入胃，经胃的受纳腐熟，变成食糜，下传于小肠，通过小肠的进一步消化，泌别清浊，其清者吸收，浊者（食物糟粕）下注大肠，经大肠的燥化作用形成粪便，传导至肛门排出体外；水液（通过肾的气化作用）下输膀胱，生成尿液经尿道排出体外。在这一过程中，胆腑排泄胆汁入小肠中，帮助饮食物的消化；三焦总司气化，推动水谷的传化和津液的运行。

因六腑之间在生理上密切联系，故在病理上亦常相互影响。如胃有实热，消灼津液，则可致大肠传导不利，使大便秘结；而大肠燥结，便秘不通，亦可影响胃的和降，而使胃气上逆，出现恶心、呕吐等症。胆火犯胃，胃失和降，可见呕吐苦水等症。

知识链接

七 冲 门

“七冲门”的说法首见于《难经》。《难经·四十四难》说：“七冲门何在？然唇为飞门，齿为户门，会厌为吸门，胃为贲门，太仓下口为幽门，大肠小肠会为阑门，下极为魄门。”提出了食物从进入人体到排出体外要经过七个重要的关口，称为“七冲门”。“冲”就是要冲、关隘之意。飞门指口唇，“飞”同“扉”，是指口唇像门扇一样自由开合，饮食物由此进入口中。食物要经过牙齿的咀嚼才能下咽，牙齿可以说是食物进入人体内的“门户”，所以称齿为“户门”。饮食物要经过会厌的吸纳进入到食管，故称会厌为“吸门”。“贲门”是胃的上口，也就是胃与食管相连的部位，“贲”同“奔”，是食物由食管奔向胃的意思。“太仓”指胃，“幽门”是胃的下口，也就是食物从胃到小肠的关口。阑门指小肠下口与大肠上口相接之处，“阑”通“拦”字，就是阻拦、阻挡的意思，也就是说食物在这里受到阻挡，停留一段时间以利于水谷精微在小肠的吸收，故称为“阑门”。“下极”指肛门，是消化道的最末端，它是人体排泄糟粕的地方，所以称为“魄门”，“魄”通“粕”字，也就是糟粕的意思。食物通过此七冲门，便完成了人体消化吸收和糟粕排泄的全过程。

（宋传荣）

复习思考题

1. 何谓藏象和藏象学说？藏象学说的特点是什么？
2. 试比较五脏、六腑、奇恒之腑的生理特点。
3. 试述五脏各自的生理功能及系统联系。
4. 试述心、肝、脾、肺、肾的生理特性。
5. 六腑各有哪些生理功能？
6. 脏与脏的关系各主要表现在哪些方面？

第三章　精气血津液神

学习要点

1. 精、气、血、津液、神的基本概念。
2. 精、气、血、津液的生成和主要功能。
3. 元气、宗气、营气、卫气的生成、分布和生理功能。
4. 精、气、血、津液、神之间的关系。

精、气、血、津液、神在人体生命活动中占有重要位置。精、气、血、津液是构成人体和维持人体生命活动的基本物质。它们既是人体生理活动的产物，又是人体生理活动的物质基础。精泛指人体的精微物质；气是体内活力很强，运动不息且无形可见的极其细微的物质；血是在脉道中运行的红色液态物质；津液是人体内一切正常水液的总称；神是人体生命活动的主宰及其外在总体表现的统称。

精、气、血、津液的生成和代谢，有赖于脏腑经络及组织器官的生理活动，而脏腑经络及组织器官的生理活动又必须依靠气的推动温煦等功能及精、血、津液的滋养和濡润。因此，精、气、血、津液与脏腑经络及组织器官的生理和病理有着密切关系。神的产生以精、气、血、津液作为物质基础，又对这些基本物质的代谢具有重要的调节作用。

第一节　精

一、人体之精的基本概念

精有广义和狭义之分。广义的精，泛指构成人体和维持人体生命活动的精微物质，如人体的气、血、津液以及从饮食物中吸收的水谷精微等，都属于“精”的范畴。狭义的精，是指肾中所藏的具有生殖功能的精微物质，即生殖之精。总之，精是对体内一切精微物质的概括。

二、人体之精的生成

从精的生成来源而言，精有先天之精和后天之精之分。先天之精禀受于父母，与生俱来，是构成胚胎的原始物质。故先天之精又称生殖之精，藏于肾中。

后天之精来源于水谷，又称“水谷之精”。通过脾胃的运化及脏腑的生理活动所化生的水谷之精微，输布到五脏六腑，而成为五脏六腑之精，其盈者藏于肾中。

人体之精的来源，以先天之精为本，并得到后天之精的不断充养，而且先后天之精相互促进，相互资生，如此人体之精才能逐渐充盛。故说：“先天生后天，后天养先天。”无论是先天之精或是后天之精的匮乏，均能引起精虚不足的病理变化。

三、人体之精的功能

精是人体生命的基础，又能促进人体的生长、发育与生殖，还具有濡养、化血、化气、化神等功能，同时在抗御外邪，养生防病、延年益寿方面也起着重要作用。

（一）生殖繁衍

由先天之精与后天之精合化而生成的生殖之精，具有繁衍生命的作用。《灵枢·决气》说："两精相搏，合而成形，常先身生，是为精。"明确指出了精是构成人体胚胎的原始物质。

（二）促进生长发育

人出生后，赖阴精充养，才能维护正常的生长发育。随着肾中精气的盛衰变化，人则从幼年、青年、壮年而步入老年，呈现出生、长、壮、老、已的生命规律。如果肾精不足，人体的生长发育就会迟缓或障碍，这是临床上补肾以治疗生长发育障碍和防治早衰的理论依据。

（三）濡润脏腑

饮食入胃，经脾胃消化吸收转化为水谷精微，不断地输布到五脏六腑等全身各组织器官之中，起着滋养人体和维持人体的正常生理活动的作用，其剩余部分则藏于肾，储以备用。如果先天之精与后天之精不足，则脏腑失养，人体就会呈现虚弱状态，抗病力弱而引发疾病。

（四）生髓、充脑、养骨、化血

精生髓，精足则脑海充盈，骨骼得养。反之，肾精不足，则脑海空虚，骨骼失养。精也可以转化为血，是血液生成的来源之一。故精足则血旺，精亏则血虚。

（五）化神

精能化神，是指精是神化生的物质基础。《灵枢·平人绝谷》说："神者，水谷之精气也。"精与神的关系，体现了物质与功能的关系。因此，"精气不散，神守不分"（《素问（遗篇）·刺法论》）。只有积精，才能全神，这是生命存在的根本保证。反之，精亏则神疲，精亡则神散。

第二节　气

气，在古代是人们对于自然现象的一种朴素认识。古代哲学家认为，气是构成世界的最基本物质，宇宙间的一切事物，都是由气的运动变化而产生的。《庄子·知北游》曰："通天下一气耳。"《周易·系辞》说："天地氤氲，万物化生。"这种朴素的唯物主义观点被引入医学领域，逐渐形成了中医学中气的基本概念。

一、人体之气的基本概念

（一）气是构成人体的最基本物质

气一元论认为，气是构成世界万物的本原，即气是一种至精至微的物质，是构成自然万物的原始材料。人也是大自然的产物，是宇宙万物的一个组成部分，所以，《素问·宝命全形论》说："人以天地之气生，四时之法成。""天地合气，命之曰人。"人和自然万

物一样，其形体构成也是以气为物质基础的。

（二）气是维持人体生命活动的最基本物质

人生存于自然界中，人的生长、发育和各种生命活动都需要与周围环境进行物质和能量的交换。如：需要从自然界中摄取饮食水谷（水谷之气）；从自然界中吸取清气（呼吸之气）等。这些自然之气被摄入人体，经过代谢能够发挥各种生理功能，维持人的生命活动。所以，气是构成人体和维持人体生命活动的最基本物质。两者是相互联系的，是物质和功能的统一。

二、人体之气的生成

人体的气，是由禀受于父母的先天之精气、后天水谷之精气及自然界的清气，通过肺、脾胃、肾等脏腑的综合作用而生成的。

先天之精气，来源于父母的先天之精，并受后天之精的充养。先天之精所化生的先天之气（即元气），是人体之气的根本。因而肾藏精的生理功能对于气的生成至关重要。肾封藏肾精，不使其无故流失，精保存体内，则可化为气，精充则气足。如若肾失封藏，精耗则气衰。

后天水谷精气源于饮食物中的营养物质，通过脾胃的纳运功能将饮食水谷化为精气（后天之气），简称为“谷气”，布散全身脏腑经脉，成为人体之气的主要来源，所以称脾胃为生气之源。若脾胃的受纳腐熟及运化转输的功能失常，则不能消化饮食和吸收水谷精微，水谷之气的来源匮乏，就会影响全身之气的生成。

肺主气，主司宗气的生成，在气的生成过程中占有重要地位。若肺主气的功能失常，则清气吸入减少，宗气生成不足，导致一身之气衰少。

三、人体之气的运动

人体的气，是不断运动着的精微物质，它流行全身，无处不到，内至五脏六腑，外达筋骨皮毛，正是由于气的不断运动变化，才产生了人体的各种生理活动。气的运动，称为气机。

（一）气运动的基本形式

气的运动，可以归纳为升、降、出、入四种基本形式。所谓升，是指气自下而上的运行；降，是指气自上而下的运行；出，是指气由内向外的运行；入，是指气自外向内的运行。例如呼吸，呼出浊气是出，吸入清气是入。而呼气是由肺向上经喉、鼻而排出体外，既是出，又是升；吸气是气流向下经鼻、喉而内入肺脏，既是入，也是降。气的升降出入之间是互为因果，相互为用的。

气的升降出入运动，只有在脏腑经络的生理活动中，才能具体体现出来。人体的脏腑、经络、形体、官窍，都是气升降出入的场所。

（二）脏腑之气的运动规律

脏腑之气的运动，体现了脏腑生理活动的特性，也表现了脏腑之气运动的不同趋势。一般来说，五脏贮藏精气宜升，六腑传导化物宜降。以五脏而分述之，心肺位置在上，在上者宜降；肝肾位置在下，在下者宜升；脾胃位置居中，通连上下，为升降转输的枢纽。以六腑而总论之，六腑传化物而不藏，以通为用，以降为顺。以脏腑之间关系而言，如肺主出气、肾主纳气，肝主升发、肺主肃降，脾主升清、胃主降浊以及心肾相交等等，都说明了脏与脏、脏与腑之间处于升降的统一体中。

（三）气运动失常的表现形式

气的运动出现异常变化，升降出入之间失去协调平衡时，概称为“气机失调”。气机失调有多种表现，如气的运行受阻而不畅通时，称作“气机不畅”；受阻较甚，局部阻滞不通时，称作“气滞”；气的上升太过或下降不及，称作“气逆”；气的上升不及或下降太过，称作“气陷”；气的外出太过而不能内守，称作“气脱”；气不能外达而郁结闭塞于内，称作“气闭”等。掌握这些运动失常的状态和机理，将有利于确立多种气机失调病变的治疗原则。

四、人体之气的功能

气对于人体具有十分重要的生理作用，故《难经·八难》说：“气者，人之根本也。”人体之气的生理功能可归纳为以下几个方面。

（一）推动与调控作用

气的推动作用，是指气中属阳的部分（阳气）的激发、兴奋、促进等作用。主要体现于：激发和促进人体的生长发育、生殖功能及各脏腑经络的生理功能；激发和兴奋精神活动。气的调控作用，指气中属阴的部分（阴气）的减缓、抑制、宁静等作用。主要体现于：抑制和减缓人体的生长发育及生殖功能；抑制和宁静各脏腑经络的生理功能和精神活动。

人体各种功能活动的协调平衡和稳定有序，是一身之气中阳气部分的推动作用与阴气部分的调控作用相反相成的结果。若阴气不足，阳气相对亢盛，则脏腑功能虚性亢奋和精神亢奋，可见多汗、烦躁、失眠、遗精等症。反之，若阳气不足，阴气相对过盛，则脏腑功能减弱，代谢减缓，精神抑制，可见血瘀、痰饮、精神委顿等病症。

（二）温煦与凉润作用

气的温煦作用，指气中属阳的部分（阳气）产生热量，对机体有温暖的作用。《难经·二十二难》说：“气主煦之。”气的温煦作用能使人体维持相对恒定的体温；有助于各脏腑、经络、形体、官窍进行正常的生理活动；有助于血与津液的正常循行和输布，即所谓“得温而行，得寒而凝”。

气的凉润作用，指气中属阴的部分（阴气）的抑制产热，使人体寒凉的作用。能凉润机体，维持相对恒定的体温；凉润各脏腑、经络、形体、官窍，防其功能过亢；凉润精气血津液，防其过度代谢和运行失常。

人体体温的恒定、脏腑功能的稳定发挥及精气血津液的正常运行输布，是一身之气中阳气部分的温煦作用和阴气部分的凉润作用对立统一的结果。若阳气不足，产热过少，可见虚寒性病变，表现为畏寒喜暖，四肢不温，脏腑生理活动减弱等。若阴气不足，凉润作用减退，产热相对增多，可出现低热、盗汗、五心烦热、脉细数等脏腑功能虚性亢奋、精血津液代谢加快的虚热性病变。

（三）防御作用

气的防御作用是指气有护卫肌表，抗御邪气的功能。气一方面可以抵御外邪入侵，另一方面还能驱邪外出。气的防御功能正常，则邪气不易入侵，或虽有邪气侵入，但不易发病，即使发病，也易于治愈。若气的防御作用低下，势必不能抗邪，邪气易于入侵而发生疾病。患病之后，如果正气抗邪无力，疾病就不易痊愈。因此，气的防御功能与疾病的发生、发展和转归都有着密切的关系。

（四）固摄作用

固摄作用，是指气对于体内精、血、津液等液态物质具有固护、统摄，防止其无故流失的功能。具体来说，气的固摄作用表现为：统摄血液，使其在脉中正常运行，防止其逸出脉外；固摄汗液、尿液、唾液、胃液、肠液，控制其分泌量、排泄量，防止其过多排出及无故流失；固摄精液，使之不因妄动而遗泄等。若气的固摄作用减弱，可导致体内液态物质的大量丢失。例如，气不摄血，可以引起各种出血；气不摄津，可以引起自汗、多尿、小便失禁、流涎、呕吐清水、泄泻滑脱等等；气不固精，可以引起遗精、滑精、早泄等病证。

（五）气化作用

气化是指通过气的运动而产生的各种变化。具体地说，是指精、气、血、津液各自的新陈代谢及其相互转化。例如：饮食物在体内的消化、吸收、输送；精、气、血、津液的化生和相互转化；津液经过代谢，转化成汗液和尿液等，都是气化作用的具体表现。因此说，气化就是体内物质的新陈代谢、物质的转化和能量的转换，是生命活动的基本方式，没有气化活动就没有生命过程。如果气化作用失常，就能影响整个物质代谢过程。如：影响饮食物的消化吸收，影响气、血、津液的生成、输布，影响汗液、尿液和粪便的排泄等，从而形成各种代谢异常的病变。

五、人体之气的分类

人体的气，由于生成来源、分布部位及功能特点的不同，又有着各自不同的名称，主要有元气、宗气、营气、卫气等。

（一）元气

元气，又名“原气”、“真气”等，是人体最根本、最重要的气，是人体生命活动的原动力。

1. 生成与分布　元气主要由肾藏的先天之精所化生，但必须依赖后天脾胃化生的水谷之精的滋养补充。因此，元气充盛与否，不仅与先天之精有关，而且与后天之精是否充盛有关。

元气发于肾，通过三焦布散全身，内而五脏六腑，外而肌肤腠理，无处不到，发挥其生理作用。

2. 生理功能　元气的生理功能，一是推动和调节人体的生长发育和生殖功能，机体的生、长、壮、老、已和元气的盛衰密切相关。二是温煦和激发各脏腑、经络等组织器官的生理功能。元气充沛，则各脏腑、经络等组织器官的功能旺盛，身体就健康而少病。若先天禀赋不足，或后天失养，导致元气不足，就会产生各种虚性病变。

（二）宗气

宗气又名大气、动气，是积于胸中之气。宗气在胸中积聚之处，称为“气海”，又称“膻中”。

1. 生成与分布　宗气是由肺吸入的自然界清气和脾胃运化的水谷精气相结合而生成。因此，脾的运化转输功能和肺主气、司呼吸的功能是否正常，对宗气的生成和盛衰有着直接的关系。

宗气积聚于胸中，贯注于心肺。其向上出于肺，循喉咙而走息道；向下注于丹田，并注入足阳明之气街而下行于足。

2. 生理功能　宗气的生理功能主要有走息道行呼吸、贯心脉行血气两个方面。

一是助肺呼吸。宗气上走息道，推动肺的呼吸。因此，凡是呼吸、语言、发声皆与宗气有关。宗气充盛则呼吸徐缓而均匀，声音洪亮。反之，则呼吸短促微弱，发声低微。

二是助心行血。宗气贯注于心脉之中，促进心脏推动血液运行。因此，凡气血的运行、心搏的力量及节律等皆与宗气有关。临床上常以“虚里”处的搏动状况来测知宗气的盛衰。宗气不足，助心行血无力，可引起血行瘀滞的病理变化。

此外，宗气还与人体的肢体运动、感觉等有着密切关系。

（三）营气

营气是行于血脉中的具有营养作用的气。因其富有营养，在脉中营运不休，故称为营气。由于营气在脉中，又能化生血液，营与血关系密切，不可分离，故常常将“营血”并称。营气与卫气相对而言，则营属阴，卫属阳，所以又常常称为“营阴”。

1. 生成与分布　营气由水谷精微所化生，是水谷精微中精专的部分进入脉中，循脉运行全身。故《素问·痹论》说：“营者，水谷之精气也。和调于五脏，洒陈于六腑，乃能入于脉也。故循脉上下，贯五脏，络六腑也。”

2. 生理功能　营气的生理功能有化生血液和营养全身两个方面。

营气注于脉中，成为血液的组成部分，《灵枢·邪客》说：“营气者，泌其津液，注之于脉，化以为血。”营气循血脉流注于全身，五脏六腑、四肢百骸都得到营气的滋养，从而发挥其正常功能。若营气亏少，则会引起血液亏虚以及全身脏腑组织功能减退的病理变化。

（四）卫气

卫，有“护卫”、“保卫”之意。卫气是行于脉外而具有保卫作用的气。因其有卫护机体，避免外邪入侵的作用，故称为卫气。卫气与营气相对而言属于阳，故又称为“卫阳”。

1. 生成与分布　卫气来源于脾胃运化的水谷精微。水谷之精化为水谷之气，其中慓疾滑利部分被敷布到经脉之外，成为卫气。《素问·痹论》说：“卫者，水谷之悍气也。其气慓疾滑利，不能入于脉也。故循皮肤之中，分肉之间，熏于肓膜，散于胸腹。”因此，卫气由水谷之精化生，运行于脉外，不受脉道的约束，外而皮肤肌腠，内而胸腹脏腑，布散全身。

2. 生理功能　卫气有防御外邪、温养全身和调节腠理开合的生理功能。

（1）护卫肌表，防御外邪入侵：卫气能抵抗外来的邪气，使之不能入侵人体。因此，卫气充盛则能护卫肌表，不易招致外邪侵袭。卫气虚弱则常常易于感受外邪而发病。

（2）温煦脏腑、肌肉、皮毛：卫气可以保持体温，维持脏腑进行生理活动所适宜的温度条件；卫气温养肌肉皮肤，使肌肉充实，皮肤润滑。

（3）调节控制肌腠的开合与汗液的排泄：卫气的这一调控作用，既有气能固摄的一面，又有气能推动的一面。通过汗液的正常排泄，使机体维持相对恒定的体温，从而保证了机体内外环境之间的协调平衡。

卫气的三个功能之间是相互联系和协调一致的。抵御外邪的入侵与肌腠开合的关系也很密切。若腠理疏松，汗液自出，则易于遭受邪气的侵犯；而腠理致密，则邪气难以入侵。在调节体温方面，卫气的温煦功能也与汗孔的开阖密切相关，《灵枢·本脏》所

谓“卫气者，所以温分肉，充皮肤，肥腠理，司开阖者也”，即是对卫气三个功能的概括。

第三节　血

一、血的基本概念

血即血液，是循行于脉中而富有营养的红色液态物质，是构成人体和维持人体生命活动的基本物质之一。

血液循脉运行周身，内至脏腑，外达肢节，周而复始，为脏腑、经络、形体、官窍的生理活动提供营养物质，维持着人体的正常生命活动。

二、血的生成

（一）血液化生的物质基础

生成血液的基本物质是水谷精微和肾精，以营气和津液为构成成分。《灵枢·决气》指出：“中焦受气取汁，变化而赤，是谓血。”这里所受的“气”，主要是指水谷中的精专部分，即营气；这里所取的“汁”，即津液。二者进入脉中，变化而成红色的血液。因此，由水谷之精化生的营气和津液，是化生血液的主要物质基础，也是血液的主要构成成分。另一方面，精和血之间还存在着相互资生和转化的关系。肾中所藏之精，也是生成血的物质基础。肾取五脏六腑之精而藏之。精能生髓，髓可生血，故有“精血同源”之说。

（二）血液生成与脏腑的关系

血液的化生是在多个脏腑的共同作用下得以完成的，其中，脾胃的生理功能尤为重要。

1. 脾胃　营气和津液是血液化生的主要物质基础，而营气和津液都是由脾胃运化转输饮食水谷精微所产生的。因此，脾胃是血液生化之源。脾胃运化功能的强健与否，饮食水谷营养的充足与否，均直接影响着血液的化生。如若脾胃功能虚弱或失调，造成长期饮食营养摄入不良，都可能导致血液化生之源匮乏，从而导致血虚。

2. 心肺　心主血脉，肺朝百脉，主一身之气。心肺的生理功能在血液的生成过程中起着重要作用，脾胃运化水谷精微所化生的营气和津液，由脾气之升上输于心肺，与肺吸入的清气相结合，贯注心脉，在心气的作用下变化而成为红色血液。

3. 肝肾　肾藏精，精生髓，精髓是化生血液的原始物质。肾藏精，肝藏血，精血同源，存在互相转化关系，肾精归于肝，可转化为血。肾中精气充足，则肝血之化生有根，血液充盈。同时，肾精充足，肾气充沛，也可以促进脾胃的运化功能，有助于血液的化生。

三、血的循行

血液循行于脉道之中，环周不已，流布全身，发挥其营养全身的生理功能。血液的正常运行，与心、肺、肝、脾等脏腑的功能密切相关。

心主血脉，心动则血行。心气是推动脉中血液循环的基本动力。心气的充足与推动功能正常与否在血液循行中起着主导作用。

肺朝百脉，循行于周身的血脉皆汇聚于肺。肺气宣发与肃降，调节全身的气机，随着气的升降而推动血液运行至全身。尤其是宗气贯心脉而行血气的功能，更突出了肺气在血行中的推动和促进作用。

肝主疏泄，调畅气机，是保证血行通畅的一个重要环节。肝有贮藏血液和调节血量的功能，可以根据人体各个部位的生理需要，在肝气疏泄功能的协调下，调节脉道中循环的血量，维持血液循环及流量的平衡。同时，肝藏血的功能也可以防止血逸脉外，避免出血的发生。

脾主统血，全身之血全赖于脾气统摄，脾气健旺则能控摄血液在脉中运行，防止血逸脉外。

由上可见，心、肝、脾、肺等脏生理功能的相互协调与密切配合，共同保证了血液的正常运行。其中任何一脏的生理功能失调，都可以引起血行失常的病变。同时，血液充盈、寒温适度、脉道的完好无损与通畅无阻，也是保证血液正常运行的重要因素。

此外，各种病邪的侵袭，也对血液的运行产生不同的影响，从而出现血液运行异常的病理变化。

四、血的功能

（一）营养滋润作用

血液由水谷精微所化生，在脉中循行，内至五脏六腑，外达皮肉筋骨，对全身各脏腑组织器官起着濡养和滋润作用，以维持各脏腑组织器官发挥生理功能。《难经·二十二难》将血液的这一重要功能概括为“血主濡之”。血量充盈，濡养功能正常，则面色红润，肌肉壮实，皮肤和毛发润泽，感觉灵敏，运动自如。如若血量亏少，濡养功能减弱，则可能出现面色萎黄、肌肉瘦削、肌肤干涩、毛发不荣、肢体麻木或运动无力失灵等。

（二）神志活动的物质基础

血是神志活动的物质基础，神志活动由心所主，神志活动的产生和维持是以心血为物质基础。《素问·八正神明论》说：“血气者，人之神。”《灵枢·平人绝谷》说：“血脉和利，精神乃居。”说明人体的精神活动必须得到血液的营养，才能产生人的精神情志活动。

因此，只有血液充盈，血脉调和，则精神充沛，神志清晰，感觉灵敏，思维敏捷。反之，血液亏耗，血行异常时，就可能出现不同程度的精神情志方面的病症，如精神疲惫、健忘、失眠、多梦、烦躁、惊悸，甚至神志恍惚、谵妄、昏迷等。

第四节　津　　液

一、津液的基本概念

津液，是机体一切正常水液的总称，包括各脏腑组织器官的内在体液及其正常的分泌物。如胃液、肠液和涕、泪等。津液是构成人体和维持人体生命活动的基本物质之一。

津液是津和液的总称。但由于津和液二者之间在性状、分布和功能上有所不同，故津和液又有所区别。一般地说，质地较清稀，流动性较大，布散于体表皮肤、肌肉和孔窍，并能渗入血脉之内，起滋润作用的，称为津；质地较浓稠，流动性较小，灌注于骨节、脏腑、脑髓等组织，起濡养作用的，称为液。在一般情况下，由于津液同属一类物质，且可以互补转化，故津和液常并称，不作严格区分。

二、津液的代谢

津液在体内的代谢，是一个包括生成、输布和排泄等一系列生理活动的复杂过程，这一过程涉及多个脏腑的生理功能。《素问·经脉别论》所云“饮入于胃，游溢精气，上输于脾，脾气散精，上归于肺，通调水道，下输膀胱，水精四布，五经并行”，是对津液代谢过程的简要概括。

（一）津液的生成

津液来源于饮食水谷，主要通过脾胃以及大肠和小肠等脏腑的消化吸收功能而生成。

胃主受纳腐熟，赖“游溢精气”而吸收饮食水谷中的部分水液。小肠泌别清浊，将水谷精微和水液大量吸收后并将食物残渣下送大肠。大肠主津，在传导过程中吸收糟粕中的多余水分，使糟粕形成粪便。胃、小肠、大肠所吸收的水液，均上输于脾，通过脾气的转输作用布散到全身。可见，津液的生成主要与脾、胃、小肠、大肠等脏腑的生理活动有关，尤以脾胃最为重要。

（二）津液的输布

津液的输布主要是由脾、肺、肾、肝和三焦来完成的。

脾对津液的输布，一方面通过其转输升清的作用将吸收的津液上输于肺，由肺的宣发和肃降，使津液输布全身而灌溉脏腑、形体和诸窍。另一方面，又可直接将津液向四周布散至全身，所谓“脾主为胃行其津液”（《素问·厥论》）的作用。

肺接受脾转输来的津液，一方面通过宣发，将津液向身体外周体表和上部布散；一方面通过肃降，将津液输布至肾。肺气的宣发与肃降，对水液的输布通路有疏通和调节作用，体现了“肺主行水”的生理功能。

《素问·逆调论》说：“肾者水脏，主津液。”肾对津液输布起着主宰作用。主要表现在两个方面：一是肾中阳气的蒸腾气化作用，对胃的游溢精气、脾的散精、肺的通调水道，以及小肠的泌别清浊等功能具有推动和调控作用。二是肾脏本身通过气化作用，将下输到肾的津液升清降浊，清者上输于肺而输布全身，浊者化为尿液下注膀胱。

肝主疏泄，调畅气机，而津液的输布赖于气机的调畅，气行则津行。肝主疏泄正常，则气机调畅，津液的输布环流正常。否则气机郁滞，常常影响津液的输布，水液停滞，产生痰饮、水肿等病证。

三焦为“决渎之官”，是津液在体内流注输布的通道，对水液有通调之功。三焦气化正常，水道通利，津液就畅通协调地在体内布散。

（三）津液的排泄

津液的排泄与津液的输布一样，主要依赖于肺、脾、肾等脏腑的综合作用，其具体排泄途径为：

一是尿液。尿液为津液代谢的最终产物，其形成与肺、脾、肾等脏腑密切相关，其中尤以肾为关键。肾之气化作用与膀胱的气化作用相配合，将多余的水液共同化为尿液并排出体外。肾在维持人体津液代谢平衡中起着决定作用。

二是汗、呼气。由肺气宣发，将津液输布到体表皮毛，被阳气蒸腾而形成汗液，由汗孔排出体外。肺在呼气时也带走部分津液（水分）。

三是粪便。大肠排出粪便时，也随糟粕带走一些残余的水分。腹泻时，大便中含水多，带走大量津液，易引起伤津。

总之，津液的生成、输布与排泄，依赖于许多脏腑的综合作用，但肺、脾、肾、三焦等脏腑最为重要。若肺脾肾及三焦等脏腑功能失调，均可影响津液的生成、输布与排泄，从而形成津液不足或水液停滞积聚的病理变化。

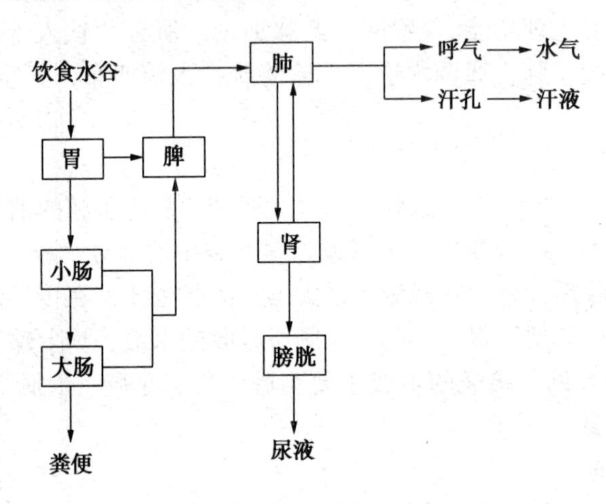

图 3-1 津液代谢过程示意图

三、津液的功能

津液的生理功能主要有三个方面。

（一）滋润濡养

津液是液态物质，对全身脏腑组织起着滋润濡养作用。一般说来，津的质地较清稀，其滋润作用较明显；而液的质地较浓稠，其濡养作用较明显。布散于体表的津液能滋润肌肤毛发；渗入体内的津液能濡养脏腑；输注于孔窍的津液能滋润眼、鼻、口等孔窍；渗注于骨、脊、脑的津液能充养骨髓、脊髓、脑髓；流入关节的津液能滑利关节。

（二）充养血脉

津液为化生血液的基本成分之一，津液入脉，成为血液的重要组成部分。津液还有调节血液浓度的作用。当血液浓度增高时，津液就渗入脉中稀释血液，并补充了血量。当机体的津液亏少时，血中之津液可以从脉中渗出脉外以补充津液。二者之间互相渗透转化，故有“津血同源”之说。

（三）调节阴阳

津液作为阴液的一部分，对调节机体内外环境的阴阳相对平衡起着十分重要的作用。脏腑之阴的正常与否同津液的盛衰是分不开的，人体根据体内生理状况和外界变化，通过津液的自我调节，如气候炎热或身体发热时，津液化为汗液向外排泄以散热；而天气寒冷或体温低下时，津液因腠理闭塞而不外泄，如此则可维持人体体温的相对恒定。

（四）排泄废物

津液在其自身的代谢过程中，能把机体的代谢产物通过汗、尿等方式不断地排出体外，以维持机体各脏腑的正常活动。若这一作用发生障碍，就会使代谢产物潴留于体内，而产生痰、饮、水、湿等多种病理变化。

第五节 神

一、人体之神的基本概念

人体之神，是指人体生命活动的主宰及其外在总体表现的统称。有狭义和广义之分：广义之神是指人体生命活动的外在表现；狭义之神是指人的意识、思维、情感等精神活动。

中医学中的神与古代哲学中的神，虽然在其形成和发展中相互渗透和相互影响，但二者又有着严格的区别。人体之神是关于人体生命的认识，是由物质产生的，由精化生，由气培养；古代哲学中的神是指宇宙的主宰及规律，是有关宇宙万物发生、发展、变化的认识。

二、人体之神的生成

人的精神活动是脏腑精气对自然环境和社会环境的事物和刺激应答的结果。

人体内的精气血津液，是神产生的物质基础。《素问·六节藏象论》说："气和而生，津液相成，神乃自生。"五脏藏精，精化气血，精气血可化生和涵养神、魂、魄、意、志五神。脏腑功能强健，精气血充足，则神旺；脏腑功能衰败，精气血亏虚，则神衰。中医诊病以望神为首要，结合闻声、切脉，将神的盛衰作为了解脏腑精气充盈与否的重要标志，并借此预后疾病的吉凶。

脏腑精气对自然环境和社会环境的各种刺激作出应答，便产生了意识、思维、情感等精神活动。心是产生精神活动的主要脏腑，故《灵枢·本神》说："所以任物者谓之心。"

三、人体之神的分类

（一）五神

五神即神、魂、魄、意、志，是对人的感觉、意识等精神活动的概括。五神分属五脏，如《素问·宣明五气》所说："心藏神，肺藏魄，肝藏魂，脾藏意，肾藏志。"所以称五脏为"五神脏"。中医学将神分属于五脏，成为五脏各自生理功能的一部分，但总统于心。

1. 心藏神　心藏神是指心统领和主宰意识、思维、情志等精神活动。魂、魄、意、志四神以及喜、怒、思、忧、恐五志，均属心神所主。故曰："意志思虑之类皆神也"，"是以心正则万神俱正，心邪则万神俱邪"（《类经·藏象类》）。

2. 肺藏魄　魄是不受意识支配而产生的一种能动作用表现，属于人体本能的感觉和动作，即无意识活动。如耳的听觉、目的视觉、皮肤的冷热痛痒感觉，以及躯干肢体的动作、新生儿的吸乳和啼哭等，都属于魄的范畴。故曰："魄之为用，能动能作，痛痒由之而觉也"（《类经·藏象类》）。魄与生俱来，"并精而出入者谓之魄"（《灵枢·本神》），为先天所获得，而藏于肺。"肺者，气之本，魄之处也"（《素问·六节藏象论》）。"肺藏气，气舍魄"（《灵枢·本神》）。故气旺则体健魄全，魄全则感觉灵敏，耳聪目明，动作正确协调。反之，肺病则魄弱，甚至导致神志病变，故曰："肺，喜乐无极则伤魄，魄伤则狂。"（《灵枢·本神》）

3. 肝藏魂 魂，一是指能伴随心神活动而作出较快反应的意识思维活动，“随神往来者谓之魂”（《灵枢·本神》）；一是指梦幻活动。“魂之为言，如梦寐恍惚，变幻游行之境，皆是也”（《类经·藏象类》）。肝主疏泄及藏血，肝气调畅，藏血充足，魂随神往，魂的功能便可正常发挥，所谓“肝藏血，血舍魂”（《灵枢·本神》）。如果肝失疏泄或肝血不足，魂不能随神活动，就会出现狂乱、多梦、夜寐不安等症。

魂和魄均属于人体精神意识的范畴。但魂是后天形成的有意识的精神活动，魄是先天获得的本能的感觉和动作。“魄对魂而言，则魂为阳而魄为阴”（《类经·藏象类》）。

4. 脾藏意 意，忆的意思，又称为意念。意就是将从外界获得的知识经过思维取舍，保留下来形成回忆的印象。“心有所忆谓之意。”（《灵枢·本神》）“谓一念之生，心有所向而未定者，曰意。”（《类经·藏象类》）脾藏意，指脾与意念有关。“脾藏营，营舍意。”（《灵枢·本神》）脾气健运，化源充足，气血充盈，髓海得养，即表现出思路清晰，意念丰富，记忆力强；反之，脾的功能失常，“脾阳不足则思虑短少，脾阴不足则记忆多忘”（《中西汇通医经精义·上卷》）。

5. 肾藏志 志为志向、意志。“意之所存谓之志”（《灵枢·本神》），即意已定而确然不变，并决定将来之行动欲付诸实践者，谓之志。故曰：“意已决而卓有所立者，曰志。”（《类经·藏象类》）意与志均为意会所向，故意与志合称为意志。但志比意更有明确的目标，所谓“志者，专意而不移也”（《中西汇通医经精义·上卷》）。即志有专志不移的意思。“肾藏精，精舍志”（《灵枢·本神》），肾精生髓，上充于脑，髓海满盈，则精神充沛，意志坚定。若髓海不足，志无所藏，则精神疲惫，头晕健忘，志向难以坚持。

（二）情志

情志包括七情、五志，属于神的范畴。七情是喜、怒、忧、思、悲、恐、惊七种情志活动。根据五行学说，情志分属于五脏：心在志为喜，肝在志为怒，肺在志为忧，脾在志为思，肾在志为恐，合称五志。情志活动是脏腑功能活动的表现形式，脏腑精气是情志活动的物质基础。

（三）思维

思维活动，是对客观事物的整个认识过程，是以心神为主导的全身脏腑功能活动协调的结果。《黄帝内经》中概括为意、志、思、虑、智。即《灵枢·本神》所说：“所以任物者谓之心，心有所忆谓之意，意之所存谓之志，因志而存变谓之思，因思而远慕谓之虑，因虑而处物谓之智。”

四、人体之神的作用

（一）调节精气血津液的代谢

神既由精气血津液所化生，又能反作用于这些物质。神具有统领、调控精气血津液等物质在体内进行正常代谢的作用。

（二）调节脏腑的生理功能

脏腑精气产生神，神通过对脏腑精气的主宰来调节其生理功能。以五脏精气为基础物质产生的精神情志活动，在正常情况下对脏腑之气的运行起到调控作用，使之运行协调有序。“五脏藏五神”及“五脏主五志”反映了生命存在的形神统一观。神的存在是脏腑生理功能正常与否的反映。

（三）主宰人体的生命活动

神的盛衰是生命力盛衰的综合体现。因此，神是人体生理活动和心理活动的主宰。《素问·灵兰秘典论》说："心者，君主之官，神明出焉。"各种生命活动形式，都离不开神的统帅和调节。神是机体生命存在的根本标志，形离开神则形亡，形与神俱，神为主宰。

第六节　精气血津液神之间的关系

一、气与血的关系

气与血是人体内的两大类基本物质，在人体生命活动中占有很重要的地位，如《素问·调经论》说："人之所有者，血与气耳。"相对言之，则气属阳，血属阴，具有互根互用的关系。气有推动、激发、固摄等作用，血有营养、滋润等作用。故《难经·二十二难》说："气主煦之，血主濡之。"气是血液生成和运行的动力，血是气的化生基础和载体，因而有"气为血之帅，血为气之母"的说法。

（一）气为血之帅

气为血之帅，包含三方面意义，即气能生血、气能行血、气能摄血。

1. 气能生血　气能生血，是指血液的生成离不开气的气化作用。血液的化生以营气、津液和肾精作为物质基础，在这些物质本身的生成以及转化为血液的过程中，每一个环节都离不开气的推动和激发作用，这是血液生成的动力。气能生血还包含了营气在血液生成中的作用，营气与津液入脉化血，使血量充足。因此，气足则化生血液的功能增强，血液充足；气亏则化生血液的功能减弱，易于导致血虚的病变。临床上治疗血虚证时，常常以补气药配合补血药使用，即是源于气能生血的理论。

2. 气能行血　气能行血，是指血液的运行离不开气的推动作用。血液的运行有赖于心气、肺气的推动及肝气的疏泄调畅。《血证论·阴阳水火气血论》说："运血者，即是气。"如果气虚无力推动血行，或气机郁滞不畅不能推动血行，都能产生血瘀的病变。若气的运行发生逆乱，升降出入失常，也会影响血液的正常运行，出现血液妄行的病变，如气逆者血随气升、气陷者血随气下等。所以临床上在治疗血液运行失常的病证时，常常配合补气、行气、降气、升提的药物，即是气能行血理论的实际应用。

3. 气能摄血　气能摄血，是指血液能正常循行于脉中离不开气的固摄作用。气的固摄功能是通过脾来完成的。脾气充足，则能统摄血液运行脉中而不逸出脉外。如若脾气虚弱，不能统血，会导致各种出血病变，临床上称为"气不摄血"或"脾不统血"。因而治疗这些出血病变时，必须用健脾补气的方法，益气以摄血。在治疗大出血的危重证候时，用大剂补气药物以摄血，也是这一理论的应用。

气能生血、行血和摄血的三个方面体现了气对于血的统帅作用，故概括地称为"气为血之帅"。

（二）血为气之母

血为气之母，指气的生成和运行始终离不开血，包括血能养气和血能载气两个方面。

1. 血能养气　血能养气，是指血不断地为气的运动提供营养。故血足则气旺，血衰则气少。血虚的病人往往兼有气虚的表现，其道理即在于此。

2. 血能载气 血能载气，是指气存于血中，赖血之运载而运行全身。因此，血虚的病人，会出现气虚病变。而大失血的病人，气亦随之发生大量地丧失，往往导致气的涣散不收，漂浮无根的气脱病变，称为“气随血脱”。

二、气与津液的关系

气与津液相对而言，气属阳，津液属阴。津液的生成、输布和排泄，有赖于气的推动、固摄作用和气的升降出入运动，而气在体内的存在及运动变化也离不开津液的滋润和运载。

（一）气能生津

气是津液生成的动力，津液的生成依赖于气的推动作用。在津液生成的一系列气化过程中，诸多脏腑，尤其是脾胃起着至关重要的作用。脾胃等脏腑之气充盛，则津液化生充足。若脾胃等脏腑之气虚亏，则化生津液无力，导致津液不足的病变，治疗时可采用补气生津的方法。

（二）气能行津

气是津液在体内正常输布运行的动力，津液的输布、排泄等代谢活动离不开气的推动作用和升降出入运动。津液由脾胃化生之后，经过脾、肺、肾及三焦之气的升降出入运动，推动津液输布到全身各处，以发挥其生理作用，并将代谢后的废液和人体多余的水分，转化为汗、尿或水气排出体外。津液在体内输布转化及排泄的一系列过程都是通过气化来完成的。若气虚推动作用减弱，气化无力；或气机郁滞不畅，气化受阻，都可以引起津液的输布、排泄障碍，并形成痰、饮、水、湿等病理产物，病理上称为“气不行水”，也可称为“气不化水”。临床上要消除这些病理产物及其产生的病理影响，常常将利水湿、化痰饮的方法与补气、行气法同时并用，即是气能行津理论的具体应用。

（三）气能摄津

气的固摄作用可以防止体内津液无故地大量流失，气通过对津液排泄的控制，维持着体内津液量的相对恒定。例如，卫气司汗孔开合，固摄肌腠，不使津液过多外泄；肾气固摄下窍，使膀胱正常贮尿，不使津液过多排泄等等，都是气对津液固摄作用的体现。若气虚固摄无力，会出现多汗、自汗、多尿、遗尿、小便失禁等病理现象。

（四）津能化气载气

津能化气是指津液促进气的生成，为气的生成提供充分的营养。因此，津液亏耗不足，也会引起气的衰少。津液又是气的载体，气必须依附于津液而存在，称为津能载气。因此，津液的丢失，必定导致气的损耗，例如暑热病证，不仅伤津耗液，而且气亦随汗液外泄，出现少气懒言、体倦乏力的气虚表现。当大汗、大吐、大泻等使津液大量丢失时，气亦随之大量外脱，称为“气随津脱”。故曰：“吐下之余，定无完气。”因此，临床中在使用汗法、下法和吐法时，必须做到中病即止，以免伤津耗气。

三、精血津液之间的关系

精、血、津液都是液态物质，与气相对而言，其性质均属阴。在生理上，精、血、津液三者之间存在着互相化生、互相补充的关系。病理上，三者之间也往往互相影响。这种关系集中体现于“精血同源”和“津血同源”的理论之中。

（一）精与血的关系

1. 精对血的作用　精能化血。精是化生血液的主要物质，其中包括水谷之精与肾精。水谷之精化生的营气与津液，是血的主要组成部分；肾藏精，精化血，精充则血足，所以肾精亏损可导致血虚。

2. 血对精的作用　血能生精。人体之精主要储藏于肾，赖水谷精微充养，在其生成与转化过程中，血液也可化生为精。“精者，血之精微所成。”（《读医随笔·气血精神论》）由于血能生精，故血旺则精充，血亏则精衰。临床上每见血虚之候往往有肾精亏损之征。

（二）津与血的关系

1. 津液对血的作用　津能生血。津液是血液的重要组成部分，津液渗入脉中，成为血液的组成成分，所以有“津血同源”之说。如果津液大量损耗，不仅渗入脉内之津液不足，甚至脉内之津液还要渗出于脉外，形成血脉空虚、津枯血燥的病变。所以，对于多汗夺津的患者，不可用破血逐瘀之峻剂，故有“夺汗者无血”之说。

2. 血对津液的作用　血能化津。运行于脉中的血液，渗于脉外便化为有濡润作用的津液。当血液不足时，可导致津液的病变。如血液瘀结，津液无以渗于脉外，以濡养皮肤肌肉，则肌肤干燥粗糙甚至甲错。失血过多时，脉外之津液渗入脉中以补偿血量的不足，因之而导致脉外的津液不足，出现口渴、尿少、皮肤干燥等表现。所以，中医有“夺血者无汗”、“衄家不可发汗”、“亡血者不可发汗”之说。

总之，津液进入脉中，与营气结合，便化生血液；血液中的津液，与营血分离而渗出脉外，便化为津液。脉中脉外，有进有出，有分有合，就是津液与血液互相转化的生理病理基础。

四、精气神之间的关系

精、气、神为人身“三宝”，相互依存，相互为用，精可化气，气能生精，精气互化；精气生神，神驭精气。

（一）气能生精、摄精

精的生成依赖于脾胃之气的充足和升降协调。气不但能促进精的化生，而且又能固摄精，可防止精的无故耗损或外泄。因此，气虚可导致精的化生不足而出现精亏，又可导致精失于固摄而出现失精等病证，临床上常常采用补气生精、补气固精的治疗方法。

（二）精能化气

人体之精输布于五脏六腑，濡养各脏腑组织，促进气的化生。各脏之精化生各脏之气，精是气化生的本原，故精足则气旺，精亏则气衰。

（三）精气化神

精与气都是神得以化生的物质基础，神必须得到精与气的滋养才能发挥正常作用。精充则神明，精亏则神疲；气足则神明，气虚则神衰。故《黄帝内经》倡导“积精全神”以养生。

（四）神驭精气

神以精气为物质基础，但神又能统驭精气。人体脏腑形体官窍的功能活动及精气血等物质的新陈代谢，都必须受神的调控和主宰。形是神之宅，神乃形之主。故有“得神者昌，失神者亡”之说。

（何正显　范俊德）

复习思考题

1. 何谓精？精有哪些生理功能？
2. 何谓气？气是如何生成的？气的生理功能有哪些？
3. 血的生成与生理功能如何？
4. 津液的生成、输布、排泄与哪些脏腑有关？
5. 元气、宗气、营气、卫气的生成、分布与功能如何？
6. 试述气与血、气与津液及精、血、津液之间的关系。

第四章　经　　络

学习要点

1. 经络的概念和经络系统的组成。
2. 十二经脉的名称、走向、交接、分布规律、表里关系及流注次序。
3. 经络的生理功能和经络学说的应用。

经络学说，是研究人体经络系统的组成、循行分布、生理功能、病理变化及其与脏腑形体官窍、精气血津液神之间相互关系的学说。

经络学说是以古代的针灸、推拿、气功等医疗实践为基础，结合当时的解剖知识和藏象学说，逐步形成的，并受到阴阳五行学说的深刻影响。

经络学说不仅是针灸、推拿、气功等学科的理论基础，而且对指导中医临床各科的辨证和治疗，都有重要的意义。故《灵枢·经脉》说："经脉者，所以决死生，处百病，调虚实，不可不通。"

第一节　经络的概念和经络系统的组成

一、经络的基本概念

经络，是经脉和络脉的总称；是运行全身气血，联络脏腑形体官窍，沟通上下内外，感应传导信息的通路系统；是人体结构的重要组成部分。

经络，分为经脉和络脉两大类。经，有路径、途径之意；经脉是经络系统中的主干，是气血运行和信息传导的主要通道。络，有联络、网络之意；络脉是经脉的分支，网络全身。

在经络中运行的气称为经络之气，简称经气。经气是一身之气分布到经络的部分，与脏腑之气相通。经气是信息的载体，有感应和传导信息的作用，是经络沟通联络脏腑形体官窍的中介。

经络相贯，遍布全身，通过有规律地循行和广泛地联络交会，构成了经络系统，把人体五脏六腑、四肢百骸、器官孔窍及皮肉筋骨等组织联结成一个有机整体。

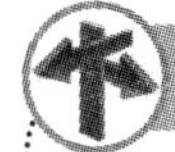

知识链接

针灸疗法与经络学说的起源

早在石器时期，人们在日常生活中因劳动或其他原因，身体的某一部位被石块刺破或被火灼伤，而身体其他部位的病痛有时会随之减轻或消除。先民们经过无数次的反复和不断体验，逐步从中发现和认识到石刺、火灼某些部位可以治病，进而针对某些病痛有意识地进行应用，这可能就是针灸疗法的起源。最原始的针具是砭石，后来又出现了骨针、石针等。到了殷商时期，开始有了金属制的针具，由于针韧而尖，能固定一个小点进行针刺，在某些针刺点会引起酸、麻、胀、重等特殊感觉，进而定出"穴位"，这就是穴位的来源。刺激某一穴位有时还会出现沿一定线路传导的现象，于是，点连成线，形成了经络的循行路线。通过古人长期医疗实践的反复观察及归纳总结，并依据当时的解剖知识，加之古代哲学的渗透影响，逐渐上升为理论，从而形成了经络学说。

二、经络系统的组成

人体的经络系统，由经脉、络脉和连属部分组成（图4-1）。

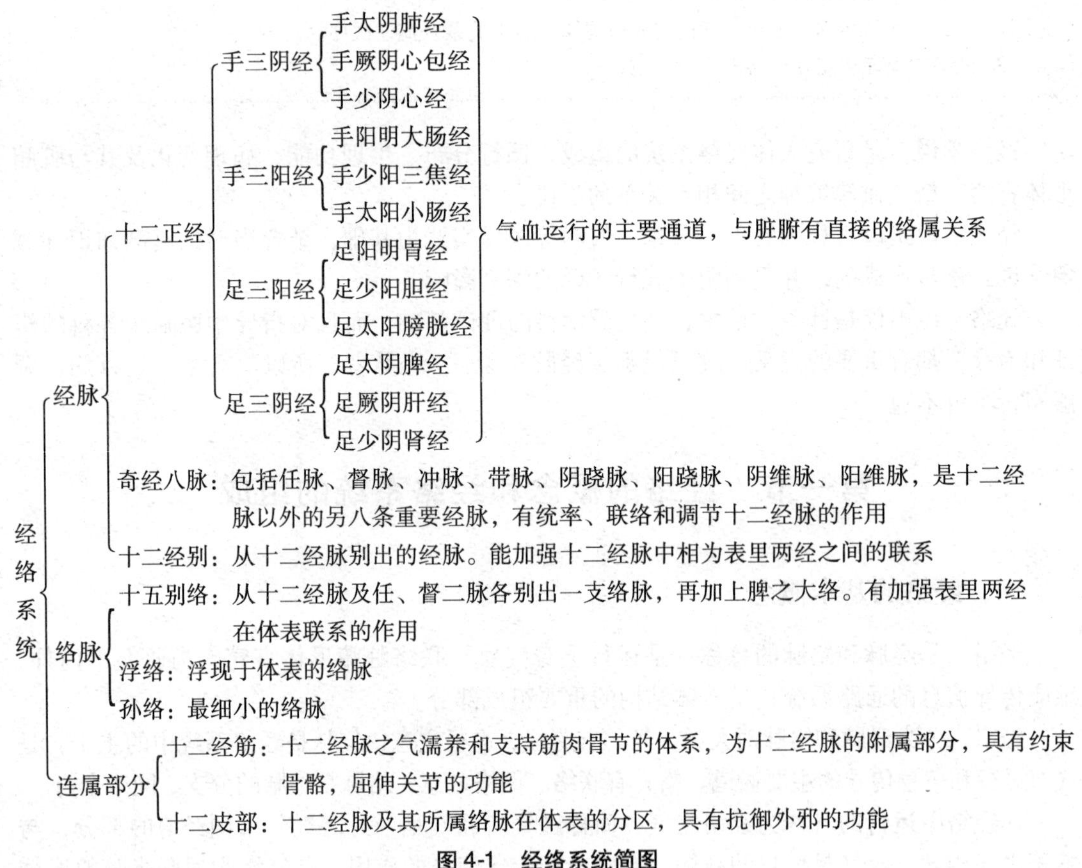

图4-1　经络系统简图

（一）经脉

经脉是经络系统的主干，主要有正经、经别和奇经三大类。

1. 十二正经　即手足三阴经和手足三阳经，又称"十二经脉"。左右对称，各自分属于一个脏或一个腑，是气血运行的主要通道。

2. 奇经八脉　奇经有八条，即督脉、任脉、冲脉、带脉、阴跷脉、阳跷脉、阴维脉、阳维脉，合称为"奇经八脉"。奇经有统率、联络和调节十二经脉中气血的作用。这些经脉"别道而行"，它们的分布不像十二经脉那样规则，且无脏腑络属关系，与正经有别，故名奇经。

3. 十二经别　是从十二经脉别出的重要分支。它们分别起于四肢肘膝以上部位，能够加强十二经脉中相为表里的两经的联系，并能到达某些正经未到的器官与形体部位，因而能补正经之不足。十二经别虽然是十二经脉的最大分支，与十二经脉有别，但也属于经脉的范畴。

（二）络脉

络脉是经脉的分支，有别络、浮络、孙络之分。

1. 别络　是较大的络脉，有本经别走邻经之意。十二经脉和任、督二脉各有一支别络，再加上脾之大络，合为“十五别络”。其主要功能是加强表里两经之间在体表的联系，并能通达某些正经所没有到达的部位，可补正经之不足。

2. 浮络　是循行于人体浅表部位的络脉。

3. 孙络　是络脉中最细小的络脉，属络脉的再分支，分布全身，难以计数。

（三）连属部分

经络系统的组成中，还包括了其连属部分。经络对内连属各个脏腑，在外连于筋肉、皮肤而称为经筋和皮部。

1. 十二经筋　是十二经脉之气濡养和支持筋肉骨节的体系，为十二经脉的附属部分，具有约束骨骼，屈伸关节的功能。

2. 十二皮部　是十二经脉及其所属络脉在体表的分区，经气布散之所在，具有保卫机体，抗御外邪的功能，并能反映十二经脉的病证。

第二节　十 二 经 脉

一、十二经脉的名称

十二经脉的名称，是以经脉所属的脏腑和循行部位的上下内外，结合阴阳理论而命名的。其命名原则如下：

内为阴，外为阳：分布于肢体内侧面的经脉为阴经，分布于肢体外侧面的经脉为阳经。肢体内侧面有前、中、后之分，称为太阴、厥阴、少阴；肢体外侧面也有前、中、后之分，称为阳明、少阳、太阳。

脏为阴，腑为阳：脏的经脉叫阴经，腑的经脉叫阳经，各经都以所属脏腑命名。

上为手，下为足：分布于上肢的经脉为手经，分布于下肢的经脉为足经（表4-1）。

表4-1　十二经脉名称分类表

	阴经（属脏）	阳经（属腑）	循行部位（阴经行于内侧，阳经行于外侧）	
手	太阴肺经 阳明大肠经 厥阴心包经	少阳三焦经 少阴心经 太阳小肠经	上肢	前线 中线 后线
足	太阴脾经 厥阴肝经 少阴肾经	阳明胃经 少阳胆经 太阳膀胱经	下肢	前线 中线 后线

注：在内踝上8寸以下，肝经在前缘，脾经在中线；向上至内踝上8寸处两经交叉，脾经在前缘，肝经在中线。

二、十二经脉的走向和交接规律

十二经脉的走向和交接，有一定的规律，《灵枢·逆顺肥瘦》说："手之三阴，从脏走手；手之三阳，从手走头；足之三阳，从头走足；足之三阴，从足走腹。"即：手三阴经从胸腔内脏走向手指末端，交手三阳经；手三阳经从手指末端走向头面部，交足三阳经；足三阳经从头面部走向足趾末端，交足三阴经；足三阴经从足趾走向腹腔、胸腔，交手三阴经。这样就构成了"阴阳相贯，如环无端"（《灵枢·营卫生会》）的循环径路。由于手、足三阳经皆在头面部相汇交接，故有"头为诸阳之会"的说法。（图 4-2）

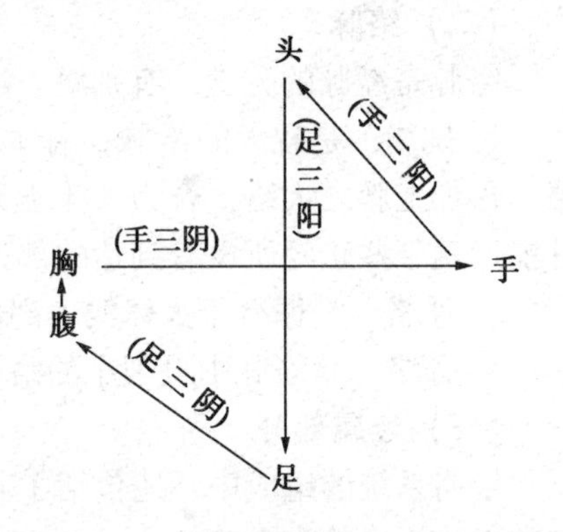

图 4-2 十二经脉走向交接规律示意图

三、十二经脉的分布规律

十二经脉在体表不同部位的分布特点如下。

四肢部：三阴经行于内侧面，三阳经行于外侧面；就前中后来说，基本是太阴、阳明在前缘，少阴、太阳在后缘，厥阴、少阳居中。其中，需要说明的是在内踝上 8 寸以下，肝经在前缘，脾经在中线；向上至内踝上 8 寸处两经交叉，脾经在前缘，肝经在中线。

头面部：阳明经行于面部、额部；太阳经行于面颊、头顶及头后部；少阳经行于头侧部。

躯干部：手三阴经均从胸部行于腋下；手三阳经行于肩胛部；足三阳经则阳明经行于躯干前面（胸腹面），太阳经行于后面（背面），少阳经行于躯干侧面；足三阴经均行于腹、胸面。循行于胸腹面的经脉，自内向外依次为足少阴肾经、足阳明胃经、足太阴脾经和足厥阴肝经。

四、十二经脉的表里关系

手足三阴三阳经脉，通过经别和别络互相沟通，组合成六对"表里相合"关系（表 4-2）。相为表里的两条经脉，分别循行于四肢内、外侧的相对位置，并在手或足末端相互交接。

表 4-2 十二经脉的表里关系

表	手阳明大肠经	手少阳三焦经	手太阳小肠经	足阳明胃经	足少阳胆经	足太阳膀胱经
里	手太阴肺经	手厥阴心包经	手少阴心经	足太阴脾经	足厥阴肝经	足少阴肾经

十二经脉的表里关系，不仅由于相互表里的两经的衔接而加强了联系，而且由于脏经和腑经相互络属，因而相表里的一脏一腑在生理功能上互相配合，在病理上也可相互影响。

五、十二经脉的流注次序

十二经脉中的气血运行是循环贯注的，即从手太阴肺经开始，依次传至足厥阴肝经，再传至手太阴肺经，首尾相贯，如环无端。其流注次序如下（图 4-3）。

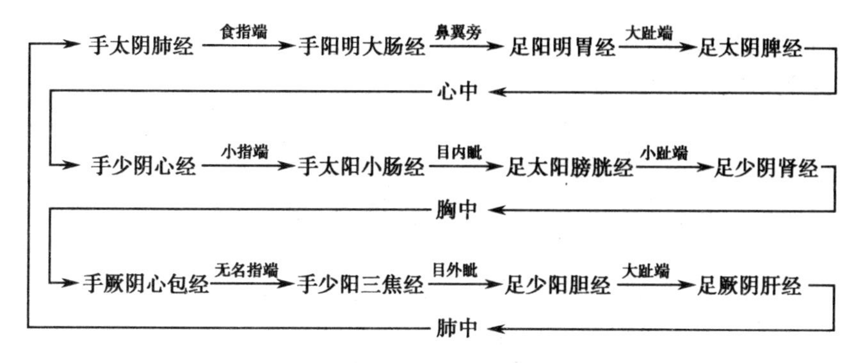

图 4-3 十二经脉流注次序图

六、十二经脉的循行路线

（一）手太阴肺经（图 4-4）

起于中焦，下络大肠，还循胃口（下口幽门，上口贲门），通过横膈，属肺，至喉部，横行至胸部外上方（中府穴），出腋下，沿上肢内侧前缘下行，过肘，至腕入寸口，上鱼际，直出拇指之端（少商穴）。

分支：从腕后（列缺穴）分出，沿掌背侧走向食指桡侧端（商阳穴），交于手阳明大肠经。

（二）手阳明大肠经（图 4-5）

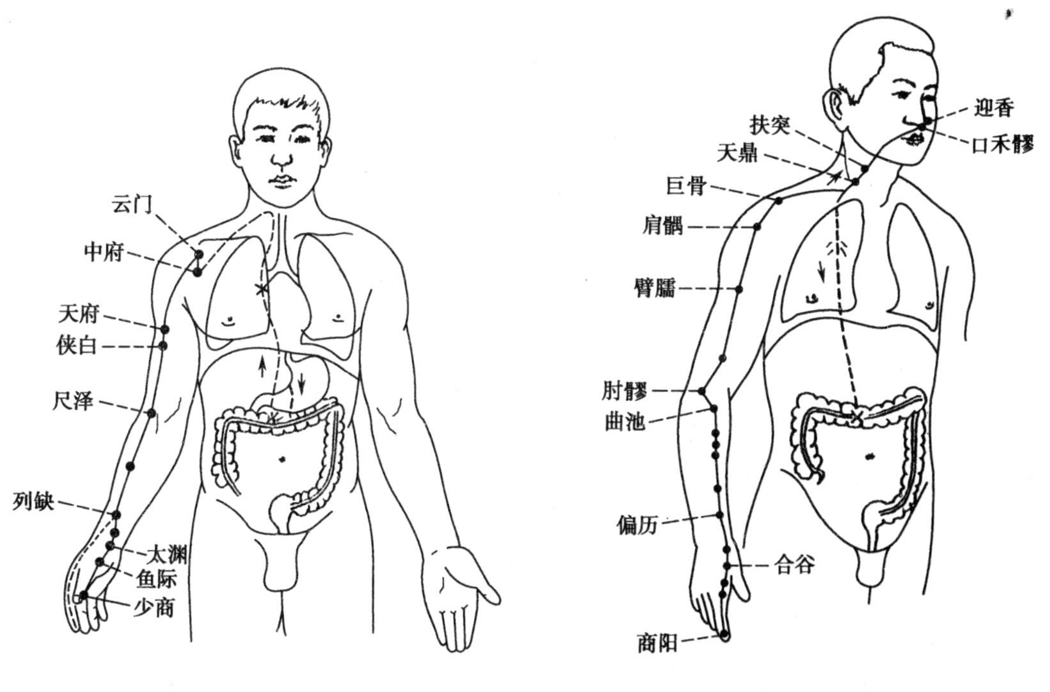

图 4-4 手太阴肺经

图 4-5 手阳明大肠经

起于食指桡侧端（商阳穴），经过手背，行于上肢伸侧前缘，上肩，至肩关节前缘，向后到第 7 颈椎棘突下（大椎穴），再向前下行入缺盆，进入胸腔，络肺，向下通过横膈下行，属大肠。

分支：由缺盆上行，经颈部至面颊，入下齿中，回出夹口两旁，左右交叉于人中，至对侧鼻旁（迎香穴），交于足阳明胃经。

（三）足阳明胃经（图4-6）

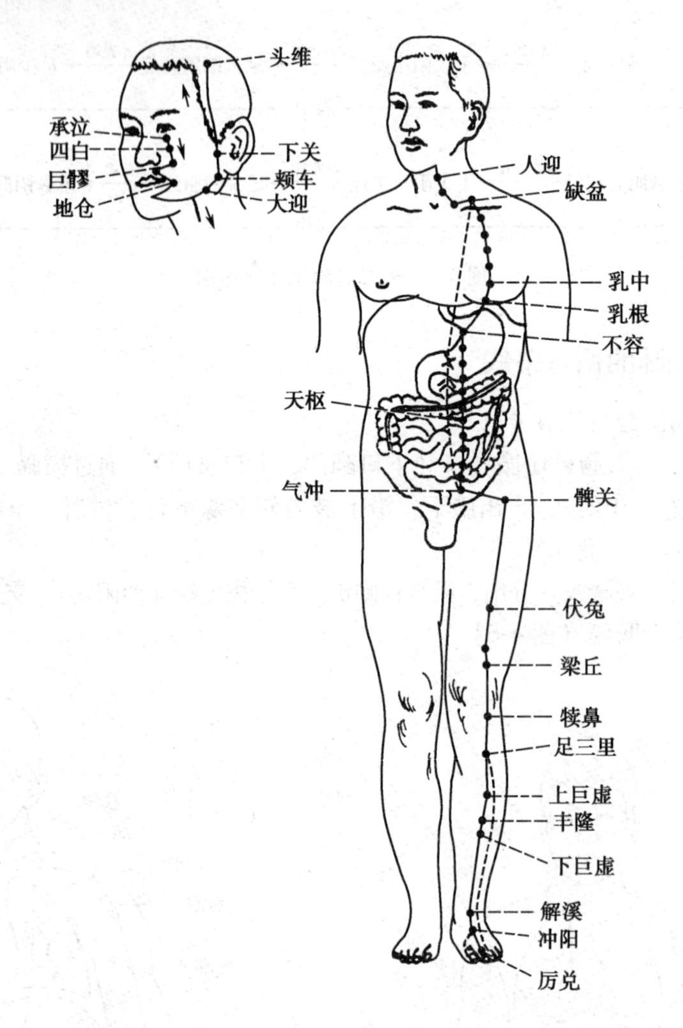

图4-6　足阳明胃经

起于鼻旁（迎香穴），夹鼻上行，左右二脉交会于鼻根部，旁行入目内眦，与足太阳经脉相会，下行沿鼻柱外侧入上齿中，还出，环口绕唇，下交承浆，分别沿下颌骨后下缘到大迎穴处，沿下颌角上行过耳前，沿发际至前额。

分支：从大迎前下行到人迎穴，沿喉咙，进入缺盆部，向下通过横膈，属胃，络脾。

直行支：从缺盆出体表，沿乳中线下行，夹脐两旁（旁开2寸），下行至腹股沟处的气街穴。

分支：从胃下口分出，沿腹腔内下行到气街穴，与直行之脉会合，而后下行大腿前侧，至膝膑，沿下肢胫骨前缘下行至足背，达足第2趾外侧端（厉兑穴）。

分支：从膝下三寸处（足三里穴）分出，下行至中趾外侧端。

分支：从足背（冲阳穴）分出，前行至足大趾内侧端（隐白穴），交于足太阴脾经。

（四）足太阴脾经（图4-7）

起于足大趾内侧端（隐白穴），沿内侧赤白肉际，上行过内踝前，沿小腿内侧正中线

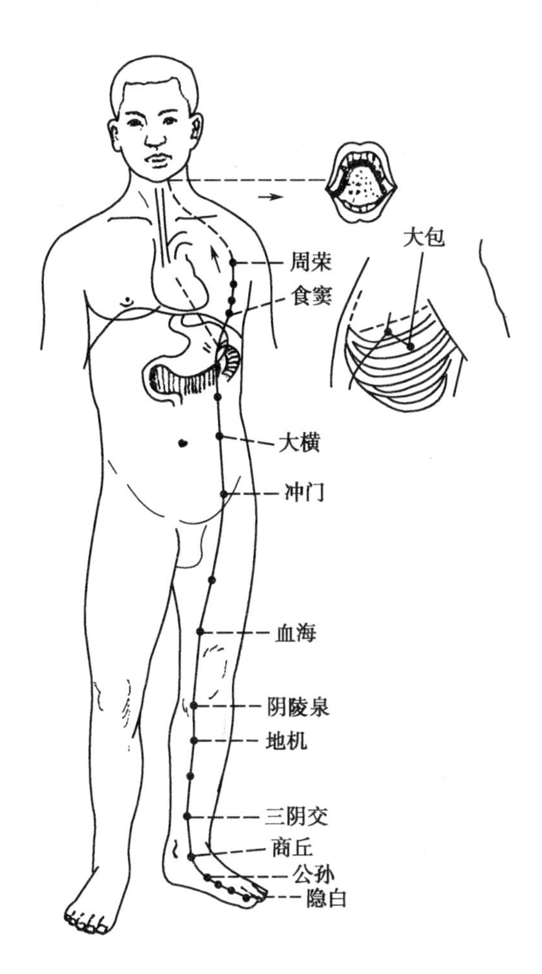

图 4-7 足太阴脾经

上行，在内踝上 8 寸处，交出足厥阴肝经之前，上行沿大腿内侧前缘，进入腹部，属脾，络胃。向上穿过膈肌，沿食道两旁，连舌根，散舌下。

分支：从胃别出，上行通过膈肌，注入心中，交于手少阴心经。

（五）手少阴心经（图 4-8）

起于心中，走出后属心系（心与其他脏腑相连的脉络），向下穿过膈肌，络小肠。

分支：从心系分出，夹食道上行，连于目系（目与脑相连的脉络）。

直行支：从心系出来，退回上行经过肺，向下浅出腋下（极泉穴），沿上肢内侧后缘，过肘中，经掌后锐骨端进入掌中，沿小指桡侧，出小指桡侧端（少冲穴），交于手太阳小肠经。

（六）手太阳小肠经（图 4-9）

起于小指外侧端（少泽穴），沿手背、上肢外侧后缘，过肘部，上行达肩关节，绕肩胛，交肩（大椎穴），前行入缺盆，深入体腔，络心，沿食道下行，穿过膈肌，到达胃部，下行，属小肠。

分支：出缺盆，沿颈部上行到面颊，至目外眦，转入耳中（听宫穴）。

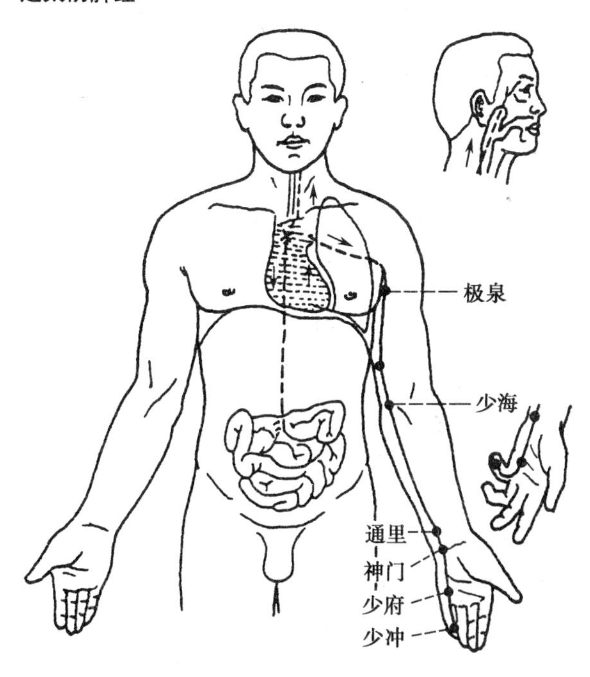

图 4-8 手少阴心经

分支：从面颊分出，向上行于目眶下，至目内眦（睛明穴），交于足太阳膀胱经。

（七）足太阳膀胱经（图 4-10）

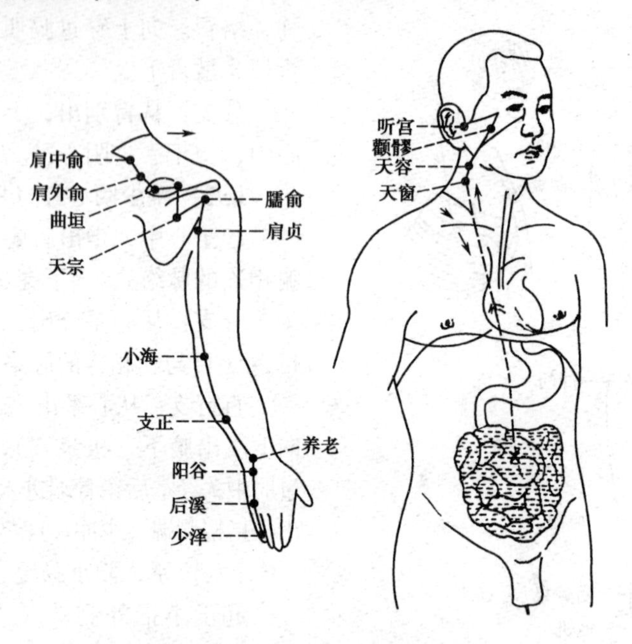

图 4-9 手太阳小肠经

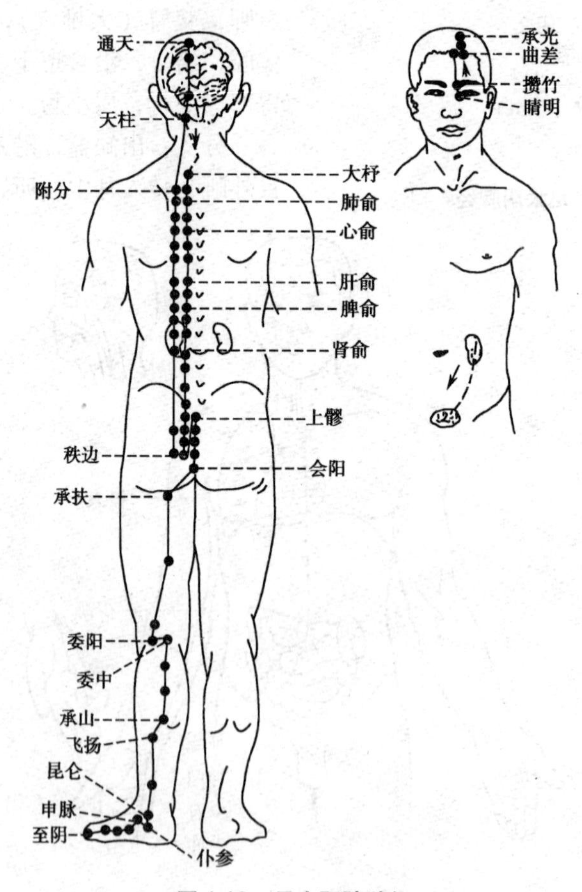

图 4-10 足太阳膀胱经

起于目内眦（睛明穴），经额上行，左右脉交会于头顶（百会穴）。

分支：从头顶部分出，下行至耳上角的头侧部。

直行支：从头顶部分出，向后行至枕骨处，进入颅内，络脑，复出于外，分别下项（天柱穴），下行会大椎，再分左右沿肩胛内侧，脊柱两旁（脊柱正中旁开1.5寸），抵腰（肾俞穴），络肾，属膀胱。

分支：从腰部分出，沿脊柱两旁下行，穿过臀部，从大腿后侧外缘下行至腘窝中（委中穴）。

分支：从项部分出下行，经肩胛内侧，从附分穴夹脊（脊柱正中旁开3寸）下行至髀枢，经大腿后侧至腘中与前一支脉会合后继续下行，穿过腓肠肌，向外下至足外踝后，沿足背外侧至小趾外侧端（至阴穴），交于足少阴肾经。

（八）足少阴肾经（图4-11）

起于足小趾下，斜走足心（涌泉穴），出行于舟骨粗隆之下，至内踝后，下入足跟；向上沿小腿内侧后缘，至腘窝内侧，上股内侧后缘入脊内（长强穴），贯脊至腰部，属肾，络膀胱。

直行支：从肾向上通过肝和横膈，入肺，沿喉咙，夹舌根。

分支：从肺中分出，络心，注于胸中，交于手厥阴心包经。

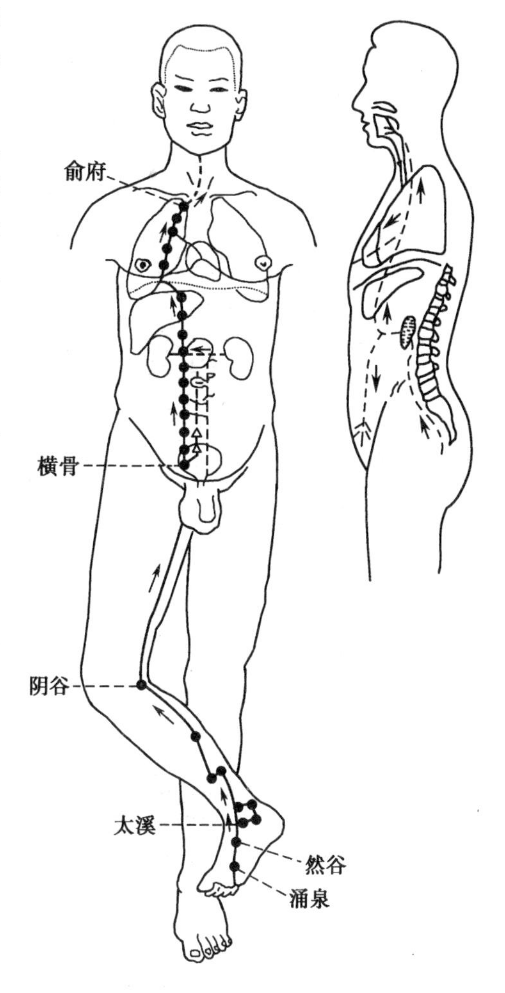

图4-11 足少阴肾经

（九）手厥阴心包经（图4-12）

起于胸中，出属心包络，向下穿过横膈，依次络于上、中、下三焦。

分支：从胸中分出，横行至腋下三寸处（天池穴），上抵腋下，沿上肢内侧中线入肘，过腕部，入掌中（劳宫穴），沿中指桡侧，出中指桡侧端（中冲穴）。

分支：从掌中分出，沿无名指出其尺侧端（关冲穴），交于手少阳三焦经。

（十）手少阳三焦经（图4-13）

起于无名指尺侧端（关冲穴），向上沿无名指尺侧至手腕背面，经前臂外侧中线，过肘，上肩，向前行入缺盆，布于膻中，散络心包，穿过横膈，依次属于上、中、下焦。

分支：从膻中分出，上行出缺盆，至肩部，左右交会于大椎，分开上行到项部，沿耳后（翳风穴），直上出耳上角，然后屈曲向下经面颊部至目眶下。

分支：从耳后分出，进入耳中，出走耳前，经上关穴前，在面颊部与前一分支相交，至目外眦（瞳子髎穴），交于足少阳胆经。

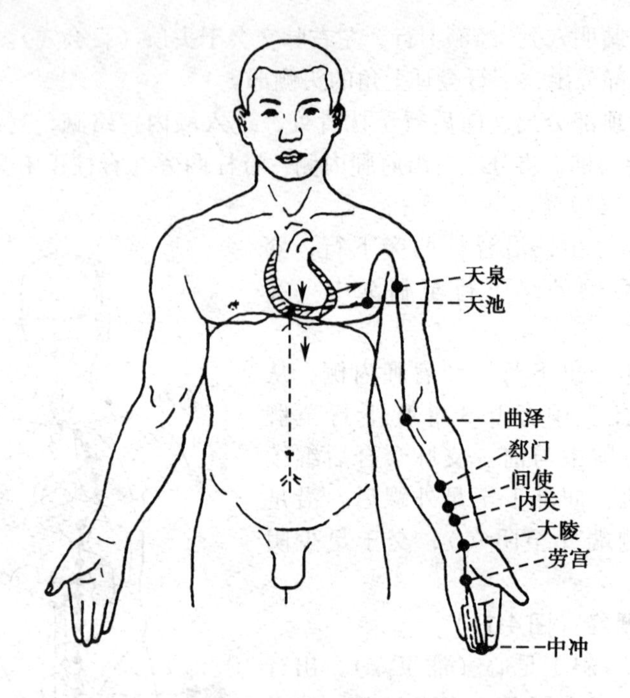

图 4-12 手厥阴心包经

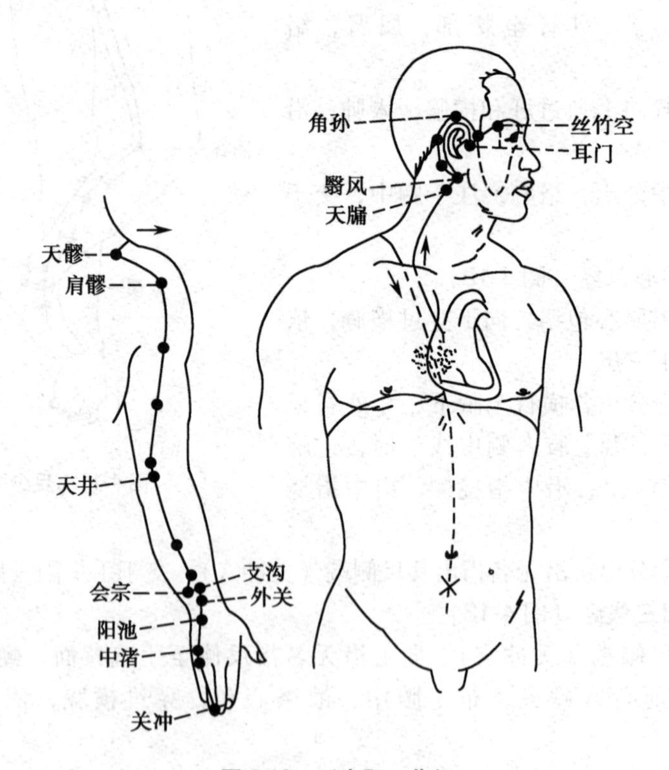

图 4-13 手少阳三焦经

（十一）足少阳胆经（图 4-14）

起于目外眦（瞳子髎穴），上至额角（颔厌穴），下耳后（完骨穴），再折向上行，经额部至眉上（阳白穴），又向后折至风池穴，下行至肩，左右交会于大椎穴，前行入缺盆。

分支：从耳后入耳中，出走耳前，至目外眦后方。

分支：从目外眦分出，下行至大迎穴处，同手少阳经分布于面颊部的支脉相合，复行至目眶下，又折向后下方，过颊，下颈，与前脉会合于缺盆，入里下行至胸中，穿过横膈，络肝，属胆，沿胁里浅出气街，绕毛际，横至环跳穴处。

直行支：从缺盆下腋，沿胸侧，过季肋，下行至环跳穴处与前脉会合，再下行沿下肢外侧中线，过股、膝、胫至外踝之前，沿足背行出于足第 4 趾外侧端（足窍阴穴）。

分支：从足背（足临泣穴）分出，前行出足大趾外侧端，折回穿过爪甲，分布于足大趾爪甲后丛毛处，交于足厥阴肝经。

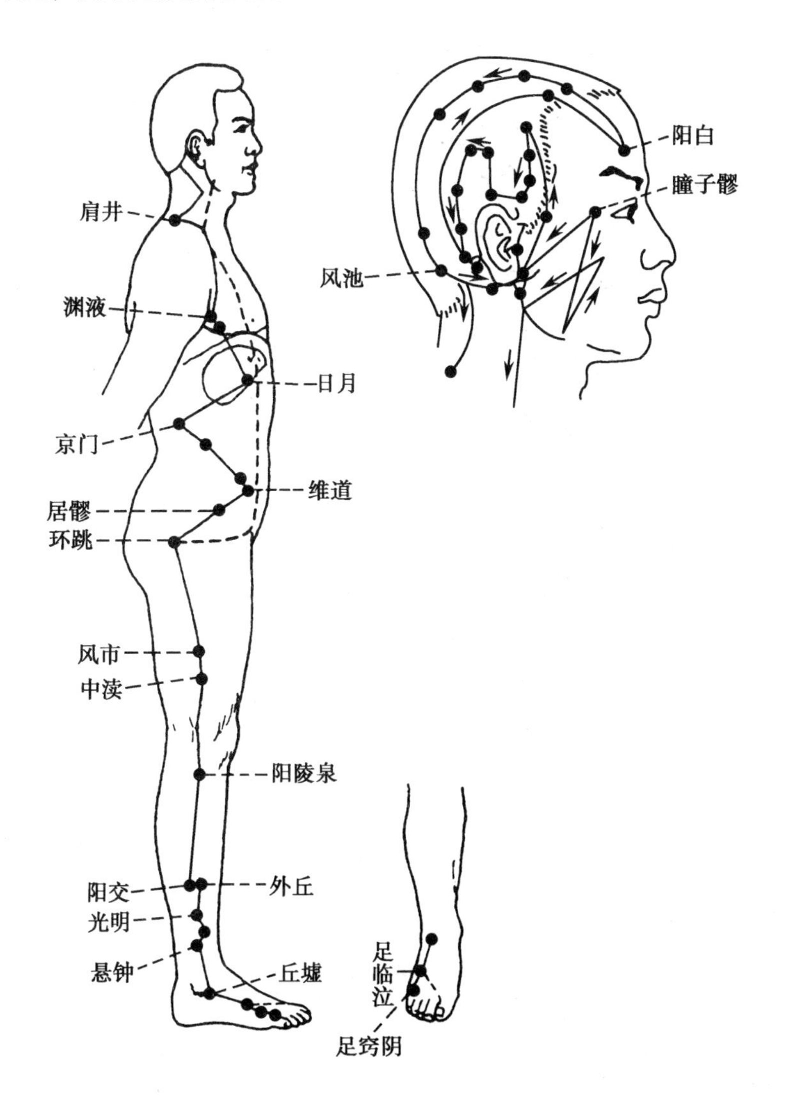

图 4-14 足少阳胆经

（十二）足厥阴肝经（图 4-15）

起于足大趾爪甲后丛毛处，经大敦穴，向上沿足背至内踝前 1 寸处（中封穴），再向上沿胫骨内缘，在内踝上 8 寸处交出足太阴脾经之后，上行过膝，沿大腿内侧中线进入阴毛中，绕阴器，至小腹，夹胃两旁，属肝，络胆，向上过横膈（期门），分布于胁肋部，沿喉咙的后边，向上进入鼻咽部，上行连目系，出于额，上行与督脉会于头顶部。

分支：从目系分出，下行颊里，环绕口唇。

分支：从肝分出，穿过横膈，注肺中，交于手太阴肺经。

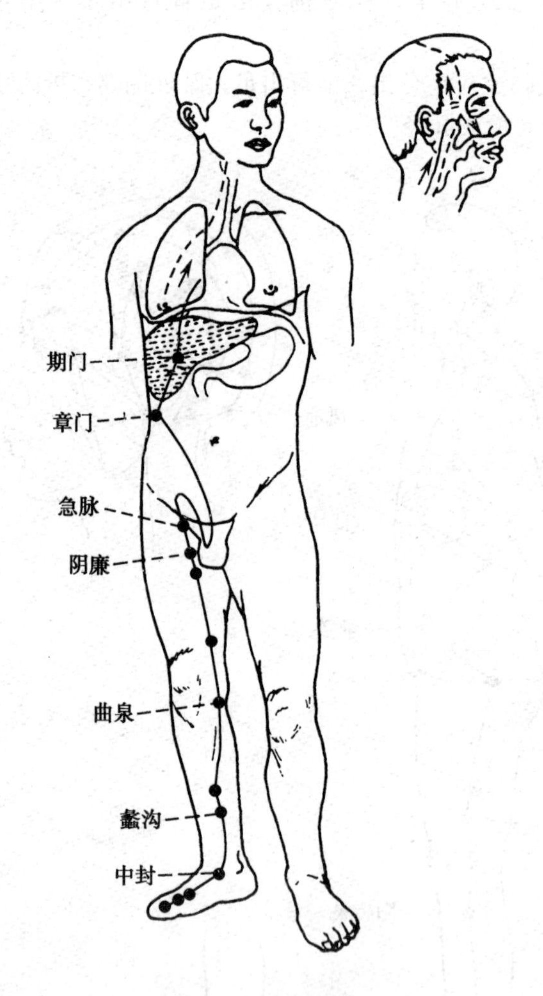

图 4-15 足厥阴肝经

第三节 奇 经 八 脉

奇经八脉，是督脉、任脉、冲脉、带脉、阳跷脉、阴跷脉、阴维脉、阳维脉的总称。奇经是与正经相对而言的，由于其分布不像十二经脉那样规则，与脏腑没有直接的相互络属，相互之间也没有表里关系，与十二正经不同，故称奇经。

一、奇经八脉的主要生理功能

奇经八脉纵横交叉于十二经脉之间，主要作用是：①进一步密切十二经脉之间的联系，如督脉能“总督诸阳”，任脉为“诸阴之海”等。②调节十二经脉的气血。十二经脉气血有余时，则流注于奇经蓄以备用；十二经脉气血不足时，可由奇经给予调节。③奇经与肝、肾等脏及女子胞、脑、髓等奇恒之腑的关系比较密切，它们在生理上及病理上都有联系。

二、奇经八脉的循行部位和基本功能

（一）督脉（图 4-16）

1. 循行部位　起于胞中，下出会阴，沿脊柱里面上行，至项后风府穴处进入颅内，络脑，并由项沿头部正中线，经头顶、额部、鼻部、上唇，到上唇系带处。

分支：从脊柱里面分出，络肾。

分支：从小腹内分出，直上贯脐中央，上贯心，到喉部，再向上到下颌部，环绕口唇，向上至两眼下部的中央。

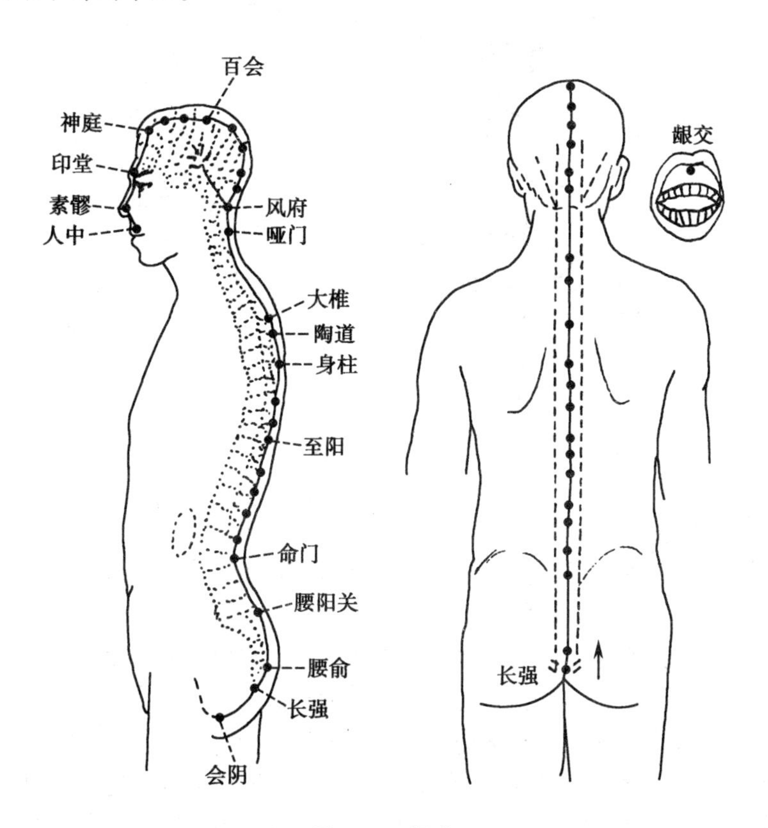

图 4-16　督脉

2. 基本功能　督，有总管、统率的意思。督脉行于背部正中，其脉多次与手足三阳经及阳维脉交会，能总督一身之阳经，故又称为“阳脉之海”。其次，督脉行于脊里，上行入脑，并从脊里分出络肾，它与脑、脊髓和肾有密切的联系。

（二）任脉（图4-17）

1. 循行部位 起于胞中，下出会阴，经阴阜，沿腹部和胸部正中线上行，至咽喉，上行至下颌部，环绕口唇，沿面颊，分行至目眶下。

分支：由胞中别出，与冲脉相并，行于脊柱前。

2. 基本功能 任，有担任、妊养之意。任脉行于腹面正中线，其脉多次与手足三阴经及阴维脉交会，能总任一身之阴经，故又称“阴脉之海”。任，又与“妊”意义相通。其脉起于胞中，与女子妊娠有关，称“任主胞胎”。

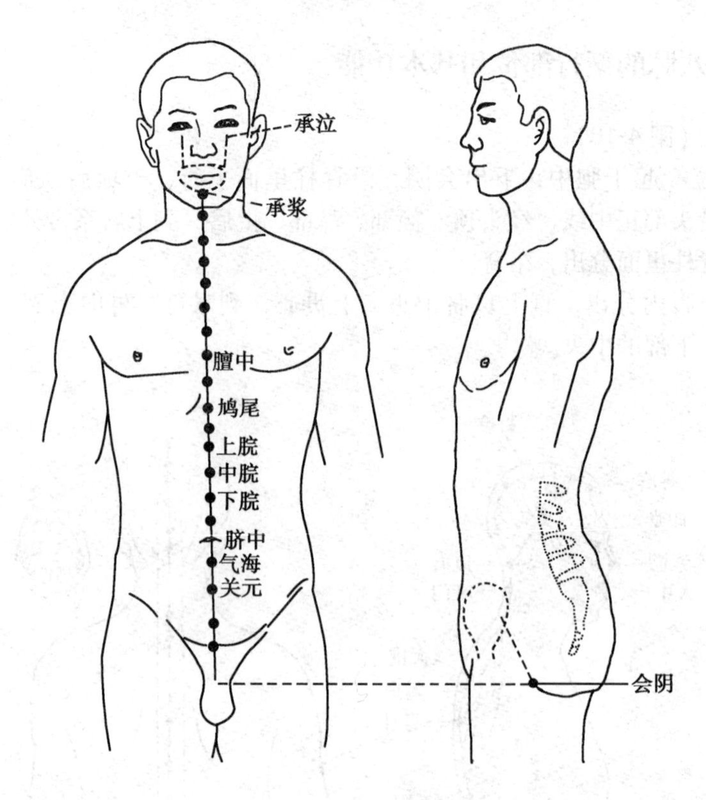

图4-17 任脉

（三）冲脉（图4-18）

1. 循行部位 起于胞中，下出会阴后，从气街部起与足少阴经相并，夹脐上行，散布于胸中，再向上行，经喉，环绕口唇，到目眶下。

分支：从气街部浅出体表，沿大腿内侧进入腘窝，再沿胫骨内缘，下行到足底。

分支：从内踝后分出，向前斜入足背，进入大趾。

分支：从胞中分出，向后与督脉相通，上行于脊柱内。

2. 基本功能 冲，有要冲之意。冲脉上至于头，下至于足，贯穿全身，成为气血的要冲，能调节十二经气血，故有“十二经脉之海”之称。冲脉又称“血海”，与妇女的月经有密切的关系。

（四）带脉

1. 循行部位 起于季胁，斜向下行到带脉穴，绕身一周，环行于腰腹部。并于带脉穴处再向前下方沿髂骨上缘斜行到少腹（图4-19）。

2. 基本功能　带，有束带之意。带脉环腰一周，犹如束带，能约束纵行诸脉。此外，带脉与女子月经、带下也有一定关系。

（五）阴跷脉和阳跷脉

1. 循行部位　跷脉左右相对。阴跷脉、阳跷脉均起于足踝下。

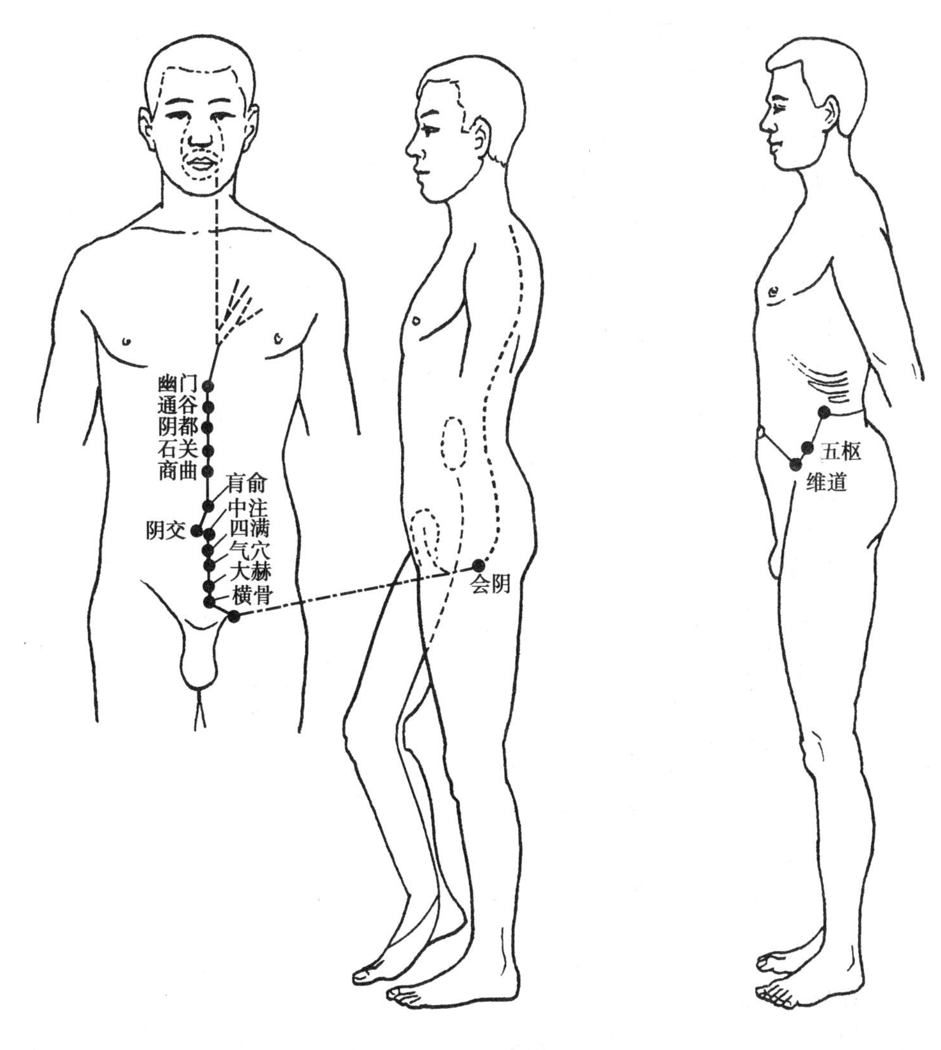

图 4-18　冲脉　　　　图 4-19　带脉

阴跷脉起于内踝下足少阴肾经的照海穴，沿内踝后直上小腿、大腿内侧，经前阴，沿腹、胸进入缺盆，出行于人迎穴之前，经鼻旁，到目内眦，与手足太阳经、阳跷脉会合（图 4-20）。

阳跷脉起于外踝下足太阳膀胱经的申脉穴，沿外踝后上行，经小腿、大腿外侧，再向上经腹、胸侧面与肩部，由颈外侧上夹口角，到达目内眦，与手足太阳经、阴跷脉会合，再上行进入发际，向下到达耳后，与足少阳胆经会合于项后（图 4-21）。

2. 基本功能　跷，有轻健跷捷之意。跷脉有濡养眼目、司眼睑之开合和下肢运动的作用。古人还有阴阳跷脉"分主一身左右阴阳"之说。

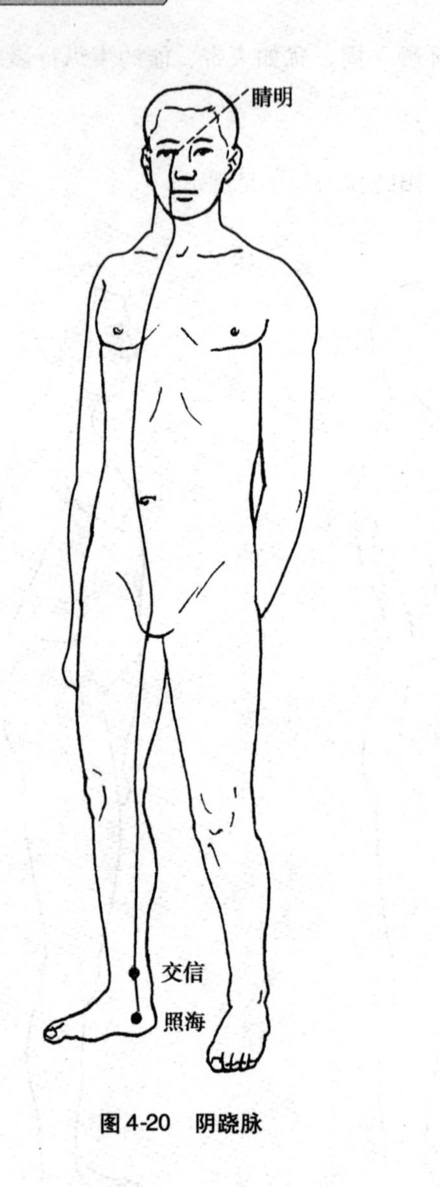

图 4-20 阴跷脉

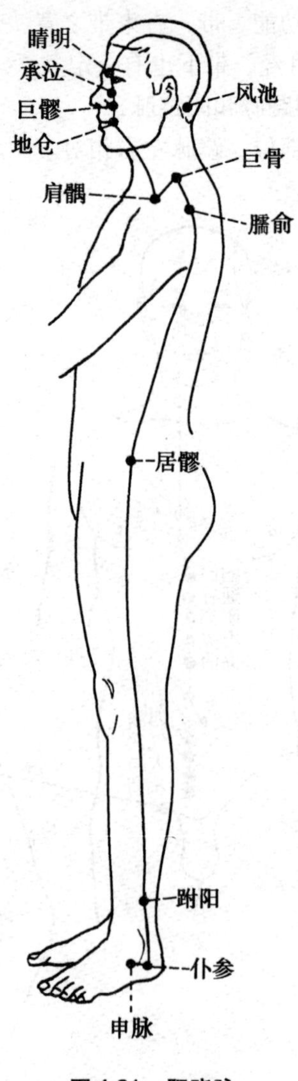

图 4-21 阳跷脉

（六）阴维脉和阳维脉

1. 循行部位 阴维脉起于小腿内侧足三阴经交会之处，沿下肢内侧上行，至腹部与足太阴脾经同行，到胁部与足厥阴肝经相合，然后上行至咽喉，与任脉相会（图4-22）。

阳维脉起于外踝下，与足少阳胆经并行，沿下肢外侧向上，经躯干部后外侧，从腋后上肩，经颈部、耳后，前行到额部，分布于头侧及项后，与督脉会合（图4-23）。

2. 基本功能 维，有维系之意。阴维脉“维络诸阴”，即有维系、联络全身阴经的作用；阳维脉“维络诸阳”，即有维系、联络全身阳经的作用。

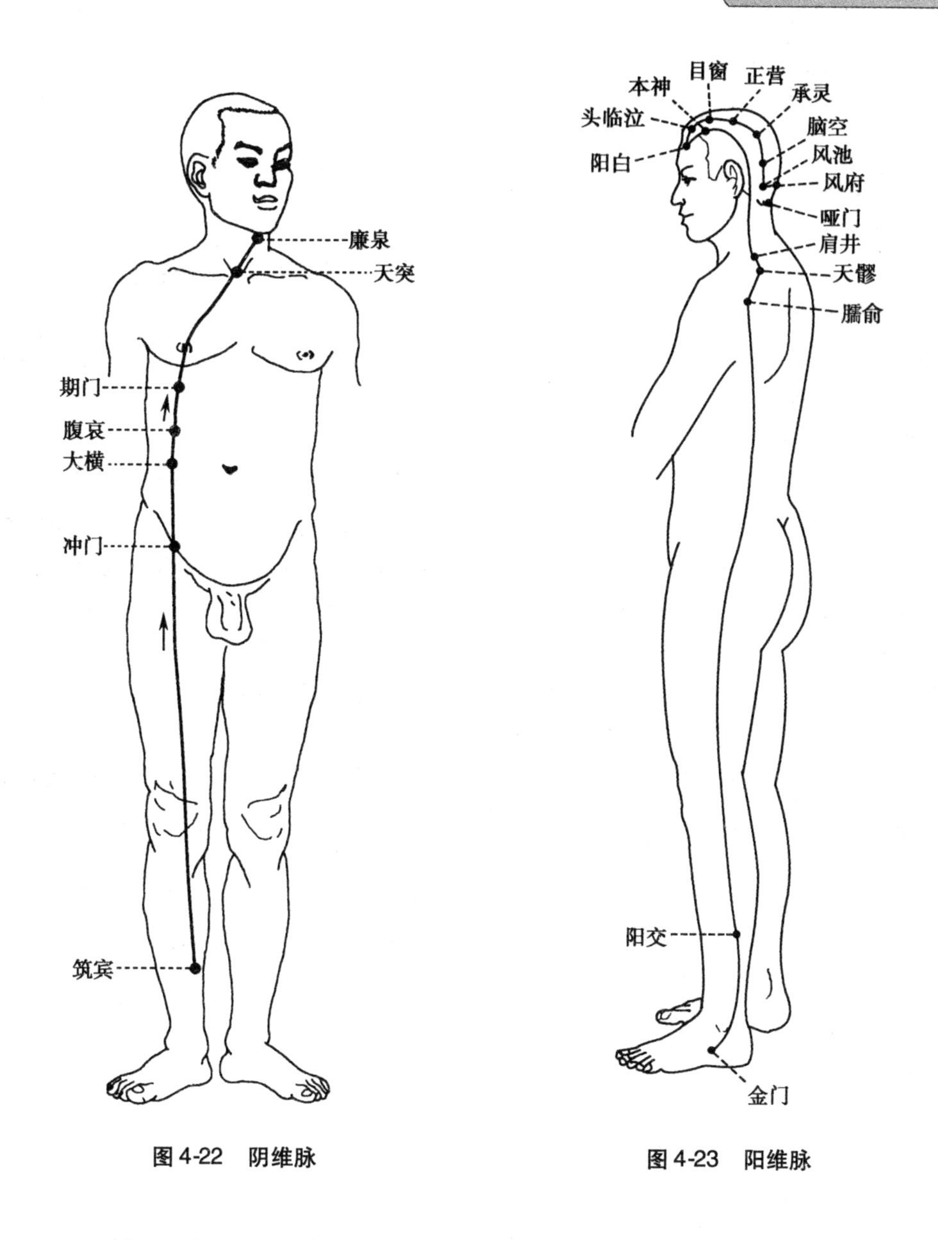

图4-22 阴维脉

图4-23 阳维脉

第四节 经络的生理功能和经络学说的应用

一、经络的生理功能

经络的主要生理功能体现在沟通表里上下，联系脏腑器官；通行气血，濡养脏腑组织；感应传导及调节平衡等方面。

（一）沟通联系作用

人体是由五脏六腑、五官九窍、四肢百骸等组成的复杂有机体。其各部位具有各不相同的生理功能，同时又共同组成有机的整体活动。这种有机配合，相互联系，主要靠经络的沟通、联系作用实现的。由于十二经脉及其分支的纵横交错，入里出表，通达上下，相互络属于脏腑；奇经八脉联系沟通于十二经脉；十二经筋、十二皮部联络筋脉皮肉。这样，就使人体脏腑与体表之间，脏腑同官窍之间，脏腑与脏腑之间，经脉与经脉之间有机地联系起来，构成一个内外、表里、左右、上下彼此之间紧密联系、协调共济的统一整体。

（二）通行气血作用

经络是气血运行的主要通道。人体的各个脏腑组织，均需要气血的濡养，才能维持其正常的生理活动。而气血所以能通达全身，发挥其营养组织器官、抗御外邪、保卫机体的作用，则必须依赖于经络的传注。故《灵枢·本脏》说："经脉者，所以行血气而营阴阳，濡筋骨，利关节者也。"就说明了经络不断地将气血输送全身，在内灌注濡养脏腑组织，在外濡养腠理皮毛。

（三）感应传导作用

感应传导是指经络系统对于针刺或其他刺激的感觉和传递作用。经络不仅有运行气血的功能，而且还有传导信息的作用，所以经络系统也是人体各组成部分之间的信息传导网。当体表受到某种刺激时，如针刺，就是通过经络传导于脏腑，以达到调整脏腑功能的目的。在针刺治疗中，当针刺某些穴位时，会产生酸、麻、胀、重等感觉，并可沿经脉的循行路线传导发散，这种现象称为"得气"和"行气"，就是经络传导感应作用的具体表现。同样，脏腑功能活动的变化，亦可通过经络的传导反映于体表。

（四）调节平衡作用

经络能运行气血和协调阴阳，使人体功能活动保持相对的平衡。若人体的气血阴阳失去协调平衡，通过经络系统的自我调节，仍不能恢复正常者，则发生疾病。当人体发生疾病时，即可针对气血失和、阴阳盛衰的具体证候，运用针灸、推拿等方法，通过对适当的穴位施以适量的刺激，以激发经络的调节作用，"泻其有余，补其不足，阴阳平衡"（《灵枢·刺节真邪》）。实验证明，针刺某些穴位，可以使原来亢奋的得到抑制，使原来抑制的变得兴奋，这就是经络调节的结果。

二、经络学说的应用

（一）阐释病理变化

在正常生理情况下，经络有运行气血、感应传导等作用，而在人体发生病变时，经络就成为传递病邪和反映病变的途径。

1. 外邪由表传里的途径　由于经络内属于脏腑，外布于肌表，因此当体表受到外邪侵袭时，可通过经络由表入里，由浅及深，逐次向里传变而波及脏腑。如外邪侵袭肌表，初见发热、恶寒、头痛身痛等症，由于肺合皮毛，若外邪循经入肺，可见咳嗽、喘促、胸痛等症状。故《素问·皮部论》说："邪客于皮则腠理开，开则邪客于络脉，络脉满则入舍于脏腑也。"

2. 内脏病变反映于外的途径　经络不仅是外邪由表入里的传变途径，内脏有病，也可以通过经络传导反映于外。如足厥阴肝经绕阴器，抵小腹，布胁肋，上连目系。故肝气郁结，可见两胁及少腹胀痛；肝火上炎，可见目赤肿痛；肝经湿热，可见阴部湿疹瘙痒等。

3. 脏腑病变相互传变的途径　由于脏腑之间通过经脉相互联系，所以，当脏腑发生病变时，也可以通过经脉相互影响。如手少阴心经和手太阳小肠经相互络属，心火可循经下移于小肠，引起尿赤、尿痛等症。足厥阴肝经夹胃，故肝失疏泄可以影响胃的受纳腐熟功能，出现胃脘胀满、嗳气呕恶等症。

（二）指导疾病的诊断

由于经络有一定的循行部位，并且多与脏腑相络属，可以反映所络属脏腑的病证，因而在临床上，就可根据疾病症状出现的部位，结合经络循行的部位及所联系的脏腑，进行分析，作为疾病诊断的依据。例如：两胁疼痛，多为肝胆疾病。头痛一症，痛在前额者，多为阳明经病变引起；痛在两侧者，多为少阳经病变引起；痛在后头部及项部者，多与太阳经有关；痛在巅顶者，多与厥阴经有关。又如牙痛、上牙痛，病在足阳明胃经；下牙痛，病在手阳明大肠经。在临床实践中，人们还发现一些患者，在经络循行部位或在某些穴位处，有明显的压痛或有结节状、条索状的反应物，也常有助于疾病的诊断。如肺脏有病时可在肺俞穴出现结节或压痛；阑尾穴有明显压痛，多为肠痈等。

（三）指导临床治疗

经络学说作为一种指导实践的理论，广泛应用于临床各科，尤其是对针灸、推拿和药物治疗，更具有较大指导意义。

1. 指导针灸推拿治疗　针灸和推拿疗法，是以经络学说为理论基础的常用治病及保健方法，主要是对于某一经或某一脏腑的病变，在其病变的邻近部位或经络循行的远端部位上取穴，通过针灸或推拿，以调整经络气血的功能活动，从而达到治疗的目的。而穴位的选取，必须首先按经络学说来辨证。断定病证属于何经后，再根据经络的循行分布路线来选穴，这就是“循经取穴”。

2. 指导药物治疗　中药口服和外用治疗，也是通过经络的传导转输，才使药到病所，发挥其治疗作用。古代医家在长期临床实践的基础上，根据某些药物对某一脏腑经络或某几个脏腑经络所具有的特殊选择性作用，创立并形成了药物归经理论。例如：麻黄能入肺经、膀胱经，连翘能入心经，柴胡能入肝经、胆经，甘草能入十二经等。古人还根据经络学说，创立“引经报使”理论，如治头痛：属太阳经的可用羌活，属阳明经的可用白芷，属少阳经的可用柴胡。羌活、白芷、柴胡，不仅分别入手足太阳、阳明、少阳经，并且能作为其他药物的向导，引导其他药物归入上述各经而发挥治疗作用。此外，目前广泛应用的头针、耳针、电针、穴位注射、穴位结扎等治疗方法，也都是在经络学说指导下创立和发展起来的。这些疗法的发展和应用，又进一步充实和发展了经络学说。

（徐迎涛）

复习思考题

1. 经络系统由哪些部分组成？
2. 试述十二经脉的命名原则及走向交接规律。
3. 十二经脉的气血流注次序如何？
4. 何谓奇经八脉？其作用如何？
5. 经络的生理功能有哪些？
6. 经络学说在中医学中是如何应用的？

第五章　体　质

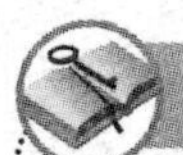

学习要点

1. 体质的基本含义及构成要素。
2. 体质的基本特点。
3. 常用体质分类及其特征。
4. 体质学说在中医学中的应用。

中医体质是一门新兴学科，是中医基础理论的重要组成部分。早在《黄帝内经》中就有对体质的形成、分类以及对体质与病机、诊断、治疗、预防等关系的论述。后世医家在长期防治疾病的实践中，又进一步丰富和发展了《黄帝内经》的体质学说内容，并十分重视其在养生、预防及辨证论治中的应用。体质影响着人对自然、社会环境的适应能力和对疾病的抵抗能力，以及发病过程中对某些致病因素的易感性和病理过程中疾病发展的倾向性等，进而还影响着某些疾病的证候类型和个体对治疗措施的反应性，从而使人体的生、老、病、死等生命过程，带有明显的个体特异性。因此，重视对体质问题的研究，不但有助于从整体上把握个体的生命特征，而且有助于分析疾病的发生、发展和演变规律，对诊断、治疗、预防疾病及养生康复均有重要意义。

第一节　体质学说概述

中医体质学说，是以中医理论为指导，研究正常人体体质的概念、形成、特征、类型、差异规律，及其对疾病发生、发展、演变过程的影响，并以此指导对疾病进行诊断和防治的理论。其融生物学、医学、社会学和心理学于一体，既作为研究人体生命、健康和疾病问题的医学科学的一个重要组成部分，又是基础医学、临床医学中研究人类体质与疾病、健康关系的新的分支学科。

一、体质的基本含义

体质的“体”，指具有生命活力的形体、躯体；“质”，是指“特质”、“性质”。体质是指人类个体在生命过程中，由遗传性和获得性因素所决定的表现在形态结构、生理功能和心理活动方面综合的相对稳定的特性。换言之，体质是人群及人群中的个体，禀受于先天，受后天影响，在其生长、发育和衰老过程中所形成的与自然、社会环境相适应的相对稳定的人体个性特征。体质通过人体形态、功能和心理活动的差异性表现出来。在生理上表现为功能、代谢以及对外界刺激反应等方面的个体差异，在病理上表现为对某些病因和疾病的易感性或易罹性，以及产生病变的类型与疾病传变转归中的某种倾向性。每个人都有自己的体质特点，人的体质特点或隐或显地体现于健康或疾病过程中。因此，体质实际上就是人群在生理共性的基础上，不同个体所具有的生理特殊性。

二、体质的构成要素

人体的正常生命活动是形与神的协调统一，“形与神俱”是生命存在和健康的基本特征。体质概念包括了形、神两方面的内容，一定的形态结构必然产生出相应的生理功能和心理特征，而良好的生理功能和心理特征是正常形态结构的反映，二者相互依存、相互影响，在体质的固有特征中综合地体现出来。可见，体质由形态结构、生理功能和心理特征三方面的差异性构成。

（一）形态结构的差异性

人体形态结构上的差异性是个体体质特征的重要组成部分，包括外部形态结构和内部形态结构（有脏腑、经络、气血津液等）。根据中医学“司外揣内”的认识方法，内部形态结构与外观形象之间是有机的整体，外部形态结构是体质的外在表现，内部形态结构是体质的内在基础。而体表形态最为直观，故备受古今中外体质研究者重视。因此，形态结构在内部结构完好、协调的基础上，主要通过身体外形体现出来，它以躯体形态为基础，并与内部脏器结构有密切的关系，故人的体质特征首先表现为体格、体型、体表形态等方面的差异。

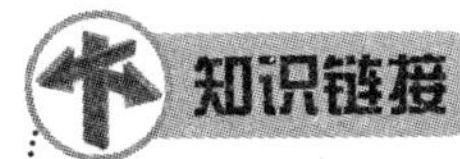

体格、体型与体表形态

体格是指反映人体生长发育水平、营养状况和锻炼程度的状态。一般通过观察和测量身体各部分的大小、形状、匀称程度，以及体重、胸围、肩宽、骨盆宽度和皮肤与皮下软组织情况来判断，是反映体质的标志之一。

体型是指身体各部位大小比例的形态特征，又称身体类型，是衡量体格的重要指标。中医观察体型，主要观察形体之肥瘦长短，皮肉之厚薄坚松，肤色之黑白苍嫩的差异等。其中尤以肥瘦最有代表性，如《灵枢·逆顺肥瘦》及《灵枢·卫气失常》即以体型将人分为肥人与瘦人，肥胖体质又以其形态特征等划分为膏型、脂型和肉型。元代朱丹溪《格致余论》则进一步将体型与发病相联系，提出了“肥人湿多，瘦人火多”的著名观点。

体表形态是个体外观形态的特征，包括体格、体型、体重、性征、体姿、面色、毛发、舌象、脉象等。

（二）生理功能的差异性

形态结构是产生生理功能的基础，个体不同的形态结构特点决定着机体生理功能及对刺激反应的差异，而机体生理功能的个性特征，又会影响其形态结构，引起一系列相应的改变。因此，生理功能上的差异也是个体体质特征的组成部分。

人体的生理功能是其内部形态结构完整性、协调性的反映，是脏腑经络及精气血津液功能的体现。因此，人体生理功能的差异，反映了脏腑功能的盛衰偏颇，涉及人体消化、呼吸、血液循环、水液代谢、生长发育、生殖、感觉运动、精神意识思维等各方面功能的强弱差异。机体的防病抗病能力，新陈代谢情况，自我调节能力，以及或偏于兴奋，或偏于抑制的基本状态等，都是脏腑经络及精气血津液生理功能的表现。诸如心率、心律、面色、唇色、脉象、舌象、呼吸状况、语言的高低、食欲、口味、体温、对寒热的喜恶、二便情况、性功能、生殖功能、女子月经情况、形体的动态及活动能力、睡眠状况、视听觉、触嗅觉、耐痛的程度、皮肤肌肉的弹性、须发的多少和光泽等，均是脏腑经络及精气血津液生理功能的反映，是了解体质状况的重要内容。

（三）心理特征的差异性

心理是指客观事物在大脑中的反映，是感觉、知觉、情感、记忆、思维、性格、能力等的总称，属于中医学神的范畴。在体质构成因素中，形态、功能、心理之间有着密切的关系，心理因素是体质概念中不可缺少的内容。心理特征的差异性，主要表现为人格、气质、性格等的差异。

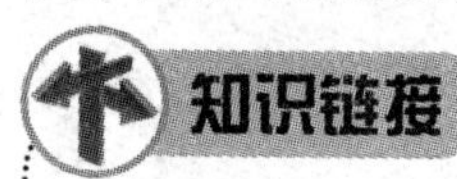

人格、气质与性格

人格是指个体独特的，持久的心理或行为特征的综合，常决定整个心理面貌，是个体心理行为差异性、个体化的核心因素和标志。其包括三个方面内容：一为人格倾向，指人对社会环境的态度和行为动力特征，包括需要、动机、兴趣、理想、信念、价值观等；二为心理特征，主要指能力、气质、性格等；三是心理调节，如自我评价、自我感受与自我控制等。可见，人格是由多种心理成分构成的一种多水平、多层次的完整系统，它们彼此紧密联系并相互影响。其中，与中医学关系最为密切的是个性心理特征中的气质与性格等。

气质有现代心理学中的气质和中医学的气质之分。现代心理学中的气质是指人在进行心理活动时或在行为方式上表现出来的强度、速度、稳定性、指向性和灵活性等动态性的人格心理特征。既表现在情绪产生的快慢、思维的灵活程度、情绪体验的强弱、意志努力的程度、情绪状态的稳定性、情绪变化的幅度及心理活动的内倾性和外倾性方面，也表现在行为动作和言语的速度与灵活性方面，是人的心理活动稳定的、与遗传有关的动力特征，是人格的内部心理气候。中医学的气质，又称气禀、气性、禀性等，是指个体出生后，随着身体的发育、生理的成熟逐渐发展起来的心理特征，故张载在《正蒙·诚明》中指出“形而后有气质之性”；包括性格、态度、智慧及现代心理学中的气质和现代神经生理学中的某些内容；是个体各种心理特征的总和，概括和反映了不同个体心理、行为特征方面的差异，与现代心理学中人格的概念更为接近。

性格在现代心理学中是指一个人对现实的稳定态度和习惯化了的行为方式，如骄傲与谦虚、勤劳与懒惰、勇敢与怯懦、热情与冷漠、诚恳与虚伪、镇定与慌乱、自律与散漫、理智与冲动、细心与粗心、空想与理想、创造与模仿、坚持己见与见异思迁等，是人格的最核心、最本质的鲜明的心理成分，是个性心理特征的重要组成部分。性格是一个人的遗传、生长发育、环境影响、学习教育、自我锻炼、身心健康等多种先天生物因素与后天因素相互作用的结果。先天遗传因素是前提和基础，但是发展的趋势和结果，主要取决于后天的教育培养、社会环境的影响和自我锻炼。

三、体质的基本特点

（一）人体身心特性的概括

体质反映着个体在形态结构、生理功能和心理活动中的基本特征，体现了内在脏腑气血阴阳之偏颇和功能活动之差异，是对个体身体素质和心理素质的概括。

（二）普遍性、全面性和复杂性

体质普遍存在于每个个体中，每个人作为一个形神的统一体，必然会显现出自己的身心特性。这些特性全面体现于不同个体之间在人体形态和功能方面的差异性上。这种差异，由于它的全面性而在不同个体之间表现为复杂的多样性，这种多样性并非没有规律可循。体质学说的任务就是揭示其规律，并就体质作出合理的分类。

（三）稳定性和可变性

体质秉承于先天，得养于后天。先天禀赋决定着个体体质的相对稳定性和个体体质的特异性，后天各种环境因素、营养状况、饮食习惯、精神因素、年龄变化、疾病损害、针药治疗等，又使得机体体质具有可变性。但体质是一个随个体发育的不同阶段而演变的生命过程，在生命过程中的某阶段，体质状态具有相对稳定性。

（四）连续性和可预测性

体质的连续性体现在不同个体体质的存在和演变时间的不间断性，体质的特征伴随着生命自始至终的全过程，或表现为生理状态下的生理反应性，或表现为病理状态下的发病倾向性。偏于某种体质类型者，在初显端倪之后，多具有循着这类体质固有的发展演变规律缓慢演化的趋势，体质的这种可预测性，为治未病提供了可能。

四、体质的评价标志

体质的评价标志，通过体质的构成内容来体现。因此，当评价一个人的体质状况时，应从其形态结构、生理功能及心理特征等方面进行综合考虑。

（一）体质的评价指标

1. 身体的形态结构状况　包括体表形态、体格、体型、内部的结构和功能的完整性、协调性。

2. 身体的功能水平　包括机体的新陈代谢和各器官、系统的功能，特别是心血管、呼吸系统的功能。

3. 身体的素质及运动能力水平　包括速度、力量、耐力、灵敏性、协调性及走、跳、跑、投、攀越等身体的基本活动能力。

4. 心理的发育水平　包括智力、情感、行为、感知觉、个性、性格、意志等方面。

5. 适应能力　包括对自然环境、社会环境和各种精神心理环境的适应能力，以及对病因、疾病损害的抵抗力和修复能力等。

（二）理想健康体质的标志

理想体质是指人体在充分发挥遗传潜力的基础上，经过后天的积极培育，使机体的形态结构、生理功能、心理状态以及对环境的适应能力等得到全面发展，处于相对良好的状态，即形神统一的状态。形神统一是健康的标志，因此，中医学常常将理想体质的标志融于健康的标志之中，理想体质的标志也反映了健康的标志。其具体标志主要是：

1. 身体发育良好，体格健壮，体型匀称，体重适当。
2. 面色红润，双目有神，须发润泽，肌肉皮肤有弹性。
3. 声音洪亮有力，牙齿坚固，双耳聪敏，脉象和缓均匀，睡眠良好，二便正常。
4. 动作灵活，有较强的运动与劳动等身体活动能力。
5. 精力充沛，情绪乐观，感觉灵敏，意志坚强。
6. 处事态度积极、镇定、有主见，富有理性和创造性。
7. 应变能力强，能适应各种环境，有较强的抗干扰、抗不良刺激和抗病的能力。

第二节 体质的形成

体质特征取决于脏腑经络气血的强弱盛衰，因此，凡能影响脏腑经络、精气血津液功能活动的因素，均可影响体质。归纳起来主要有以下几个方面：

一、先天因素

先天，又称禀赋，是指子代出生以前在母体内所禀受的一切，包括父母生殖之精的质量，父母血缘关系所赋予的遗传性，父母生育的年龄，以及在体内孕育过程中母亲是否注意养胎和妊娠期疾病所给予的一切影响。先天禀赋是体质形成的基础，是人体体质强弱的前提条件。父母的生殖之精结合形成胚胎，禀受母体气血的滋养而不断发育，从而形成了人体，这种形体结构便是体质在形态方面的雏形，故《灵枢·决气》说：“两神相搏，合而成形。”张介宾称之为“形体之基”。因此，父母生殖之精的盈亏盛衰和体质特征决定着子代禀赋的厚薄强弱，影响其体质；父母体内阴阳的偏颇和功能活动的差异，可使子代也有同样的倾向性。父母形质精血的强弱盛衰，造成了子代禀赋的不同，表现出体质的差异，诸如身体强弱、肥瘦、刚柔、长短、肤色、性格、气质，乃至先天性生理缺陷和遗传性疾病，如鸡胸、龟背、癫痫、哮喘等。这种差异决定于先天遗传性因素，取决于父母肾之精气阴阳的盛衰偏颇及母体的调摄得当与否。先天之精充盈，则禀赋足而周全，出生之后体质强壮而少偏颇；先天之精不足，禀赋虚弱或偏颇，可使小儿生长发育障碍，影响身体素质和心理素质的健康发展。可见，在体质形成过程中，先天因素起着关键性作用，是它确定了体质的“基调”。但这只对体质的发展提供了可能性，而体质的发育和定型，还受后天各种因素综合作用的影响。

二、后天因素

后天，是指人从出生到死亡之前的生命历程。后天因素是人出生之后赖以生存的各种因素的总和。后天因素可分为机体内在因素和外界因素两方面。机体内在因素包括性别、年龄、心理因素，外界因素实际上就是环境因素。环境指自然环境和社会环境。环境与健康的问题是生命科学中的重大课题，已经受到全球的关注。人从出生到生命终结之前，始终生活在一定的自然环境和社会环境之中。自然环境是与社会环境相对而言的，涉及生活环境、生产环境和食物链环境等一切客观环境。社会环境则涉及政治、经济、文化等环境要素。换言之，人们所处的环境包括人们赖以生存的基本条件和一切有关事物，如社会的物质生活条件、劳动条件、卫生条件、社会制度、气候条件、生态平衡及教育水平等。

（一）年龄因素

体质是一个随着个体发育的不同阶段而不断演变的生命过程，某个阶段的体质特点与另一个阶段的体质特点是不同的。这是因为在生长、发育、壮盛以至衰老、死亡的过程中，脏腑精气由弱到强，又由盛至衰，一直影响着人体的生理活动和心理变化，决定着人体体质的演变。小儿生机旺盛，精气阴阳蓬勃生长，故称为“纯阳之体”。但其精气阴阳均未充分成熟，故又称为“稚阴稚阳”。小儿的体质特点被前人概括为：脏腑娇嫩，形气未充，易虚易实，易寒易热。成年人一般精气血津液充盛，脏腑功能强健，体质类型已基本定型，一般而言比较稳定。老年人由于内脏功能活动的生理性衰退，体质常表现出精气神渐衰、阴阳失调、脏腑功能减退、代谢减缓、气血郁滞等特点。

知识链接

更年期体质

更年期是指人由中年转入老年的过渡时期，是体质状态的特殊转折点。这一时期的特点是机体的阴阳气血和脏腑经络协调平衡发生急剧的变动，全身各系统的结构与功能均出现由盛转衰的生理变化。

1. 女性更年期体质　女性更年期多出现于44～55岁。在此阶段，人体肾气渐衰，冲任亏虚，精血不足，月经渐止而丧失生育能力，人的形体也随之同步衰老。由于冲任失调、阴阳失衡，各项生理功能发生紊乱，所以大多女性或轻或重地感觉到身体不适，如潮热汗出、心悸心烦、心绪不宁、健忘失眠、头晕头痛、急躁易怒、悲伤欲哭、口燥咽干、倦怠无力、浮肿、月经紊乱等。

2. 男性更年期体质　男性更年期多出现于55～65岁，其体质特点为脏腑功能衰退，并以肾气虚衰为主而波及他脏。由于肾阴肾阳失调而导致脏腑功能失常，气血运行不畅。因为个体体质的差异，其更年期综合征表现的轻重，以及波及的脏腑有所不同，有人无明显的症状，有人却可出现明显的不适，如情绪不宁、抑郁寡欢、烦躁易怒、健忘失眠、易惊多梦、五心烦热、体力下降、眩晕耳鸣、阳痿早泄、性欲淡漠等。

（二）性别差异

就体质学说而论，人类最基本的体质类型可分为男性体质与女性体质两大类。由于男女在遗传性征、身体形态、脏腑结构等方面的差别，相应的生理功能、心理特征也就有异，因而体质上存在着性别差异。男性多禀阳刚之气，脏腑功能较强，体魄健壮魁梧，能胜任繁重的体力和脑力劳动，性格多外向，粗犷，心胸开阔；女性多禀阴柔之气，脏腑功能较弱，体形小巧苗条，性格多内向，喜静，细腻，多愁善感。男子以肾为先天，以精、气为本；女子以肝为先天，以血为本。男子多用气，故气常不足；女子多用血，故血常不足。男子病多在气分，女子病多在血分。男子之病，多由伤精耗气；女子之病，多由伤血。此外，女子由于经、带、胎、产、乳等特殊生理过程，还有月经期、妊娠期和产褥期的体质改变。当月经来潮后，体内产生了明显的周期性变化，故中医学有经期感冒热入血室等专论；妊娠期由于胎儿生长发育的需要，产褥期由于产育、哺育的影响，母体各系统产生一系列适应性反应，故有“孕妇宜凉，产后宜温”之说。

（三）饮食因素

饮食结构和营养状况对体质有明显的影响。饮食物各有不同的成分或性味特点，而人之五脏六腑，各有所好。脏腑之精气阴阳，需五味阴阳和合而生。长期的饮食习惯和固定的膳食品种质量，日久可因体内某些成分的增减等变化而影响体质。如饮食不足，影响精气血津液的化生，可使体质虚弱；饮食偏嗜，使体内某种物质缺乏或过多，可引起人体脏气偏盛或偏衰，形成有偏颇趋向的体质，甚则成为导致某些疾病的原因。如嗜食肥甘厚味可助湿生痰，形成痰湿体质；嗜食辛辣则易化火灼津，形成阴虚火旺体质；过食咸则脉凝泣变色伤心，形成心气虚弱体质；过食生冷寒凉会损伤脾胃，产生脾气虚弱体质；饮食无度，久则损伤脾胃，可形成形盛气虚体质。合理的膳食结构，科学的饮食习惯，适当的营养水平，则能保持和促进身体的正常生长发育，使精气神旺盛，脏腑功能协调，痰湿不生，阴平阳秘，体质强壮。

（四）劳逸所伤

过度的劳动和安逸是影响体质的又一重要因素。适度的劳作或体育锻炼，可使筋骨强壮，关节通利，气机通畅，气血调和，脏腑功能旺盛；适当的休息，有利于消除疲劳，恢复体力和脑力，维持人体正常的功能活动。劳逸结合，有利于人体的身心健康，保持良好的体质。但过度的劳作，则易于损伤筋骨，消耗气血，致脏腑精气不足，功能减弱，形成虚性体质。而过度安逸，长期养尊处优，四体不勤，则可使气血流行不畅，筋肉松弛，脾胃功能减退，而形成痰瘀型体质。如《灵枢·根结》说："王公大人，血食之君，身体柔脆，肌肉软弱。"

（五）情志因素

情志，泛指喜怒忧思悲恐惊等心理活动，是人体对外界客观事物刺激的正常反应，反映了机体对自然、社会环境变化的适应调节能力。情志活动的产生有赖于内在脏腑的功能活动，以脏腑精气阴阳为物质基础。七情的变化，可以通过影响脏腑精气的变化，而影响人体的体质。所以，精神情志，贵在和调。情志和调，则气血调畅，脏腑功能协调，体质强壮。反之，长期强烈的情志刺激，超过了人体的生理调节能力，可致脏腑精气的不足或紊乱，给体质造成不良影响。常见的气郁性体质多由此起。气郁化火，伤阴灼血，又能导致阳热体质或阴虚体质。气滞不畅还可形成血瘀型体质。情志变化导致的体质改变，还与某些疾病的发生有特定的关系，如郁怒不解，情绪急躁的"木火质"，易患眩晕、中风等病证；忧愁日久，郁闷寡欢的"肝郁质"，易诱发癌症。因此，保持良好的精神状态，对体质健康十分有益。

（六）地理因素

从现代医学地理学的角度来看，不同地区或地域具有不同的地理特征，包括地壳的物理性状，土壤的化学成分、水土性质、物产及气候条件等特征。这些特征影响着不同地域人群的饮食结构、居住条件、生活方式、社会民俗等，从而制约着不同地域生存的不同人群的形态结构、生理功能和心理行为特征的形成和发展。同时，人类具有能动的适应性，由于自然环境条件不同，人类各自形成了与其生存环境条件相协调的自我调节机制和适应方式，从而产生并形成了不同自然条件下的体质特征。一般而言，北方人形体多壮实，腠理致密；东南之人多体型瘦弱，腠理偏疏松；滨海临湖之人，多湿多痰。居住环境的寒冷潮湿，易形成阴盛体质或湿盛体质。

（七）其他因素

疾病是促使体质改变的一个重要因素。一般来说，疾病改变体质多是向不利方面变化，如大病、久病之后，常使体质虚弱；某些慢性疾病（如慢性肾炎、肺结核等）迁延日久，患者的体质易表现出一定的特异性。但感染邪气，罹患某些疾病（如麻疹、痄腮）之后，还会使机体具有相应的免疫力，使患者终生不再罹患此病。此外，疾病损害而形成的体质改变，其体质类型还与疾病变化有一定关系，如慢性肝炎早期多为气滞型体质，随着病变的发展可转为瘀血型、阴虚型等不同类型的体质。可见，体质与疾病因素常互为因果。

药物具有不同的性味特点，针灸也具有相应的补泻效果，能够调整脏腑精气阴阳之盛衰及经络气血之偏颇，用之得当，将会收到补偏救弊的功效，使病理体质恢复正常；用之不当，或针药误施，将会加重体质损害，使体质由壮变衰，由强变弱。

总之，体质禀赋于先天，受制于后天。先、后天多种因素构成影响体质的内外环境，在诸多因素的共同作用下，形成个体不同的体质特征。

第三节 体质的分类

体质的差异现象是先天禀赋与后天多种因素共同作用的结果。人类体质间的同一性是相对的，而差异性则是绝对的。这种差异，既有因生存空间上存在的自然地域性差异而形成的群体差异，又有在相同的生存空间，但因禀赋、生活方式、行为习惯的不同而形成的个体差异；既有不同个体间的差异，又有同一个体不同生命阶段的差异。为了把握个体的体质差异规律及体质特征，有效地指导临床实践，就必须对纷繁的体质现象进行广泛的比较分析，然后予以甄别分类。

一、体质的分类方法

体质的分类方法是认识和掌握体质差异性的重要手段。中医学体质的分类，是以整体观念为指导思想，以阴阳五行学说为思维方法，以藏象及精气血津液神理论为理论基础而进行的。古今医家从不同角度对体质作了不同的分类。《黄帝内经》曾提出过阴阳含量划分法、五行归属划分法、形态与功能特征分类法、心理特征分类法（包括刚柔分类法、勇怯分类法、形态苦乐分类法）等，张介宾等采用藏象阴阳分类，叶天士等以阴阳属性分类，章虚谷则以阴阳虚实分类。现代医家多从临床角度根据发病群体中的体质变化、表现特征进行分类，但由于观察角度、分类方法不同，对体质划分的类型、命名方法也有所不同，有四分法、五分法、六分法、七分法、九分法、十二分法等，每一分类下又常有不同划分方法，但其分类的基础，是脏腑经络及精气血津液的结构与功能的差异。

体质的生理学基础是脏腑经络及精气血津液的盛衰偏颇，实际上是脏腑精气阴阳及其功能的差异和经络气血之偏颇。所以，在正常生理条件下，个体之间存在着一定的脏腑精气阴阳和经络气血的盛衰偏颇，导致了个体之间在生命活动表现形式上的某种倾向性和属性上偏阴偏阳的差异性，从而决定了人类体质现象的多样性和体质类型的出现。因此，着眼于整体生理功能的高低强弱，运用阴阳的分类方法对体质进行分类是体质分类的基本方法。正如章楠《医门棒喝·人体阴阳体用论》所说："治病之要，首当察人体质之阴阳强弱。"

二、常用体质分类及其特征

（一）体质三分法

《素问·调经论》说："阴阳匀平……命曰平人。"《素问·生气通天论》说："阴平阳秘，精神乃治。"但是，机体的精气阴阳在正常生理状态下，总是处于动态的消长变化之中，使正常体质出现偏阴或偏阳的状态。机体的精气阴阳，包括精为阴而气为阳和气自身所分之阴阳两个层次。体质类型的阴阳，主要是指以对立制约为主而多表现为寒热、动静偏颇的阴阳二气。鉴于此，将人体正常体质大致分为阴阳平和质、偏阳质和偏阴质三种类型。理想的体质应是阴阳平和之质。

1. 阴阳平和质 阴阳平和质是功能较为协调的体质类型。体质特征为：身体强壮，胖瘦适度；面色与肤色虽有五色之偏，但都明润含蓄；目光有神，性格开朗、随和；食量适中，二便通调；舌红润，脉象缓匀有神；夜眠安和，精力充沛，反应灵活，思维敏捷，工作潜力大；自身调节和对外适应能力强。

具有这种体质特征的人，不易感受外邪，很少生病。即使患病，多为表证、实证，且易于治愈，康复亦快，有时会不药而愈。如果后天调养得宜，无暴力外伤、慢性疾患及不良生活习惯，其体质不易改变，易获长寿。

2. 偏阳质 偏阳质是指具有亢奋、偏热、多动等特性的体质类型。体质特征为：形体适中或偏瘦，但较结实；面色多略偏红或微苍黑，或呈油性皮肤；性格外向，喜动好强，易急躁，自制力较差；食量较大，消化吸收功能健旺；大便易干燥，小便易黄赤；平时畏热喜冷，或体温略偏高，动则易出汗，喜饮水；唇、舌偏红，苔薄易黄，脉多偏阳；精力旺盛，动作敏捷，反应灵敏，性欲较强。

具有这种体质特征的人，对风、暑、热等阳邪的易感性较强，受邪发病后多表现为热证、实证，并易化燥伤阴；皮肤易生疖疮；内伤杂病多见火旺、阳亢或兼阴虚之证；容易发生眩晕、头痛、心悸、失眠及出血等病证。

由于此类体质的人阳气偏亢，多动少静，故日久必有耗阴之势。若调养不当，操劳过度，思虑不节，纵欲失精，嗜食烟酒、辛辣，则必将加速阴伤，发展演化为临床常见的阳亢、阴虚、痰火等病理性体质。

3. 偏阴质 偏阴质是指具有抑制、偏寒、多静等特征的体质类型。体质特征为：形体适中或偏胖，但较弱，容易疲劳。面色偏白而欠华；性格内向，喜静少动，或胆小易惊；食量较小，消化吸收功能一般；平时畏寒喜热，或体温偏低；精力偏弱，动作迟缓，反应较慢，性欲偏弱。

具有这种体质特征的人，对寒、湿等阴邪的易感性较强，受邪发病后多表现为寒证、虚证；表证易传里或直中内脏；冬天易生冻疮；内伤杂病多见阴盛、阳虚之证；容易发生湿滞、水肿、痰饮、瘀血等病证。

由于本类体质者阳气偏弱，长期发展，易致阳气虚弱，脏腑功能偏衰，水湿内生，从而形成临床常见的阳虚、痰湿、水饮等病理性体质。

（二）体质九分法

2009年4月9日中华中医药学会发布了《中医体质分类与判定标准》，该标准将体质分为平和质、气虚质、阳虚质、阴虚质、痰湿质、湿热质、血瘀质、气郁质、特禀质九个类型，是目前中医体质辨识的标准化工具。

1. 平和质（A型）

总体特征：阴阳气血调和，以体态适中、面色红润、精力充沛等为主要特征。

形体特征：体形匀称健壮。

常见表现：面色、肤色润泽，头发稠密有光泽，目光有神，鼻色明润，嗅觉、味觉正常，唇色红润，不易疲劳，精力充沛，耐受寒热，睡眠良好，胃纳佳，二便正常，舌色淡红，苔薄白，脉和缓有力。

心理特征：性格随和开朗。

发病倾向：平素患病较少。

对外界环境适应能力：对自然环境和社会环境适应能力较强。

2. 气虚质（B型）

总体特征：元气不足，以疲乏、气短、自汗等气虚表现为主要特征。

形体特征：肌肉松软不实。

常见表现：平素语音低弱，气短懒言，容易疲乏，精神不振，易出汗，舌淡红，舌边有齿痕，脉弱。

心理特征：性格内向，不喜冒险。

发病倾向：易患感冒、内脏下垂等病；病后康复缓慢。

对外界环境适应能力：不耐受风、寒、暑、湿邪。

3. 阳虚质（C型）

总体特征：阳气不足，以畏寒怕冷、手足不温等虚寒表现为主要特征。

形体特征：肌肉松软不实。

常见表现：平素畏冷，手足不温，喜热饮食，精神不振，舌淡胖嫩，脉沉迟。

心理特征：性格多沉静、内向。

发病倾向：易患痰饮、肿胀、泄泻等病；感邪易从寒化。

对外界环境适应能力：耐夏不耐冬；易感风、寒、湿邪。

4. 阴虚质（D型）

总体特征：阴液亏少，以口燥咽干、手足心热等虚热表现为主要特征。

形体特征：体形偏瘦。

常见表现：手足心热，口燥咽干，鼻微干，喜冷饮，大便干燥，舌红少津，脉细数。

心理特征：性情急躁，外向好动，活泼。

发病倾向：易患虚劳、失精、不寐等病；感邪易从热化。

对外界环境适应能力：耐冬不耐夏；不耐受暑、热、燥邪。

5. 痰湿质（E型）

总体特征：痰湿凝聚，以形体肥胖、腹部肥满、口黏苔腻等痰湿表现为主要特征。

形体特征：体形肥胖，腹部肥满松软。

常见表现：面部皮肤油脂较多，多汗且黏，胸闷，痰多，口黏腻或甜，喜食肥甘甜黏，苔腻，脉滑。

心理特征：性格偏温和、稳重，多善于忍耐。

发病倾向：易患消渴、中风、胸痹等病。

对外界环境适应能力：对梅雨季节及湿重环境适应能力差。

6. 湿热质（F型）

总体特征：湿热内蕴，以面垢油光、口苦、苔黄腻等湿热表现为主要特征。

形体特征：形体中等或偏瘦。

常见表现：面垢油光，易生痤疮，口苦口干，身重困倦，大便黏滞不畅或燥结，小便短黄，男性易阴囊潮湿，女性易带下增多，舌质偏红，苔黄腻，脉滑数。

心理特征：容易心烦急躁。

发病倾向：易患疮疖、黄疸、热淋等病。

对外界环境适应能力：对夏末秋初湿热气候，湿重或气温偏高环境较难适应。

7. 血瘀质（G型）

总体特征：血行不畅，以肤色晦暗、舌质紫黯等血瘀表现为主要特征。

形体特征：胖瘦均见。

常见表现：肤色晦暗，色素沉着，容易出现瘀斑，口唇黯淡，舌黯或有瘀点，舌下络脉紫黯或增粗，脉涩。

心理特征：易烦，健忘。

发病倾向：易患癥瘕及痛证、血证等。

对外界环境适应能力：不耐受寒邪。

8. 气郁质（H型）

总体特征：气机郁滞，以神情抑郁、忧虑脆弱等气郁表现为主要特征。

形体特征：形体瘦者为多。

常见表现：神情抑郁，情感脆弱，烦闷不乐，舌淡红，苔薄白，脉弦。

心理特征：性格内向不稳定、敏感多虑。

发病倾向：易患脏躁、梅核气、百合病及郁证等。

对外界环境适应能力：对精神刺激适应能力较差；不适应阴雨天气。

9. 特禀质（I型）

总体特征：先天失常，以生理缺陷、过敏反应等为主要特征。

形体特征：过敏体质者一般无特殊；先天禀赋异常者或有畸形，或有生理缺陷。

常见表现：过敏体质者常见哮喘、风团、咽痒、鼻塞、喷嚏等；患遗传性疾病者有垂直遗传、先天性、家族性特征；患胎传性疾病者具有母体影响胎儿个体生长发育及相关疾病特征。

心理特征：随禀质不同情况各异。

发病倾向：过敏体质者易患哮喘、荨麻疹、花粉症及药物过敏等；遗传性疾病如血友病、先天愚型等；胎传性疾病如五迟（立迟、行迟、发迟、齿迟和语迟）、五软（头软、项软、手足软、肌肉软、口软）、解颅、胎惊等。

对外界环境适应能力：适应能力差，如过敏体质者对易致过敏季节适应能力差，易引发宿疾。

第四节 体质学说的应用

体质学说，重在研究正常人体的生理特殊性，强调脏腑经络的偏颇和精气阴阳的盛衰对形成体质差异的决定性作用，揭示了个体的差异规律、特征及机理。体质的特殊性是由脏腑之盛衰，气血之盈亏所决定的，反映了机体阴阳运动形式的特殊性。由于体质的特异性、多样性和可变性，形成了个体对疾病的易感倾向、病变性质、疾病过程及其对治疗的反应等方面的明显差异。因此，中医学强调“因人制宜”，并把体质学说同病因学、病机学、诊断学、治疗学和养生学等密切结合起来，以指导临床实践。

一、体质与病因

体质因素决定着个体对某些病邪的易感性、耐受性。体质反映了机体自身生理范围内阴阳寒热的盛衰偏倾，这种偏倾性决定了个体的功能状态的不同，因而对外界刺激的反应性、亲和性、耐受性不同，也就是选择性不同，正所谓“同气相求”。一般而言，偏阳质者易感受风、暑、热之邪而耐寒。感受风邪易伤肺脏；感受暑热之邪易伤肺胃及肝肾之阴气。偏阴质者易感受寒湿之邪而耐热，感受寒邪后亦易入里，常伤脾肾之阳气；感受湿邪最易困遏脾阳，外湿引动内湿而为泄为肿等。小儿气血未充，稚阴稚阳之体，常易感受外邪或因饮食所伤而发病。凡此种种，均说明了体质的偏颇是造成机体易于感受某病的根本原因。正如清代吴德汉《医理辑要·锦囊觉后编》所说："要知易风为病者，表气素虚；易寒为病者，阳气素弱；易热为病者，阴气素衰；易伤食者，脾胃必亏；易劳伤者，中气必损。"

二、体质与发病

中医学认为，正气虚是产生疾病的内在根据，而体质的强弱决定着正气的盛衰。体质健壮，正气旺盛，则邪气难以致病；体质衰弱，正气内虚，则易于发病。

体质因素还决定着发病的倾向性。脏腑组织有坚脆刚柔之别，个体对某些病因的易感性不同，因而不同体质的人发病情况也各不相同。《灵枢·五变》指出："五脏皆柔弱者，善病消瘅"；"小骨弱肉者，善病寒热"；"粗理而肉不坚者，善病痹"。一般而言，小儿脏腑娇嫩，体质未壮，易患咳喘、腹泄、食积等疾；年高之人，五脏精气多虚，体质转弱，易患痰饮、咳喘、眩晕、心悸、消渴等病；肥人或痰湿内盛者，易患中风、眩晕；瘦人或阴虚之体，易罹肺痨、咳嗽诸疾；阳弱阴盛体质者易患肝郁气滞之证。脏气偏聚盈虚的改变，形成体内情感好发的潜在环境，使人对外界刺激的反应性增强，使情志症状的产生有一定的选择性和倾向性。如《素问·宣明五气》指出："精气并于心则喜，并于肺则悲，并于肝则忧，并于脾则畏，并于肾则恐。"

此外，遗传性疾病、先天性疾病的发生，以及过敏体质的形成，也与个体体质密切相关。这是因为不同的种族、民族、家族长期的遗传因素和生活环境条件不同，形成了体质的差异，即对某些疾病的易感性、抗病能力和免疫反应的不同。

三、体质与病机

体质因素决定病机的从化。病情从体质而变化，称为从化。人体感受邪气之后，由于体质的特殊性，病理性质往往发生不同的变化。由于体质的特殊性，不同的体质类型有其潜在的、相对稳定的倾向性，可称为"质势"。人体遭受致病因素的作用时，即在体内产生相应的病理变化，而且不同的致病因素具有不同的病变特点，这种病理演变趋势称为"病势"。病势与质势结合就会使病变性质发生不同的变化。这种病势依附于质势，从体质而发生的转化，称为"质化"，亦即从化。正如《医门棒喝·六气阴阳论》所说："邪之阴阳，随人身之阴阳而变也。"如同为感受风寒之邪，阳热体质者得之往往从阳化热，而阴寒体质者则易从阴化寒。又如同为湿邪，阳热之体得之，则湿易从阳化热，而为湿热之候，阴寒之体得之，则湿易从阴化寒，而为寒湿之证。因禀性有阴阳，脏腑有强弱，故机体对致病因子有化寒、化热、化湿、化燥等区别。质化（从化）的一般规律是：素体阴虚阳亢者，功能活动相对亢奋，受邪后多从热化；素体阳虚阴盛者，功能活动相对不足，受邪后多从寒化；素体津亏血耗者，易致邪从燥化；气虚湿盛者，受邪后多从湿化。

四、体质与辨证

体质是辨证的基础，体质决定疾病的证候类型。首先，感受相同的致病因素或患同一种疾病，因个体体质的差异可表现出阴阳表里寒热虚实等不同的证候类型，即同病异证。如同样感受寒邪，素体强壮，正气可以御邪于肌表者，表现为恶寒发热、头身疼痛、苔薄白、脉浮等风寒表证；而素体阳虚，正不胜邪者，一发病就出现寒邪直中脾胃的畏寒肢冷、纳呆食减、腹痛泄泻、脉象缓弱等脾阳不足之证。又如同一地区、同一时期所发生的感冒病，由于邪气性质的不同，感邪轻重的不同和体质的差异，证候类型就有风寒、风热、风湿、风燥等的不同。可见体质是形成同病异证的决定性因素。另一方面，异病同证的产生也与体质密切相关。感受不同的病因或患不同的疾病，而体质在某些方面具有共同点时，常常可表现为相同或类似的证候类型。如阳热体质者，感受暑热之邪气后势必出现热证，但若感受风寒邪气，亦可郁而化热，表现为热性证候。泄泻、水肿病，体质相同时，都可以表现为脾肾阳虚之证。所以说，同病异证与异病同证，主要是以体质的差异为生理基础，体质是证候形成的内在基础。

由于体质的特殊性决定着发病后临床证候类型的倾向性，证候的特征中包含着体质的特征，故临床辨证特别重视体质因素，将判别体质状况视为辨证的前提和重要依据。

五、体质与治疗

辨证论治是中医治疗的基本原则和特色，而形成证候的内在基础是体质。体质特征在很大程度上决定着疾病的证候类型和个体对治疗反应的差异性，因而注重体质的诊察就成了辨证论治的重要环节。临床所见同一种病变，同一种治法，但是对此人有效，对他人则不但无效，反而有害，其原因就在于病同而人不同。个体体质的不同，决定了证候的不同，治法和方药应当针对证候而有别。辨证论治，治病求本，实质上包含着从体质上求本治疗之义。由于体质受先天禀赋、年龄、性别、生活条件及情志所伤等多种因素的影响，故通常所说的“因人制宜”，其核心应是区别体质而治疗。

（一）区别体质特征而施治

体质有阴阳之别，强弱之分，偏寒偏热之异，所以在治疗中，常以患者的体质状态作为立法处方用药的重要依据。针对证候的治疗实际上包含了对体质内在偏颇的调整，是根本的治疗，也是治病求本的反映。如面色白而体胖，属阳虚体质者，感受寒湿阴邪，易从阴化寒化湿，当用附子、肉桂、干姜等大热之品以温阳祛寒或通阳利湿；如面色红而形瘦，属阴虚体质者，内火易动，若同感受寒湿阴邪，反易从阳化热伤阴，治宜清润之品。因此，偏阳质者，多发实热证候，当慎用温热伤阴之剂；偏阴质者，多发实寒证候，慎用寒凉伤阳之药。针刺治疗也要依据病人体质施以补泻之法：体质强壮者，多发为实性病证，当用泻法；体质虚弱者，多发为虚性病证，当用补法。如《灵枢·根结》说：“刺布衣者深以留之，刺大人者微以徐之。”

“同病异治”和“异病同治”是辨证论治的具体体现。由于体质的差异，同一疾病，可出现病情发展、病机变化的差异，表现出不同的证候，治疗上应根据不同的情况，采取不同的治法；而不同的病因或疾病，由于患者的体质在某些方面有共同点，证候随体质而化，可出现大致相同的病机变化和证候，故可采用大致相同的方法进行治疗。

（二）根据体质特征注意针药宜忌

体质有寒热虚实之异，药物有性味偏颇，针灸也有补泻手法的不同，因此治疗时就要明辨体质对针药的宜忌，把握用药及针灸的“度”，中病即止，既可治愈疾病，又不损伤正气。

1. 注意药物性味 一般来说，体质偏阳者宜甘寒、酸寒、咸寒、清润，忌辛热温散、苦寒沉降；体质偏阴者宜温补益火，忌苦寒泻火；素体气虚者宜补气培元，忌耗散克伐；阴阳平和质者宜视病情权衡寒热补泻，忌妄攻蛮补；痰湿质者宜健脾芳化，忌阴柔滋补；湿热质者宜清热利湿，忌滋补厚味；瘀血质者，宜疏利气血，忌固涩收敛等。

2. 注意用药剂量 不同的体质对药物的反应不同，如大黄泻下通便，有人服用9g即足以通便泻下，有人服至18g仅见大便转软，即是其例。一般说来，体质强壮者，对药物耐受性强，剂量宜大，用药可峻猛；体质瘦弱者，对药物耐受性差，剂量宜小，药性宜平和。正如《灵枢·论痛》所说：“胃厚、色黑、大骨及肥者皆胜毒，故其瘦而薄胃者，皆不胜毒也。”

3. 注意针灸宜忌 体质不同，针灸治疗后的疼痛反应和得气反应有别。一般体质强壮者，对针石、火焫的耐受性强，体质弱者，耐受性差；肥胖体质者，多气血迟涩，对针刺反应迟钝，进针宜深，刺激量宜大，多用温针艾灸；瘦长体型者气血滑利，对针刺反应敏感，进针宜浅，刺激量相应宜小，少用温灸。

（三）病愈调理要兼顾体质特征

疾病初愈或趋向恢复时，促其康复的善后调理十分重要，也属于治疗范畴。调理时需多方面的措施配合，包括药物、食饵、精神心理和生活习惯等。这些措施的具体选择应用，皆须兼顾患者的体质特征。如体质偏阳者初愈，慎食狗肉、羊肉、桂圆等温热及辛辣之味；体质偏阴者大病初愈，慎食龟鳖、熟地等滋腻之物和五味子、诃子、乌梅等酸涩收敛之品。

六、体质与养生

善于养生者，就要修身养性，形神共养，以增强体质，预防疾病，增进身心健康。调摄时就要根据各自不同的体质特征，选择相应的措施和方法。

中医学的养生方法，贯穿于衣食住行的各个方面，主要有顺时摄养、调摄精神、起居有常、劳逸适度、饮食调养及运动锻炼等，无论在哪一方面的调摄，都应兼顾体质特征。例如，在食疗方面，体质偏阳（热）者，进食宜凉而忌热；体质偏阴（寒）者，进食宜温而忌寒；形体肥胖者多痰湿，食宜清淡而忌肥甘；阴虚之体，饮食宜甘润生津之品，忌肥腻厚味、辛辣燥烈之品；阳虚之体宜多食温补之品。在精神调摄方面，要根据个体体质特征，采用各种心理调节方法，以保持心理平衡，维持和增进心理健康。如气郁质者，精神多抑郁不爽，神情多愁闷不乐，性格多孤僻内向，多愁善感，气度狭小，故应注意情感上的疏导，消解其不良情绪，以防过极。阳虚质者，精神多萎靡不振，神情偏冷漠，多自卑而缺乏勇气，应帮助其树立起生活的信心。

（祝建材）

复习思考题

1. 人体生理功能的差异性主要表现在哪些方面？
2. 为什么说脏腑经络、精气血津液是体质形成的生理学基础？
3. 试述阴阳平和质、偏阳质、偏阴质三种体质类型的不同特点。
4. 试述体质学说在中医学中的应用。
5. 试述体质与证候的关系。
6. 体质理论是如何运用于临床治疗的？

第六章　病　　因 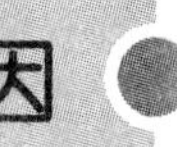

学习要点

1. 病因与辨症求因的概念。
2. 六淫致病的共同特点、各自的性质与致病特点；疠气的基本概念与致病特点。
3. 七情的致病特点。
4. 痰饮、瘀血的形成与致病特点。
5. 劳逸过度、饮食失宜的主要内容。

病因，是指引起疾病的原因，又称为病邪、致病因素等。一切破坏人体相对平衡状态而引起疾病的原因就是病因。中医学中的病因主要包括六淫、七情、饮食、劳逸、疠气、外伤、痰饮、瘀血、结石、寄生虫、中毒以及医源因素、药源因素、先天因素等。

病因学说，是研究各种病因的概念、性质、致病特点及其临床表现的学说。在整体观念的指导下，中医探求病因，除了解发病过程中可能作为病因的客观条件，如情志因素、外伤等外，主要是以临床表现为依据，通过分析病证的症状和体征来推求病因，为治疗用药提供依据。这种方法称为“辨症求因”，又称“审症求因”，为中医探究和认识病因的特有方法，也是中医病因学的主要特点之一。

关于病因的分类，历代医家提出了不同的分类方法，是一个由简单到复杂，由浅入深的过程。《黄帝内经》把复杂的病因分为阴阳两类。《素问·调经论》说：“夫邪之生也，或生于阴，或生于阳，其生于阳者，得之风雨寒暑，其生于阴者，得之饮食居处，阴阳喜怒。”汉代张仲景在《金匮要略》中把病因按其传变概括为三个途径，他说：“千般疢难，不越三条：一者，经络受邪入脏腑，为内所因也；二者，四肢九窍，血脉相传，壅塞不通，为外皮肤所中也；三者，房室、金刃、虫兽所伤。以此详之，病由都尽。”宋代陈无择在张仲景分类的基础上，把病因与发病途径结合起来，明确提出了“三因学说”，即六淫邪气侵袭为外因，七情所伤为内因，饮食劳倦、跌仆、金刃以及虫兽所伤等为不内外因。这种把致病因素和发病途径结合起来的分类方法较之以往更加合理，故多为后人沿用。本书将病因分为外感病因、内伤病因、病理产物性病因及其他病因四大类。

第一节　外感病因

外感病因是指来源于自然界，多从肌表、口鼻侵入人体引起外感性疾病的致病因素。外感病因大致分为六淫和疠气两类。

一、六淫

六淫，即风、寒、暑、湿、燥、火（热）六种外感病邪的统称。淫，有太过、浸淫之意，引申为不正、异常。

风、寒、暑、湿、燥、火本为自然界的六种正常气候变化，称为“六气”。这六种正常气候的存在和交替变化是万物生长的条件，对于人体是无害的。由于机体在生命活动的过程中，通过自身的调节机制产生了一定的适应能力，从而使人体的生理活动与六气的变化相适应，所以六气一般对人体是无害的。六气的变化有一定的规律和限度，当气候变化异常，超过了一定限度，如六气的太过或不及，非其时而有其气（如春天应温而反寒，秋天应凉而反热等），以及气候变化过于急骤（如暴冷、暴热等），超过了人体的适应能力，就会引起疾病的发生。能导致机体发生疾病的六气便称为“六淫”。

自然界的气候变化，是六气还是六淫，主要与机体是否发病有关。气候的异常变化致人发病，固然应该称其为六淫，但是气候变化基本正常，也会有人因其适应能力低下而得病，此时，对患病机体来说也称为六淫了。由此可见，六淫的概念具有相对性。

六淫致病，具有下列共同特点：

（1）外感性：六淫之邪多从肌表、口鼻侵犯人体而发病，故六淫所致疾病又称为外感病。

（2）季节性：六淫致病常有明显的季节性。如春季多风病，夏季多暑病，长夏多湿病，秋季多燥病，冬季多寒病等。但不是绝对的，由于气候变化的复杂性，以及不同体质对外邪不同的感受性，所以同一季节也可以有不同性质的六淫发生。

（3）地域性：六淫致病常与生活、工作的区域环境密切相关。如西北高原地区多寒病、燥病；江南多湿热病；久居潮湿环境多湿病等；长期高温环境作业者，多燥热或火邪为病等。

（4）单一性与相兼性：六淫邪气既可单独侵犯人体发病，如寒邪直中脏腑而致泄泻；又可两种以上外邪同时侵犯人体而致病，如风热感冒、风寒湿痹等。

（5）转化性：六淫在人体发病过程中，不仅可以相互影响，而且在一定条件下，其病理性质可以发生转化，如寒邪可郁久化热，暑湿日久可化燥伤阴，六淫之邪皆可化火等。这种转化与患病机体的体质密切相关，如阴虚体质，最易化热、化燥；阳虚体质，最易化寒、化湿。

六淫致病从现代科学角度看，除气候因素外，还包括生物（细菌、病毒等）、物理、化学等多种致病因素作用于机体所引起的病理反应。

此外，临床上还有某些并非因为外感六淫之邪，而是由于脏腑气血功能失调所产生的内风、内寒、内湿、内燥、内火等五种病理反应，这五种病理反应的临床表现虽与外邪风、寒、湿、燥、火的致病特点相似，但究其原因，不是外来之邪，而是由内而生，故称为“内生五邪”。内生五邪虽由脏腑功能失调而产生，但由于其与外感六淫有着密切联系，在发病的过程中可相互影响，故在外感六淫中作简要介绍。

对六淫致病的探讨

对于六淫致病，近年来有人从气象医学的角度进行了探讨。六淫致病具有季节性发病的特点，现代医学也观察到某些疾病与四时气候变化确实存在着直接或间接的关系。现已知道，季节气候因素对致病媒介生物、细菌、病毒、寄生虫的繁衍和传播影响极大。同时亦观察到气候因素对宿主免疫抵抗力也有较大影响，因而六淫应包括气象因素对致病微生物的影响以及机体免疫状态的改变。此外，气象因素还可诱发或加重一些疾病。如心血管疾病、消化道疾病，以及风湿、肿瘤、糖尿病、精神分裂症等，均受气候变化的影响。由此可见，中医学有时是将气象因素、生物性致病因素及机体反应特征结合起来论证疾病的。

（一）风邪

1. 风邪的基本概念　凡致病具有轻扬开泄、向上向外、善动不居等特性的外邪，称为风邪。风为春季的主气，但四季皆有，故风邪引起疾病虽以春季为多，但不限于春季，其他季节也可发生。

2. 风邪的性质和致病特点

（1）风为阳邪，其性开泄，易袭阳位：风具有轻扬、升散、向上、向外的特性，故风为阳邪。其性开泄，是指风邪侵犯人体易使腠理疏泄而开张。风邪常易侵犯人体的头部、肺脏、肌表等阳位。如风邪袭表，腠理开泄，可见汗出、恶风等症；风邪循经上扰则头痛；风邪犯肺可出现鼻塞、咽痒、咳嗽等症状。故《素问·太阴阳明论》说："伤于风者，上先受之。"

（2）风性善行而数变："善行"即是指风邪所致疾病，具有病位游移，行无定处的特点。如痹证中的"风痹"，四肢关节疼痛，游移不定，故又称为"行痹"。"数变"是指风邪所致疾病，具有发病急，变化多，传变快的特点。如荨麻疹的皮疹，皮肤瘙痒发无定处，时隐时现，故又名"风疹块"；又如中风可见猝然昏倒，不省人事。

（3）风性主动："动"是指动摇不定，"风性主动"是指风邪致病具有动摇不定的特征，故《素问·阴阳应象大论》说："风胜则动。"临床常见眩晕、抽搐、震颤、角弓反张、两目上视等症状。如外感热病中的"热极生风"，内伤杂病中的"肝阳化风"或"血虚生风"等证，均有动摇的表现。

（4）风为百病之长："长"，首也。风邪是外感病邪的先导，寒、湿、燥、热等病邪，往往都依附于风而侵袭人体。如与寒相合为风寒之邪，与热相合为风热之邪，与湿相合为风湿之邪。所以，临床上风邪常与其他六淫邪气相合而为病，故《素问·骨空论》说："风者，百病之始也。"《素问·风论》说："风者，百病之长也。"

3. 外风与内风的区别　外风证是直接感受外界风邪所致。内风证是体内阳气亢逆变动而生风的一种病理变化。由于"内风"与肝的关系密切，故又称"肝风内动"。内风证是由于肝的功能失调，阳热亢盛，或阴虚不能制阳，肝阳亢而无制，以致风气内动。肝风内动以眩晕、肢麻、抽搐、震颤等临床表现为特征。

外风与内风关系密切，可以互为因果。外风可引动内风，如外感风热，由表入里化火，火热灼津，筋脉失养，而见抽搐、惊厥等，此为热极生风；素有内风者也易招致外风，如老年血虚生风者，常易患外风证。

（二）寒邪

1. 寒邪的基本概念　凡致病具有寒冷、凝结、收引等特性的外邪，称为寒邪。寒为冬季的主气，故在气温较低的冬季，人体不注意防寒保暖，常易感受寒邪而发病。其他季节，如淋雨涉水，汗出当风以及贪凉露宿，或过饮寒凉之物，亦常为感受寒邪的重要条件。

2. 寒邪的性质和致病特点

（1）寒为阴邪，易伤阳气：寒为阴气盛的表现，故属于阴邪。寒邪侵袭，机体阳气不足以驱除阴寒之邪，反为寒邪所伤，导致阳气受损，机体失于温煦，而表现全身或局部寒象。如寒邪袭表，卫阳被遏，可见恶寒；寒邪直中太阴，损伤脾阳，可见脘腹冷痛、呕吐、泄泻等症；寒邪直中少阴，心肾之阳受损，病人可见恶寒蜷卧、手足厥冷、下利清谷、精神萎靡、脉微细等症。

（2）寒性凝滞，主痛："凝滞"即凝结、阻滞之意。人之气血津液所以能运行不息，通畅无阻，全赖阳气的温煦、推动。寒邪具有凝结、阻滞的特性，故寒邪侵犯人体往往会使气血凝结、经脉阻滞，不通则痛，从而出现各种疼痛的症状。如寒客肌表经络，可见一身尽痛；痹证中的寒痹，寒邪偏盛，故关节疼痛剧烈，因而又称为"痛痹"；寒邪侵犯中焦、下焦，则可见脘腹冷痛，甚或绞痛。其疼痛表现为遇寒加重，得热减轻。故《素问·痹论》说："痛者，寒气多也，有寒故痛也。"

（3）寒性收引："收引"，即收缩牵引之意。寒性收引是指寒邪具有收缩拘急之特性，所以寒邪侵袭人体可使气机收敛，腠理闭塞，经络筋脉收缩而挛急。临床上，若寒邪侵袭肌表，腠理闭塞，卫阳被遏不得宣泄，可见恶寒发热、无汗。若寒客于经络关节，则筋脉、经络收缩拘急，可见关节屈伸不利、筋脉拘挛作痛等症。

3. 外寒与内寒的区别　感受外界寒邪所致的病证称为外寒证，临床特点以寒为主，多见恶寒症。内寒是机体阳气虚衰，温煦气化功能减弱，寒从内生，阴寒之气弥漫的病理变化。内寒的临床特点是以虚为主，多见畏寒症。内寒多责于心、脾、肾，但以肾阳虚衰为关键。

外寒与内寒虽有区别，但它们又是互相联系、互相影响的。阳虚内寒之体，容易感受外寒；而外来寒邪侵入机体，积久不散，又常能损及人体阳气，导致内寒的产生。

（三）暑邪

1. 暑邪的基本概念　凡夏至以后，立秋之前，致病具有炎热、升散、夹湿特性的外邪，称为暑邪。暑为火热之邪，为夏季主气。暑邪致病具有明显的季节性。暑邪只有外感，没有内生，所以暑病皆为外暑证，无内暑之说。

2. 暑邪的性质和致病特点

（1）暑为阳邪，其性炎热：暑为夏令之气。盛夏之气，具有酷热之性，火热属阳，故暑为阳邪，其性炎热。因此，暑邪伤人多出现一系列典型的阳热症状，如高热、面红、目赤、心烦、脉象洪大等。

（2）暑性升散，易伤津耗气：暑为阳邪，主升主散，加之在炎热的环境中出汗是人体主要的散热方式，故暑邪侵犯人体，可致腠理开泄而多汗。汗出过多，一方面耗伤津液，另一方面在大量出汗的同时气随津泄，导致津气两虚，甚至气随津脱。故临床上不仅出现口渴喜饮、尿赤短少等津伤的表现，还可见到气短乏力，甚则突然昏倒、不省人事的阳气暴脱之危证。

（3）暑多夹湿：暑季气候炎热，且常多雨潮湿，天暑下逼，地湿上蒸，暑热与湿气弥漫，故暑邪常夹湿邪共同侵犯人体，因而暑病除有发热、烦渴等暑热症状外，还常兼有身热不扬、四肢困重、胸闷、呕恶、大便溏泄不爽等湿阻症状。

（四）湿邪

1. 湿邪的基本概念　凡致病具有重浊、黏滞、趋下等特性的外邪，称为湿邪。湿为长夏的主气。长夏，即夏至到处暑5个节气，正当夏秋之交。此时阳热下降，水气上腾，氤氲熏蒸，湿气充斥，为一年之中湿气最盛的季节，故长夏多湿病。此外，居处潮湿，以水为事，淋雨涉水等均可成为湿邪致病的途径，所以四季均有湿病的发生。

2. 湿邪的性质和致病特点

（1）湿为阴邪，易阻滞气机，损伤阳气：湿邪之性，与水同类，故为阴邪。湿为有形之邪，侵犯人体，留滞脏腑经络，故最易阻滞气机。如湿阻胸膈，气机不畅则胸闷；湿困脾胃，升降不利则脘痞腹胀、大便不爽；湿停下焦，气机不利则小便短涩。湿为阴邪，阴胜则阳病，故湿邪入侵可损伤人体的阳气。脾主运化，性喜燥而恶湿，有运湿而恶湿的特性，故湿邪侵犯人体，常先困脾，湿困脾阳，使脾阳不振，运化无权，水湿停聚，发为泄泻、小便短少、水肿等症。

（2）湿性重浊：“重”，即沉重、重着之意，故湿邪致病，其临床表现具有沉重、重着的特点。如湿邪袭表，湿浊困遏，清阳不展，可见周身困重、四肢倦怠、头重如裹。又如湿邪留滞经络关节，可见关节疼痛重着，或腰部沉重，故湿邪偏盛的痹证，又称为“着痹”。“浊”，即秽浊之意，指湿邪为病，其排泄物和分泌物等具有秽浊不清的特点。如湿邪上犯，则见面垢、眵多；湿邪下注则小便混浊不清、大便溏泄、下痢黏液脓血，妇女带下过多；湿邪浸淫肌肤，导致疮疡湿疹，多见脓水秽浊。

（3）湿性黏滞：“黏”，即黏腻；“滞”，即停滞。湿性黏滞是指湿邪致病具有黏腻停滞的特点。这种特点主要表现在两个方面：一是症状的黏滞性。湿邪致病多见黏滞不爽的症状，如湿滞大肠，腑气不利，则大便黏腻不爽；湿滞膀胱，气化不利，则小便涩滞不畅；以及分泌物黏浊和舌苔黏腻等。二是病程的缠绵性。湿性黏滞，易阻气机，气不行则湿不化，故湿邪致病多病程较长，反复发作，缠绵难愈，如湿疹、湿痹等。

（4）湿性趋下，易袭阴位：水湿同类，水性向下，故湿邪有趋下的特性。湿邪易侵犯人体的下部，如水肿、湿疹等病以下肢较为多见；淋浊、泻痢、妇女带下等，多由湿邪下注引起。故《素问·太阴阳明论》说：“伤于湿者，下先受之。”

3. 外湿与内湿的区别　外湿多由气候潮湿或涉水冒雨、居住潮湿环境等而感受外界湿邪所致。内湿是由于脾失健运和输布津液的功能障碍，引起水湿停聚所形成的病理变化。由于内生的湿邪多因脾虚所致，因此又叫“脾虚生湿”。

外湿和内湿虽有不同，但在发病过程中又常相互影响。伤于外湿，湿邪困脾，健运失职则易形成湿浊内生；而脾阳虚损，水湿不化，亦易招致外湿的侵袭。不论外湿与内湿，其病理变化均是以脾脏为中心，因此《素问·至真要大论》说：“诸湿肿满，皆属于脾。”

（五）燥邪

1. 燥邪的基本概念　凡致病具有干燥、收敛等特性的外邪，称为燥邪。燥为秋天的主气，秋季气候干燥，空气中水分缺乏，自然界呈现一派干枯收敛的景象。燥又可分为温燥和凉燥，初秋有夏热之余气，燥与热相合侵犯人体，病多温燥；深秋近冬之寒气与燥相合，侵犯人体，则发为凉燥。

2. 燥邪的性质和致病特点

（1）燥性干涩，易伤津液：干，干燥；涩，涩滞。燥邪为干涩之病邪，侵犯人体，最易损伤人体的津液，出现各种干燥、涩滞不利的症状。如口干唇燥、鼻咽干燥、皮肤干燥甚则皲裂、毛发干枯不荣、小便短少、大便干结等，故《素问·阴阳应象大论》曰：“燥胜则干。”

（2）燥易伤肺：肺为娇脏，喜润恶燥。肺开窍于鼻，外合皮毛，而燥邪伤人，常自口鼻而入，故燥邪最易伤肺。燥邪犯肺，使肺阴受损，宣降失司，甚则损伤肺络，从而出现干咳少痰，或痰黏难咯，或喘息胸痛，或痰中带血。由于肺与大肠相表里，燥邪自肺影响到大肠，致大肠传导失司，则可出现大便干燥不畅等症。

3. 外燥与内燥的区别　外燥是感受外界燥邪所致。内燥是指机体津液不足，人体各组织器官和孔窍失养而出现干燥枯涩的病理变化，多由热盛伤津，或大汗、大吐、大下，或失血过多，或由久病、重病精血内夺等原因所致。内燥以唇鼻咽等部位干燥、皮肤干涩粗糙、毛发干枯不荣、肌肉瘦削、小便短少、大便干结等“津亏”或“血燥”的症状为主要临床表现。

外燥与内燥，其临床表现均有干涩之象，但其病因病机不同。外燥是由感受外界燥邪所致，主要发生在秋季，病主要在肺、皮肤、口鼻等部位。内燥主要是因人体阴液亏虚，或汗、吐、下太过耗伤阴液所致，无明显季节性，其病位主要在肺、肾、胃、大肠等。

（六）火（热）邪

1. 火（热）邪的基本概念　凡致病具有火之炎热特性的外邪称为火热之邪。火热为阳盛所生，故火热常可混称。火与温、热，只有程度之异，而无性质之别。温之甚则为热，热之甚则为火，所以，温与热亦常混称。暑为夏令的主气，乃火热所化，可见暑亦属火热之邪。但暑独见于夏季，纯属外邪，无内暑之说，而火（热）为病则没有明显的季节性，并有内、外之别。

火为热之极，热为火之渐，但火与热，同中有异，热纯属邪气，没有属正气之说。而火，一是指人体正气之一，是一种维持人体正常生命活动所必需的阳气，它谧藏于脏腑之内，具有温煦生化作用，这种有益于人体的阳气称之为“少火”；二是指病邪，是指阳盛太过，耗散人体正气的病邪，这种火称之为“壮火”。壮火为病理性之火，又有内火、外火之分。外火多为直接感受温热邪气，内火常由脏腑功能失调，气血、阴阳失调，阳气偏亢所致。

知识链接

君火与相火

火的名目繁多。少火可分为“君火”和“相火”。“君火”为心之阳气。“相火”为肝、肾、胆、膀胱、心包、三焦之阳气，其中，肾之阳气，又称“命门火”或“龙火”，肝之阳气也叫“雷火”。“君火”仅指正气而言，过旺便是心火炽盛；而相火包含正气和邪气两个方面，过旺时谓“相火妄动”。“心火炽盛”和“相火妄动”均为“壮火”，属邪气。

2. 火（热）邪的性质和致病特点

（1）火为阳邪，其性炎上：火热之邪具燔灼、躁动、升腾、上炎之性，故为阳邪。“阳胜则热”，火热之邪伤人，常表现出一派阳热征象，如高热、恶热、肌肤灼热、面红目赤、脉洪数等。又因火邪升腾炎上，故以头面部火热症状尤为突出，如心火上炎则口舌生疮糜烂；胃火上扰，则牙龈肿痛、口臭；肝火上炎则目赤肿痛、头晕头痛等。

（2）火易伤津耗气：火热之邪，蒸腾于内，最易迫津外泄而大汗，消灼津液，使人体阴津耗伤，出现口渴喜冷饮，咽干舌燥，小便短赤，大便燥结等症。由于津液受火煎熬而耗伤，故机体的分泌物、排泄物变得黄而稠，并伴有热感，如鼻涕黄稠、眵黄浊、疮疡脓水黄稠、带下黄赤等。

热盛迫津外泄而汗出，导致气随津脱而致气的耗伤。气耗则全身功能衰退，而见少气懒言、神疲乏力等气虚之症。

（3）火易生风动血：火邪易引起肝风内动和血液妄行。

生风：火热之邪侵袭人体，往往燔灼肝经，劫耗津血，使筋脉失于濡养，而致肝风内动，此称为“热极生风”。风火相扇，临床表现为高热、神昏谵语、四肢抽搐、颈项强直、角弓反张、目睛上视等。

动血：火性燔灼，不仅使血行加速，且易灼伤脉络，迫血妄行，引起各种出血，如吐血、衄血、便血、尿血以及皮肤发斑、妇女月经过多、崩漏等。

（4）火邪夹毒，易致肿疡：《医宗金鉴》说：“痈疽原是火毒生。”“火毒”、“热毒”是引起疮疡的主要原因，火热之邪夹毒入于血分，聚于局部，腐肉败血，则发为痈肿疮疡，以局部红肿热痛为临床特征。

（5）火易扰心神：心主神志，属火，为阳中之阳。火与心气相应，故火热之邪伤于人体，最易扰乱神明，出现心烦失眠、狂躁妄动，甚至神昏谵语等。

3. 外火与内火的区别　外火多由感受温热之邪或风寒暑湿燥五气化火所致。内火是由于阳盛有余，或阴虚阳亢而产生的火热内扰的病理变化，常见阳气过盛化火、邪郁化火、五志过极化火、阴虚火旺等。临床上有虚实之分，其中阳盛属实火，多见于心、肝、肺、胃等脏腑的火热病变。阴虚者属虚火，多见于肝、肾、心、肺的病变。

外火与内火可以相互影响，内生之火可招致外火，如平素阴虚或阳盛者，感受六淫邪气之后，常致五气从火而化。而外火亦可引动内火，如外火灼伤津血，常引动肝阳，化火生风等。

表 6-1　六淫性质和致病特点简表

性质		致病特征	
风邪	风为阳邪 轻扬开泄	风性轻扬，升散，向上向外	1. 易袭阳位，常侵犯头面、肺、肌表等部位。如头项强痛、鼻塞流涕、咽痒咳嗽、面肌麻痹等 2. 导致腠理开泄，如汗出、恶风等
	风性善行数变	行无定处，善行走窜，变化迅速	1. 病变部位不定，如荨麻疹、行痹 2. 发病急，变化多，传变快，如荨麻疹、中风
	风性主动	风胜则动，动摇不定	有明显动摇症状，如眩晕、震颤、抽搐等
	风为百病之长	善合他邪，为外邪致病的先导	易合他邪兼夹致病，如风寒、风湿、风热、风燥等
寒邪	寒为阴邪易伤阳气	阴盛则阳病	寒象明显，如形寒怕冷、四肢不温、脘腹冷痛等
	寒性凝滞	寒胜则痛，主痛	气血凝滞，经脉不通，不通则痛
	寒性收引	收缩挛急	1. 肌腠闭塞，毛窍收缩，如恶寒、发热、无汗等 2. 筋脉经络拘急，关节屈伸不利，筋脉拘急作痛
暑邪	暑为阳邪，暑性炎热	阳热亢盛	阳热症状明显，如高热、面红、目赤、心烦、脉洪大
	暑性升散	耗气伤津	1. 伤津，如汗出、口渴喜饮、尿少短赤 2. 耗气，如气短、乏力，甚则突然昏倒、不省人事
	暑多夹湿	湿与热合	除暑热症状外，还常见胸闷脘痞、四肢倦怠、便溏不爽等湿阻症状

续表

性质		致病特征	
湿邪	湿为阴邪	阻遏气机 损伤阳气	1. 气机阻滞，如胸闷、身困、脘痞等 2. 阳气损伤，尤以损伤脾阳为主，如泄泻、水肿等
	湿性重浊	沉重重着 秽浊垢腻	1. 症状有沉重特性，如头重如裹、身体困重、关节重着等 2. 排泄物和分泌物秽浊不清，如面垢、眵多、尿浊、下痢黏液、带下等
	湿性黏滞	黏腻停滞	1. 症状具有黏滞性特点，如大便不爽、小便涩滞、分泌物黏滞、舌苔腻 2. 病程有缠绵性特点，起病缓，传变慢，病程迁延，缠绵难愈
	湿性趋下	湿类于水，水性趋下	易伤及人体下部，如下肢水肿、淋浊、泻痢、妇女带下
燥邪	燥性干涩，易伤津液	损耗津液，失于濡润	干燥症状明显，如口干、唇燥、鼻咽干燥、皮肤干燥、毛发干枯、大便干结、舌苔干
	燥易伤肺	损伤肺阴，失于清肃	常见肺脏症状，如干咳、痰少、或痰黏难咯、痰中带血
火邪	火为阳邪 其性炎上	阳胜则热 火具燔灼、躁动、升腾、上炎之性	1. 表现一派阳热征象，如高热、恶热、面红目赤、脉洪数等 2. 头面部火热症状突出，如口舌生疮糜烂、牙龈咽喉肿痛、目赤肿痛等
	伤津耗气	阳胜则阴病 气随津耗	1. 伤津：如汗出、口渴、咽干舌燥、小便短赤、大便燥结等 2. 耗气：如少气懒言、肢倦乏力等
	生风动血	热极生风 血热妄行	1. 生风：如高热神昏、四肢抽搐、颈项强直、角弓反张等 2. 动血：出现各种出血症状
	火邪夹毒 易致肿疡	血热肉腐	易致痈疽疮疡，以局部红肿热痛为特征
	易扰心神	火与心气相应	易扰乱神明，出现心烦失眠、狂躁妄动、神昏谵语等

二、疠气

（一）疠气的基本概念

疠气，是一类具有强烈传染性的外邪。在中医文献中，疠气又称为“疫气”、“疫毒”、“戾气”、“异气”、“毒气”、“乖戾之气”等。疠气引起的疾病称为“疫病”、“瘟病”或“瘟疫病”。疠气与六淫不同，《温疫论》明确提出：“夫温疫之为病，非风非寒非暑非湿，乃天地间别有一种异气所感。”可见疠气虽然也属于外感病因，但是与六淫邪气有本质上的不同，除了不具备六淫邪气的主要特征外，更为突出的是具有强烈传染性。

疠气侵袭人体，主要从口鼻而入致病，也可随饮食入里或蚊虫叮咬而发病，还可以因为接触而传染致病。

疠气致病的种类很多，如时行感冒、痄腮（腮腺炎）、烂喉丹痧（猩红热）、疫毒痢（中毒性菌痢）、霍乱、鼠疫、疫黄（急性传染性肝炎）以及流行性出血热、禽流感等，都属感染疠气引起的疫病，实际上包括了现代医学许多传染病和烈性传染病。

（二）疠气的致病特点

1. 传染性强，易于流行　疠气可通过空气、食物等途径在人群中传播，故具有强烈的传染性和流行性。《温疫论》说："此气之来，无论老少强弱，触之者即病。"处于疫气流行地区的人群，无论男女老幼，体质强弱，只要接触疫气，均可能发病。疠气致病，既可大面积流行，也可散在发生。

2. 发病急骤，病情危重　疠气多属热毒之邪，其致病具有发病急骤，来势凶猛，病情险恶，变化多端，传变较快的特点。发病过程中常出现高热、伤津、扰神、生风、动血等症。某些疫病预后不良，死亡率高。《温疫论》提及某些疫病，如"瓜瓤瘟、疙瘩瘟，缓者朝发夕死，重者顷刻而亡。"

3. 一气一病，症状相似　疠气种类繁多，一种疠气引起一种疫病，故当某一种疠气流行时，其临床症状基本相似，故《素问（遗篇）·刺法论》称："五疫之至，皆相染易，无问大小，症状相似。"例如痄腮，无论患者是男是女，一般都表现为耳下腮部肿大。说明疠气具有一种特异的亲和力，会专门侵犯某脏腑经络或某一部位发病，所以"众人之病相同"。

（三）疠气形成和疫病流行的因素

1. 气候反常　自然气候的反常变化，如久旱酷热、水涝、湿雾瘴气等，均可滋生疠气而导致疾病的发生。

2. 环境污染和饮食不洁　环境污染是形成疠气的重要原因，如自然环境和居处环境恶劣，空气水源严重污染均可滋生疠气。同样，食物污染、不注重饮食卫生等，亦可引起疫病发生。临床上见到的疫痢、疫黄即是疠气随饮食进入体内而发病。

3. 预防措施不当　疠气具有强烈的传染性，若预防隔离工作不力，也往往造成疠气传播，导致疫病流行。

4. 社会因素　社会因素对疫病的发生与流行也有较大的影响。如战乱和灾荒，社会动荡不安，人们的工作环境恶劣，生活极度贫困，卫生防疫条件落后等，则疫病易于发生和流行。社会安定，卫生防疫工作得力，疫病即能得到有效的控制。

第二节　内 伤 病 因

内伤病因是指人的情志、饮食、劳逸等不循常度，直接伤及脏腑而发病的致病因素。内伤病因是与外感病因相对而言的，包括七情、过劳、过逸、饮食失宜等。

一、七情内伤

（一）七情致病的条件

七情是指人的喜、怒、忧、思、悲、恐、惊七种情志变化。在正常情况下，七情是人体对客观外界事物和现象所作出的七种不同的情感反映，是人体正常的功能状态，是生命的重要指征，不会使人发病。只有突然、强烈或长期持久的不良情志刺激，超过了人体心理承受和调节能力，引起脏腑气血功能紊乱，才会导致疾病的发生。不良情志刺激包括许多方面，如政治地位丧失，经济上的破落；工作环境和条件恶劣，工作过于紧张繁忙；生活及家庭突变，如亲人丧亡、失恋、离婚；家庭矛盾突出，人际关系紧张，生活环境的脏乱差等，都会不断产生各种不良情绪，导致身心损伤而致病。

心理承受和调节能力，与个体脏腑气血阴阳、心理特征及身体素质密切相关。如肝气郁结者常表现为抑郁不乐，而肝郁化火者则常心烦易怒。性格开朗，形体壮实者，对外界刺激的承受和调节能力较强，不易发生情志异常而生病。性格内向，形体瘦弱者，对外界刺激的承受和调节能力较差，易发生情志异常而生病。

（二）七情致病的特点

七情致病，直接影响相应的脏腑，使脏腑气血失调，导致各种疾病的发生。概括起来，七情致病具有下列三个特点：

1. 直接伤及内脏　由于五脏与情志活动有相对应的关系，因此，七情太过可损伤相应的脏腑。《素问·阴阳应象大论》说："怒伤肝"，"喜伤心"，"思伤脾"，"忧伤肺"，"恐伤肾"。但人体是一个有机的整体，七情致病，不会局限于单一脏腑，可能影响到多个脏腑。如大怒既可伤肝，也可伤脾，肝气横逆犯脾，导致肝脾不和、肝胃不和等。

从临床上看，七情致病以心、肝、脾三脏为多见。心主血而藏神，为五脏六腑之大主；肝藏血而主疏泄，调畅情志；脾主运化，为气血生化之源，又为气机升降之枢纽。如喜伤心，可致心神不宁，出现心悸、失眠、健忘，甚则精神失常等。郁怒伤肝，肝经气郁则见两胁胀痛、善太息、咽中如有物梗阻等；或气滞血瘀则见胁痛、妇女痛经、闭经、癥瘕等症；怒则气上，血随气逆，可见呕血、晕厥等症。思虑伤脾，脾失健运则可见食欲不振、脘腹胀满、大便溏泄等症。因心为人体生命活动的主宰，为五脏六腑之大主，故七情致病皆从心而发。正如《灵枢·口问》所说："心者，五脏六腑之主也。故悲哀愁忧则心动，心动则五脏六腑皆摇。"

2. 影响脏腑气机　七情致病常常影响脏腑气机，导致气血运行紊乱，升降出入运动失常，脏腑功能活动失调。不同的情志刺激，会导致与之相应的脏腑气机紊乱。

（1）怒则气上：怒为肝之志，过度愤怒，可影响肝的疏泄功能，导致肝气上逆，血随气升，并走于上。临床上肝气上逆的常见症状有：头胀头痛，面红目赤，呕血，甚则昏厥猝倒。

（2）喜则气缓：喜为心之志，正常情况下，喜能缓和精神紧张，使心情平静，舒畅。但暴喜过度可使心气涣散不收，神不守舍，出现精神不能集中，甚则失神狂乱的症状。

（3）悲则气消：悲为肺之志，悲则气消，过度悲忧会损伤肺气，从而出现气短、精神萎靡不振、乏力等症。

（4）恐则气下：恐为肾之志，恐惧过度，可使肾气不固，气泄于下。临床上常见的气泄于下的症状有二便失禁，甚至昏厥、遗精等。

（5）惊则气乱：是指突然受惊，损伤心气，导致心气紊乱，心无所倚，神无所归，出现心悸、惊恐不安等症状。

（6）思则气结：思为脾之志，思虑过度，可导致脾气郁结，从而出现纳呆、脘腹胀满、便溏等脾失健运的症状。思发于脾而成于心，故有"思虑伤心脾"之说，思虑过度，还可出现失眠多梦等症。

3. 影响病情变化　七情异常，不仅是导致内伤发病的重要因素，而且也是影响病情变化的重要原因。对已患的疾病，或诱发，或使病情加重，甚至导致死亡。如有高血压病史的患者，若遇事恼怒，肝阳暴张，气血上冲，出现突然昏仆、半身不遂、口眼㖞斜等。胸痹患者亦常因情志波动使病情加重或恶化。反之，若病后情绪乐观豁达，使五脏安和，气机调畅，有利于缓解病情，恢复健康。可见情志变化对疾病的发生发展变化起着很重要的作用。

二、劳逸失度

劳，指劳作、运动、用脑等；逸，指安乐、安闲。正常的劳动和必要的休息是人体保持健康的基本条件，适度的劳作有助于气血流通，增强体质；必要的休息可以消除疲劳，帮助恢复体力和脑力。因此，劳动与休息均有利于维持人体正常的生理活动，不会使人发病。《素问·经脉别论》说“生病起于过用”。但长时间的过度劳累或过度安逸，则能成为致病因素而使人发病。因此，作为致病因素的劳逸是指过度疲劳和过度安逸，简称过劳和过逸。

（一）过劳

过劳，是指过度劳累，包括劳力过度、劳神过度和房劳过度三方面。

1. 劳力过度　指长时间过度用力，劳伤形体而致积劳成疾。其致病特点主要有两方面：一是“劳则气耗”（《素问·举痛论》）。由于体力劳动要耗气，劳力过度则易致气虚。二是外损形体，内伤脏腑。体力之劳，主要是筋骨、关节、肌肉的运动，劳力太过易损及肌肉筋骨。脾主四肢和肌肉，肝主筋，肾主骨，故劳力太过，也会内伤脾、肝、肾等脏腑。

2. 劳神过度　指思虑、脑力劳动太过。脾生血而主思，心主血而藏神，思虑太过则可暗耗心血，损伤脾气，出现心悸、失眠、健忘、多梦及纳呆、腹胀、便溏等。

3. 房劳过度　主要指性生活不节，如房事过度、早婚等。肾藏精，主封藏，若性生活不节，房事过频，则可耗伤肾中精气，临床上可见腰膝酸软、精神萎靡、眩晕耳鸣，或男性遗精、早泄、阳痿，或女性月经不调、不孕不育等症。

（二）过逸

过逸，是指过度安逸。包括体力过逸和脑力过逸等。体力过逸可使人体气血运行不畅，筋骨柔脆，脾胃呆滞，体弱神倦，或发胖臃肿，动则心悸、气喘、汗出等，还可继发其他疾病。《素问·宣明五气》所说“久卧伤气，久坐伤肉”就是这个道理。此外，长期懒于动脑，过度安逸，会出现记忆力减退、反应迟钝、精神萎靡等，甚或导致脏腑功能失调而百病丛生。

三、饮食失宜

饮食是人体摄取食物，转化成水谷精微及气血，维持生命活动的最基本条件。但是，饮食失宜，又常常成为致病因素。饮食失宜包括饮食不节、饮食不洁和饮食偏嗜三个方面。

（一）饮食不节

人体生命活动的维持必须有足够的饮食供给营养，以保证机体的生长发育和活动的需要。良好的饮食习惯，应适量定时。每个人的食量根据其年龄、性别、体质、工作种类等而不同，其基本的要求应是满足人体的营养需要，以保证生命功能的正常发挥。

1. 过饥　摄食不足，化源缺乏，气血得不到足够的补充而衰少，临床上常可出现面色不华、心悸气短、全身乏力等症状，同时还可因为正气虚弱，抵抗力降低而继发其他病证。

2. 过饱　摄食过量或暴饮暴食，超过了人体脾胃的受纳运化能力，则可导致饮食阻滞，脾胃损伤，出现脘腹胀满、嗳腐吞酸、厌食、吐泻等症，故《素问·痹论》说："饮食自倍，肠胃乃伤。"小儿由于脾胃功能较弱，又加食量不能自控，故常易发生食伤脾胃的病证。食积日久，既可郁而化热，又可聚湿生痰，久则酿成疳积，出现面黄肌瘦、脘腹胀满、手足心热、心烦易哭等症。由于人们生活水平的提高，营养过剩已经成为一种过饱的新形式，肥胖症已成为很多疾病的发病基础。

此外，若饮食无时，时饥时饱等，也易损伤脾胃。疾病初愈，脾胃尚虚之时，若饮食不当，如暴食、进补过早、过于滋腻等，还可引起疾病复发。

（二）饮食不洁

饮食不洁是指食用不清洁、不卫生、陈腐变质或有毒的食物。饮食不洁可引起多种胃肠道疾病，出现腹痛、吐泻、痢疾等。也可引发寄生虫病，如蛔虫病、蛲虫病、寸白虫病等。若进食腐败变质或有毒食物，可致食物中毒，常出现剧烈腹痛、吐泻，重者可出现昏迷或死亡。

（三）饮食偏嗜

饮食应结构合理，五味调和，寒热适中，无所偏嗜，才能使人体获得各种需要的营养。若饮食偏嗜或膳食结构失宜，或饮食过寒过热，或五味偏嗜，均可导致阴阳失调，或营养缺乏而发生疾病。

1. 五味偏嗜　人的精神气血，都由五味资生。饮食的五味与人体的五脏，各有其亲和性。《素问·至真要大论》说："夫五味入胃，各归所喜，故酸先入肝，苦先入心，甘先入脾，辛先入肺，咸先入肾。"如果长期嗜好某种食物就会造成与之相应的内脏功能偏盛，久之还可损伤其他脏腑，破坏五脏的平衡协调，导致疾病的发生。如《素问·五脏生成》说："多食咸，则脉凝泣而变色；多食苦，则皮槁而毛拔；多食辛，则筋急而爪枯；多食酸，则肉胝䐢而唇揭；多食甘，则骨痛而发落。"从临床实际看，偏嗜肥甘厚味，易内生痰热，阻滞气血，造成多种病证，如胸痹、肥胖症、痈肿疮疡等。故《素问·生气通天论》说："高粱之变，足生大丁。"脚气病、夜盲症、瘿瘤等均是五味偏嗜的结果。

2. 寒热偏嗜　食物有寒热温凉之别，偏嗜寒性食物和偏嗜热性食物，与偏嗜五味一样，均可导致疾病的发生。如过食生冷寒凉之品，可损伤脾胃阳气，从而内生寒湿，发生腹痛泄泻等症；若偏嗜辛温燥热之品，则可导致胃肠积热，出现口渴、口臭、腹满胀痛、便秘，或酿成痔疮等症。

3. 偏嗜烟酒　酒多为粮食和果品所酿，除作为饮品外，还具有一定的药用价值，适量的饮酒可宣通血脉，舒筋活络，对人体有一定的好处，但是饮酒无度则可造成多种疾病。长期、过量的饮酒，易损伤脾胃，聚湿生痰，化生湿热。若痰浊湿热阻滞气血运行，可使血脉瘀阻变生癥积。烟草含有多种毒性物质，抽烟有损于健康，尤其是对心、肺、胃的损害最大。

第三节 病理产物性病因

痰饮、瘀血、结石等是疾病过程中所形成的病理产物。这些病理产物形成之后，既可加重病情，又可成为致病因素引起新的病证发生。因其是继发于其他病理过程而产生的致病因素，故称为“病理产物性病因”，也称“继发性病因”。

一、痰饮

（一）痰饮的基本概念

痰饮是由于多种致病因素作用于人体后，引起机体水液代谢障碍所形成的病理产物。这种病理产物一经形成便作为一种新的致病因素作用于机体，导致脏腑功能失调，继而引起各种复杂的病理变化。

痰饮同源而异流，都是人体的津液在输布和排泄过程中发生障碍，停留于体内而形成的病理产物。一般认为湿聚为水，积水成饮，饮凝成痰。就形质而言，稠浊者为痰，清稀者为饮。由于痰饮均为津液在体内停滞而成，因而许多情况下痰、饮并不能截然分开，故常常统称“痰饮”。本节所言“痰饮”，包括痰和饮。

痰可分为有形之痰和无形之痰。有形之痰，指视之可见、触之可及、闻之有声的痰液，如咳出之痰液、喉中痰鸣等；无形之痰，指只见其征象，不见其形质，但以治痰的方法治疗有效，从而推测其病因为痰，如癫狂、某些眩晕等。

饮，指大量清稀的水液停留在机体的各种空腔内。停留在不同的部位，可产生不同的病证，故《金匮要略》把饮证分为“支饮”、“悬饮”、“痰饮”、“溢饮”等四饮。

（二）痰饮的形成

痰饮多由外感六淫或饮食、七情所伤，使脏腑气化功能失常，水液代谢障碍，以致水津停聚而成。脏腑中，肺、脾、肾、三焦对水液代谢关系最为密切。肺为水之上源，主宣降，敷布津液，通调水道；脾主运化水液，为“生痰之源”；肾阳蒸化水液；三焦为水液运行的道路。故肺、脾、肾及三焦功能失常，均可聚湿而生痰饮。痰饮形成后，饮多留积于肠、胃、胸胁、腹腔及肌肤；痰则随气升降流行，内而脏腑，外至筋骨皮肉，无处不到，从而产生各种不同的病变。

（三）痰饮的致病特点

1. 阻滞气机，阻碍气血　痰饮为有形的病理产物，一旦形成既可阻滞气机，影响脏腑之气的升降，又可以流注经络，阻碍气血的运行。例如痰饮停留于肺，使肺失宣降，可出现胸闷、咳嗽、喘促等症；水湿困阻中焦脾胃，则可见脘腹胀满、恶心呕吐、大便溏泄等。痰浊流注经络，易使经络阻滞，气血运行不畅，出现肢体麻木、屈伸不利，甚至半身不遂等。痰若结聚于局部则形成痰核、瘰疬，或阴疽流痰等。

2. 病证复杂，变化多端　痰饮乃水湿停聚所成，可随着气的升降，内而脏腑，外至筋骨皮肉，无处不到，引起多种病证。如饮逆于上，可见眩晕；水注于下，则见足肿；湿在肌表，可见身重；湿停中焦，则影响脾胃的运化。尤其是痰所致的病证更为广泛，如咳、喘、悸、眩、呕、癫、痛、痹、瘰、疽、瘿等，故有“百病皆由痰作祟”、“怪病多痰”之说。

3. 病势缠绵，病程较长　痰饮皆由体内水湿积聚而成，具有重浊黏滞的特性，因而痰饮致病均表现为病势缠绵，病程较长。临床上常见由痰饮所致的咳喘、眩晕、胸痹、癫痫、中风、痰核、瘰疬、瘿瘤、流痰等，多反复发作，缠绵难愈，治疗困难。因此，痰病又常被称为"顽痰"。

4. 易蒙蔽神明　心主神明，心之气血充盈，功能正常，则神志清晰，思维敏捷。若痰饮内停，影响及心，往往蒙蔽神明，出现一系列神志失常的病证。如痰迷心窍可见胸闷心悸、或痴呆、或癫证等；痰火扰心可见失眠、易怒、喜笑不休，甚则发狂等症。

5. 多见苔腻脉滑　虽然痰饮致病，变化多端，可见到各种各样的症状，但是也有一些共同的病理特点，如舌象的典型变化为腻苔或滑苔，脉象常见为滑脉或弦脉。因此，舌象与脉象在痰饮的辨症求因中具有重要的意义。

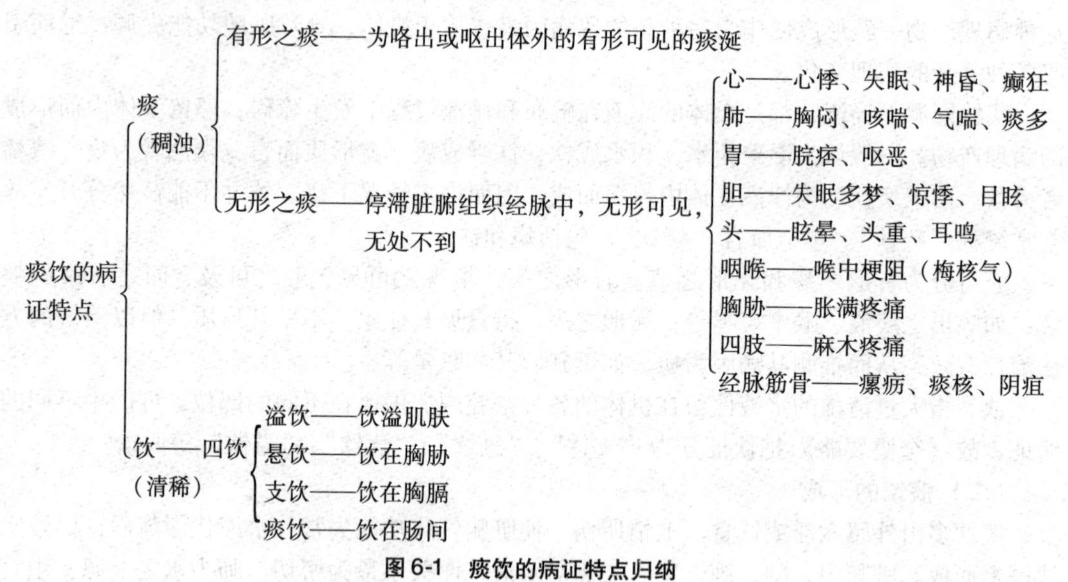

图 6-1　痰饮的病证特点归纳

二、瘀血

（一）瘀血的基本概念

瘀血是指体内因血行滞缓或血液停积而形成的病理产物。包括体内瘀积的离经之血，以及因血液运行不畅，停滞于经脉或脏腑组织内的血液。瘀血既是在疾病过程中形成的病理产物，又可成为某些疾病的致病因素。由于瘀血失去了正常血液的功能，因而又有恶血、败血、衃血、蓄血等名称。

（二）瘀血的形成

导致瘀血形成的原因，不外乎外邪入侵、情志所伤、饮食、劳逸以及外伤等。形成瘀血的机理可概括为以下五个方面。

1. 气虚　气为血之帅，血液的正常循行依靠气的推动和固摄。气虚，一方面无力推动血液运行，导致血行迟滞形成瘀血；另一方面，气虚无力统摄血液，可导致血溢脉外为瘀。

2. 气滞　气行则血行，气滞血亦滞，因此，气滞常可导致血瘀。正如《沈氏尊生书》所说："气运于血，血随气以周流，气凝血亦凝矣，气凝在何处，血亦凝在何方。"

3. 血寒　血得温则行，得寒则凝。感受外寒，或阳虚内寒，均可使血液凝涩，运行不利而成瘀。

4. 血热 热入营血，血与热邪互结，血液受热煎熬而黏滞，运行不畅；或热邪灼伤脉络，血溢脉外，留于体内，均可形成瘀血。

5. 出血 各种外伤，诸如跌打损伤、负重过度、金刃所伤、手术创伤等，致使脉络破损，使血离经脉；或脾不统血，肝不藏血而致出血；或妇女经血不畅，所出之血不能及时排出或消散，积滞于体内则成瘀血。

此外，中医学中尚有“久病多瘀”的说法，认为疾病久治不愈，必定会由浅入深发展，影响血液循行，导致瘀血的发生。叶天士“初病在气，久病在血”的论点是对“久病多瘀”的最好阐释。

（三）瘀血的致病特点

瘀血形成之后，不仅失去正常血液的濡养作用，而且反过来又会影响全身或局部血液的运行，产生疼痛、出血、癥块以及“瘀血不去，新血不生”等不良后果。瘀血的病证虽然繁多，但其临床表现有以下共同特点：

1. 疼痛 一般多表现为刺痛，痛处固定不移，拒按，夜间益甚。

2. 肿块 肿块固定不移，在体表局部青紫肿胀，在体内多为癥块，质硬，或有压痛。

3. 出血 血色紫黯或夹有瘀块。

4. 舌象变化 舌质紫黯，或有瘀点瘀斑，或舌下静脉曲张等，为瘀血最常见、最典型的指标。

5. 脉诊 常见沉涩、细涩或结代等脉象。

6. 肤色变化 久瘀可见面色黧黑、肌肤甲错、唇甲青紫。皮肤紫癜、红缕赤痕也是瘀血的征象。

三、结石

（一）结石的基本概念

结石是体内湿热浊邪蕴结不散，煎熬而形成的砂石样的病理产物。常见的结石有肝、胆结石，肾、膀胱结石，胃结石等。结石是在疾病过程中形成的病理产物，但又可成为继发性致病因素。

（二）结石的形成

1. 饮食不节 饮食偏嗜肥甘厚味，影响脾胃运化，内生湿热，蕴结肝胆，日久可形成肝胆结石；湿热下注，蕴结于下焦，日久可形成肾结石或膀胱结石。若空腹多吃柿子等物，影响胃的受纳通降，可形成胃结石。此外，某些地域的水质中含有过量的矿物及杂质等，也可能是促使结石形成的原因之一。

2. 情志内伤 情志失调，肝胆气郁，使肝失疏泄，胆气不达，胆汁蕴结，日久煎熬浓缩，形成结石。

3. 服药不当 长期服用钙、镁、铋等药物，与浊物、水湿、热邪相合，酿成结石。此外，蛔虫窜胆（蛔厥），死后淤积不去，久则形成胆道结石。

4. 体质差异 先天禀赋差异，以致某些物质的代谢异常，可形成易患结石病变的体质。

（三）结石的致病特点

1. 多发于空腔性脏器 结石多发生在脏器的管腔内，如胆囊、胆管、肾盂、输尿管、膀胱及胃腔等。因为这些空腔性脏器，主传导水谷和化物，以降为顺，以通为用。若传导失常，浊物内停，阻滞气机，则易酿成结石。

2. 病程较长，症状不定 结石是湿热气血瘀阻，日久煎熬而成，除胃柿石外，其余结石的形成过程均较长。临床上由于结石的大小和停留的部位不同，可产生不同的症状。一般说来，结石小，病情较轻，有的甚至可无任何症状。反之，结石大，则病情较重，症状也更为明显、复杂。

3. 易阻滞气机，损伤脉络 结石为有形病理产物，停留在脏腑器官内，多易阻滞气机，影响气血、水谷、水液等运行与排泄。如胃内结石，阻滞气机，影响水谷的腐熟和传输。胆内结石，影响肝胆气机疏泄以及胆汁的正常排泄。肾、膀胱结石则致气化不利，影响水液排泄。此外，结石还可损伤脉络而引起出血。

4. 疼痛 结石停留体内，影响气血的运行，一般可见到局部的胀痛、酸痛等症状。一旦结石导致通道梗阻不通，则可发生剧烈的绞痛。如胆结石发生梗阻时可见右胁腹绞痛。肾结石发生梗阻时可见腰或少腹绞痛。结石性疼痛具有间歇性特点，发作时剧痛难忍，而缓解时如常人。

第四节 其他病因

一、外伤

外伤是指因受外力如扑击、跌仆、利器等击撞，以及虫兽咬伤、烫伤、烧伤、冻伤等而致形体组织损伤的因素。

（一）外力损伤

枪弹伤、金刃伤、跌打损伤、持重努伤这类外伤，均为外力直接作用于人体，直接损伤人体的皮肤、肌肉、筋脉、骨骼以及内脏。轻则可引起皮肤肌肉瘀血肿痛、出血或筋伤骨折、脱臼等；重则损伤内脏，或出血过多，可导致昏迷、抽搐，甚至危及生命。临床上，这些外伤除常引起出血症状外，还往往会因血溢脉外不散而引起瘀血。

（二）烧烫伤

烧烫伤多由沸水、烈火、高温物品、高压电流等作用于人体所引起。烧烫伤属于火毒为患，机体受到火毒侵害，受伤的部位一般立即可以出现各种症状。轻者，损伤肌肤，创面红、肿、热、痛或起水疱。重者，损伤肌肉筋骨，创面呈皮革样，或蜡白，或焦黄，或炭化，痛觉反而消失。更甚者，火毒内侵脏腑，出现烦躁不安、发热、口渴、尿少尿闭等症，有的可亡阴亡阳而死亡。

（三）冻伤

冻伤是指人体遭受低温侵袭引起的全身性或局部性损伤。冻伤在我国北方冬季最为常见。一般来说，温度越低，受冻时间越长，则冻伤程度越重。冻伤可分为全身性冻伤和局部性冻伤。

1. 全身性冻伤 全身性冻伤又称“冻僵”。寒主凝滞收引，易伤阳气，阴寒过盛，阳气损伤，则机体失于阳气的温煦和推动血行作用。初则为寒战，继则体温逐渐下降，面色苍白，唇舌指甲青紫，感觉麻木，逐渐昏迷，呼吸减弱，脉迟细。如不及时救治，易致死亡。

2. 局部性冻伤 局部性冻伤多发生在手、足、耳郭、鼻尖和面颊部，俗称“冻疮”。受冻部位因寒性收引致经脉挛急而缺血，继则因寒性凝滞而气滞血瘀。初起可见局部皮肤苍白、冷麻，继则肿胀青紫、痒痛灼热或起水疱，甚至溃烂。

（四）溺水

因意外原因导致沉溺水中，如不能及时获救，水入肺胃，可致气道窒塞，呼吸不通，气体交换障碍。轻者，可经抢救复苏；重者，每致溺死。

二、虫兽伤

（一）虫蜇伤

某些虫类可通过毒刺及毒毛刺蜇或口器刺吮损伤人体而导致发病，常见的虫蜇伤有蜂蜇伤、蜈蚣咬伤、蝎蜇伤以及毛虫伤人等。这些虫蜇伤，轻者，局部红肿疼痛，重者可引起高热、寒战等全身中毒症状。

（二）毒蛇咬伤

毒蛇咬伤人体，其毒汁通过毒牙侵入人体而使人发病。不同的毒蛇含有不同的毒汁，对人体损害也不同，因而其临床表现也不一样。一般将蛇毒分为风毒、火毒和风火毒三类。

1. 风毒（神经毒） 常见于银环蛇、金环蛇和海蛇咬伤。伤口以麻木为主，无明显红肿热痛。其全身症状，轻者头晕头痛，出汗胸闷，四肢无力。重者昏迷，瞳孔散大，视物模糊，语言不清，流涎，牙关紧闭，吞咽困难，呼吸减弱或停止。

2. 火毒（血循毒） 常见于蝰蛇、尖吻蝮蛇（五步蛇）、青竹蛇和烙铁头蛇咬伤。局部红肿灼热疼痛，可发生水疱、血疱，伤口日久溃烂发黑，不易愈合。全身可见寒战发热，肌肉痛，皮下或内脏出血，如尿血、便血、吐血、衄血，继则出现黄疸和贫血等，严重者中毒死亡。

3. 风火毒（混合毒） 如蝮蛇、眼镜蛇、大眼镜蛇咬伤。临床表现有风毒和火毒的症状。

4. 兽咬伤 狂犬咬伤之初仅见局部红肿疼痛、出血，伤口愈合后，经过一段潜伏期，然后出现头痛、烦躁不安、恐水、恐风、恐声、牙关紧闭、抽搐等症，甚则导致死亡。

三、寄生虫

常见的寄生虫有蛔虫、钩虫、蛲虫、绦虫、血吸虫等，中医学中某些寄生虫的名称虽然与现代医学有所不同，但对寄生虫致病症状等方面的论述却是一致的。现将几种常见寄生虫的致病特点简述如下：

1. 蛔虫 又称“长虫”。蛔虫病是由饮食不洁，虫卵随饮食入口所致。蛔虫病多见脐周腹痛，时作时止，常伴有面色萎黄，寐时磨牙，或大便排出蛔虫，或腹部触及索状虫块等症状。有时蛔虫钻入胆腑，可见脘腹剧痛、吐蛔、四肢厥逆等症，中医称为“蛔厥”。

2. 钩虫 隋代巢元方《诸病源候论》所说的伏虫与钩虫相近，多为手足皮肤直接接触了粪土，钩虫蚴从皮肤侵入人体，寄生于肠道所成。钩虫致病，初起可见手足皮肤瘙痒、喉痒、胸闷、咳嗽等症；继而可出现脾胃运化失常的症状，如腹胀、便溏以及嗜食生米、泥土、木炭等；后期气血亏虚可见面色萎黄或虚浮、体倦乏力、心悸气短、唇甲色淡，甚则周身浮肿等症。

3. 蛲虫　蛲虫寄生在肠道，主要是通过手指、食物污染而感染。蛲虫致病以儿童为多见。临床上多以肛门奇痒、夜间尤甚、睡眠不安为特点。有时夜间在灯光下可观察到肛门周围蠕动的细小白色小虫。病久亦常伤人脾胃，耗人气血，出现胃纳减少、身体消瘦等症状。

4. 绦虫　古称“寸白虫”，成虫寄生肠中。该病多由食生的或未经煮熟的猪、牛肉所致。绦虫致病临床上多表现为腹痛腹泻、食欲亢进、面色萎黄、形体消瘦等，并且在大便中常排出色白体扁的虫体节片。此外，根据囊尾蚴寄生的部位不一而出现不同的病证，在脑部可致癫痫，在皮下肌肉可见皮下结节。

5. 血吸虫　血吸虫的尾蚴存在于疫水中，人体皮肤接触了这种疫水，血吸虫尾蚴就从皮肤直接侵入人体而导致发病。血吸虫病初起为邪在肺卫，可见恶寒发热、身体倦怠、发疹、咳嗽胸痛；继则可见腹泻、下痢脓血；日久则因肝失疏泄，脾失健运，气血郁阻，可见腹胀、胁下癥块；晚期肝郁脾壅，肾之气化失司，水液内停，可见腹大如鼓、面色萎黄、肢体消瘦、精神委顿等；甚则气血郁阻，血不循经而外溢，可见吐血、便血等。

四、医源因素

医源因素，全称“医源性致病因素”，是指因治疗措施失宜或用药不当等因素致使患者病情加重或变生他疾。医源性致病因素包括医过和药邪两个方面：

（一）医过

医过，是指由于医生的过失而导致病情加重或变生他疾的一类致病因素。《素问·疏五过论》就已列举了医者草率从事，贻误病人的五种过失。医过主要表现在以下几个方面：

1. 言语不当　医生言辞亲切，态度和蔼，有利于增强病人战胜疾病的信心，促进疾病的好转。反之，语言粗鲁，讲话不注意分寸与场合，或将该为病人保密的内容泄露出去，给病人带来不良刺激，增加病人的思想负担，加重病情。

2. 处方草率　诊治时漫不经心，草率马虎，如《伤寒论》所描述的“相对斯须，便处汤药；按寸不及尺，握手不及足”，让病人产生不信任及疑惑的不良心理反应。医生处方字迹潦草，不规范地应用药物别名、僻名，使调剂人员难以辨认，危急之际造成贻误病情。

3. 诊治失误　医生诊断有失，辨证不准，以致用药失误，是重要的医源性致病因素。如实证判断为虚证，误用补药；虚证判断为实证，误用泻药。如此不仅旧疾不能治愈，反又增添新疾。

4. 操作不当　进行诊治技术操作时应该专心致志，一丝不苟。反之，粗心大意，动作粗鲁，往往会造成医疗差错或事故。例如推拿用力过猛会造成骨折，胸背部针刺不掌握深浅会引起气胸，外科手术不慎导致脏器与组织损伤等。因此，操作不当也会导致新疾的发生。

（二）药邪

药邪，是指用药不当而造成疾病的一种致病因素。药物本身是用于治疗疾病的，但同时也有一定的副作用，一些药物还具有一定的毒性。如果医生或病人不熟悉药物的性味、功效、剂量、副作用、配伍禁忌等而使用不当，则不仅治不好疾病，反而导致其他疾病的发生。药邪形成的原因如下：

1. 用药过量　药物过量，特别是一些药性猛烈，或具有毒性的药物，过量使用易产生副作用，甚至导致药物中毒。用药过量包括剂量过大，或用药时间过长，而导致急性中毒或蓄积性中毒。

2. 炮制不当　有些含有毒性的药物经过适当地炮制可减轻毒性，例如半夏姜制、乌头火炮或蜜制、马钱子炸炒等能减轻毒性。这类毒性药物如不炮制或炮制不规范，则易使人中毒。

3. 配伍不当　中药使用讲究配伍，不同药物的合理配伍可中和其毒副作用，增强疗效。若配伍不当则易产生或增加毒副作用。古人提出的“十八反”、“十九畏”等配伍禁忌，是长期临床用药的经验总结。

4. 用法不当　附子、乌头、雷公藤等药久煎后可减低毒性，如煎法不当可导致中毒。妇女妊娠期使用妊娠禁忌药，则可伤及胎儿，变生他疾。

5. 滥用补药　随着生活水平的提高，人们渴求健康长寿，常有人为求得健康而滥用补药。但是，凡药物毕竟有着性味偏颇，如红参性温，鹿茸性热，用之不当，也会损害健康，引发疾病。

医过和药邪，大多是由于医护人员工作马虎，医术粗劣所致。孙思邈在《备急千金要方·大医精诚》中告诫：“省病诊疾，至意深心，详察形候，纤毫勿失，处判针药，无得参差。”作为一名医务工作者，必须对患者的生命高度负责，坚决防止和杜绝医源性致病因素的发生。

五、先天病因

先天病因，指个体出生时受之于父母的病因，包括源于父母的遗传性病因和母体在胎儿孕育期及分娩时异常所形成的病因。先天因素一般分为胎弱和胎毒两个方面。

（一）胎弱

胎弱，又名胎怯，是指胎儿禀受父母的精气不足，先天禀赋薄弱，以致日后发育障碍、畸形或不良。其形成的原因有二：一是父母之精本有异常，发生遗传性疾病；二是父母身体虚弱或疾病缠身，导致先天禀赋不足。

（二）胎毒

胎毒有广义和狭义之分。狭义胎毒指某些传染病，在胎儿期由亲代传给子代，如梅毒、乙型肝炎、艾滋病病毒等。广义胎毒指妊娠早期，其母感受邪气而患有某些疾病（包括隐性之疾），或误用药物等，导致遗毒于胎儿，出生后渐见某些疾病或异常。

此外，近亲婚配，怀孕时遭受重大精神刺激，以及分娩时的意外创伤等，也可以成为先天性病因，使胎儿或出生后表现出多种异常。

（丁　斗）

复习思考题

1. 何谓病因？中医学探求病因的主要方法是什么？
2. 何谓六淫？其各自的性质和致病特点有哪些？
3. 试述内风与外风、内寒与外寒、内湿与外湿、内燥与外燥、内火与外火的区别。
4. 何谓疠气？其致病特点有哪些？
5. 何谓七情？七情的致病特点是什么？
6. 试述痰饮、瘀血、结石的概念与致病特点。

第七章　病　机

学习要点

1. 病机的概念。
2. 正邪与发病的关系。
3. 基本病机的主要内容。

病机，即疾病发生、发展变化与转归的机理，又称病理。病机理论主要是研究疾病发生和人体产生病理反应的全过程及其规律。本章从发病原理与基本病机两个方面予以阐述。

第一节　发病原理

中医学认为，疾病是在各种致病因素的作用下，引起了人体的阴阳平衡失调、脏腑组织的损伤和生理功能的失常而发生的。疾病的发生，虽然错综复杂，但总体来说，不外乎是邪气作用于机体的损害与正气抗损害之间的矛盾斗争过程。正气，即人体的生理功能，主要指其对外界环境的适应能力、抗邪及康复能力。正气是随着人体的生长发育及人体在不断适应自然的过程中逐步发展起来的，具有抵御各种致病因素、免受邪气伤害和促使机体康复的能力。邪气，泛指各种致病因素。疾病的发生、发展和变化，就是在一定条件下邪、正双方相互斗争的反映。

一、正邪与发病

（一）正气不足是疾病发生的内在根据

中医发病学非常重视人体的正气。认为一般情况下，正气旺盛，邪气就难以侵入人体。即使有邪气的侵入，正气也能及时消除病邪，不使人产生疾病。即《素问（遗篇）·刺法论》所说："正气存内，邪不可干。"只有在正气相对不足时，邪气才会乘虚而入，使人体阴阳失调，脏腑经络功能紊乱，导致疾病的发生，即《素问·评热病论》所说："邪之所凑，其气必虚。"所以说，正气不足是机体发病的内在根据，正气的状态贯穿并影响疾病的全过程。

（二）邪气是疾病发生的重要条件

中医发病学虽然强调正气的主导地位，但并不忽视邪气的重要致病作用，因为邪气是发病的重要条件，而且在一定的条件下甚至可能起主导作用。如烧烫伤、化学毒剂、刀枪所伤、毒蛇咬伤等，即使正气强盛，也难免被其伤害。又如疫疠之气，因其毒性过强，人体正气一般难以抵御，故常造成多人同时受病，且病情大多危重。

总之，中医学关于人体疾病的发生原理，是从整体观念出发，既强调正气是发病的内在根据，也重视邪气在发病中的重要作用，这种具有辩证法思想的发病学说，对于疾病的防治和护理，都具有重要的指导意义。

（三）正邪斗争胜负决定发病与否

正邪斗争的胜负，是决定发病与否的关键。一般来说，正胜邪退则不发病，邪胜正负则发病。人生活在自然界之中，自然界存在着各种各样的致病邪气，但并非所有接触的人都会发病，这是因为人体正气充足，邪气不能侵入。即使有邪气侵入，人体正气奋起抗邪，及时消除邪气，使之不会对人体造成损害。此即正胜邪退则不发病。如果邪气侵袭，人体正气不足，抗邪无力，或邪气过盛，正气不能驱邪外出，就会导致邪胜正负，造成人体阴阳失调，脏腑经络功能失常，则发生疾病。

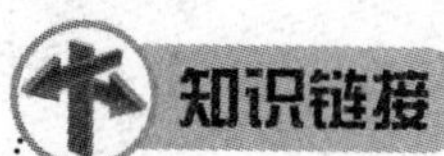

正气与免疫功能

正气，是指人体正常的功能活动（包括脏腑、经络、气血等功能）和抗病、康复能力而言，通常简称为“正”。

免疫功能，指机体免疫系统能识别和清除外来入侵的抗原（如病原微生物）、发生突变和衰老的细胞，以及其他对机体有害的成分，是免疫学的一个基本概念。其主要功能有以下三方面：①免疫防御，即抗感染免疫，防止外界病原体入侵和清除已入侵的病原体（如细菌、病毒、真菌等）以及其他有害物质；②免疫自身稳定，通过自身免疫耐受和免疫调节来达到机体免疫系统内在平衡；③免疫监视，即清除体内发生的突变或异变细胞，当此作用减弱，机体容易出现恶性肿瘤和持续性病毒感染等。

正气与免疫功能分别是中、西医两种医学体系中的基本概念，两者之间有着潜在的联系。从免疫的主要功能来看，其大致相当于正气的抗病能力。

二、影响发病的因素

影响人体发病的因素很多，但总括起来主要有环境因素、体质因素和情志因素等。

（一）环境因素与发病

环境因素，是指自然与社会环境而言，即外环境。主要包括气候变化、地域、生活居处与工作环境等。地域条件的差异，工作、生活环境不良等，在一定条件下都会损伤人体正气，或成为致病的邪气而使人体发病。

1. 气候因素　四时气候的异常变化，是滋生致病邪气的重要条件。不同的季节，气候变化不同，可产生不同的病邪，导致季节性的多发病。如春季温暖多风，易发生风温病；夏季气候炎热，易致暑病；秋季气候干燥，易发生燥病；冬季气候寒冷，易生寒病等。很多疾病的发生与流行，也与季节气候关系密切，如流感多发生在冬春季节；痢疾等胃肠道疾病多发生在夏秋季节等。此外，反常的气候变化，如久旱酷暑、久雨洪涝等，不仅易滋生病邪，而且会影响人体正气，使人的适应能力下降，容易发病。

2. 地域因素　不同的居住区域，有着不同的水土和气候，饮食习惯也有区别，对人体的正气必然有所影响，因而在发病上也有所区别。如北方气候寒冷，易损伤人体阳气，常易感寒邪而致寒病；东南沿海，气候多潮湿温热，易见湿热为病；江湖沼泽之地的人群，可因疫水的感染而致血吸虫病；有些地区，由于食物、饮水中缺乏人体必需的某些物质，常导致地方性疾病的发生。如远离海洋的某些山区，人群中易患瘿瘤病（地方性甲状腺肿）等。

3. 生活、工作环境　清洁、舒适的生活居处与工作环境，能直接影响人的身心，焕发活力，提高工作与学习效率，减少疾病的发生。反之，不良的生活、工作环境就会成为致病原因或诱发因素，从而损伤人体正气。近年来，随着工农业的迅速发展，环境治理相对滞后，由此带来的废气、废水、废渣、农药等有害化学残留物对大气、水源、土壤和食品的污染，也直接或间接地损害人体，影响正气，甚至直接成为致病因素，造成某些严重疾病，或者引起急性或慢性中毒。如果生活居处条件差，阴暗潮湿，空气秽浊，环境不良等，也会影响人体正气，成为导致多种疾病发生和流行的条件。

此外，很多疾病直接与职业有关，如长期从事水中作业的人，易患痹证；长期接触重金属粉尘，如果防护措施不当，易患矽肺等。

（二）体质因素与发病

体质的强弱，直接关系到正气的强弱。体质强弱虽然受多种因素影响，但与先天禀赋密切相关，先天禀赋不同，可以形成个体的差异。《灵枢·寿夭刚柔》说："人之生也，有刚有柔，有弱有强，有短有长，有阴有阳。"这种个体的差异，与疾病的发生有着密切的关系。一般认为，先天禀赋充足，后天调养得当，则体质强壮，正气充沛，抗病力强，不易发病；先天禀赋不足，后天失于调养，则体质虚弱，正气不足，抗病力差，容易发生疾病。另外，体质的特异性还决定着对某些致病因素的易感性，如肥人多痰湿，善病中风、胸痹；瘦人多火，易患劳嗽等。同时，有些疾病的发生，还与遗传有关，称为遗传性疾病。

（三）精神状态与发病

精神状态的好坏，是影响人体正气的重要因素之一。人的精神状态受情志因素的直接影响。情志活动是人体对外界事物的刺激产生的情感反映，属正常的精神活动范围。情志活动是内脏功能活动的表现。因此，人的精神状态，能够影响人体的正气。一般地说，精神愉快，七情调和，则脏腑功能协调，气血通畅，正气旺盛，抗病力强，人体不易发病；若精神抑郁，情志不畅，则脏腑功能失调，不仅产生内伤杂病，而且使气血运行不畅，正气相对虚弱，抗病力衰，也容易招致外邪侵袭而发病。中医养生理论中，非常重视调摄精神情志活动。《素问·上古天真论》说："恬惔虚无，真气从之；精神内守，病安从来。"因此，调摄精神，加强个人修养，增强对情志变化的调控能力，避免情志过激，可以增强正气，从而减少和预防疾病的发生。

三、发病形式

由于邪气的性质、感邪的轻重和发病途径等不同，个体的体质和正气强弱不一，所以其发病在形式上各不相同。主要有感而即发、伏发、徐发、继发、复发等不同发病形式。

（一）感而即发

感而即发，又称"猝发"或"顿发"，是机体感邪后立即发病。一般多见以下几种情况：

1. 新感外邪　外感六淫邪气致病，大多是感邪之后随即发病的外感病。如外感风寒、风热、温热等病邪为病，多感而即发，随感随发。

2. 情志骤变　急剧的情绪波动，如暴怒、悲伤欲绝等情志变化，导致人的气血逆乱而猝发病变，甚或出现猝然昏仆、半身不遂、胸痹心痛等危急重证。

3. 疠气致病 常发病暴急，来势凶猛，病情危笃，互相染易。

4. 中毒 误服毒物，或被毒虫毒蛇咬伤，均可使人中毒而发病急骤。

5. 急性外伤 如金刃、坠落、跌打、烧烫伤、冻伤、枪弹伤等，均可直接而迅速致病。

（二）伏发

伏发，又称伏而后发，指人体感受某些病邪后，病邪潜伏体内，经一段时间或在一定诱因作用下发病。如破伤风、狂犬病等，均经一段潜伏期后发病。在温病学上，感受病邪之后，迅速发病者，为新感或新感温病。藏于体内而不立即发病的病邪谓之伏邪，由伏邪所致之疾病为伏气温病。若内有伏邪，由新感触动而发病，称为新感引动伏邪。

（三）徐发

徐发，又称缓发，系与猝发相对而言，发病徐缓。徐发与致病因素的种类、性质及体质因素等密切相关。以外感病因而言，寒湿邪气，其性属阴，病多缓起。如风寒湿邪阻滞肌肉筋脉关节而疼痛、重着、麻木等。内伤因素致病，如思虑过度、房事不节、嗜酒成癖、嗜食膏粱厚味等，常可引起机体的渐进性病理改变，积以时日，方可出现明显的症状与体征。

（四）继发

继发，系指在原发疾病的基础上继发新的病证。继发病必然以原发病为基础，二者之间有着密切的病理联系。例如肝病胁痛、黄疸，若失治或久治不愈，日久可继发“癥积”、“臌胀”。久罹眩晕，由于忧思恼怒，饮食失宜，劳累过度，有的可发为“中风”，出现猝然昏仆、半身不遂等。

（五）复发

所谓复发，是指疾病初愈或疾病的缓解阶段再度发作或反复发作。这是一种特殊的发病形式，也是一定条件下邪正斗争的反映。复发的次数愈多，预后也就愈差，并常可遗留后遗症。

1. 复发的主要特点 主要表现为三个方面：一是任何疾病的复发，应是原有疾病的基本病理变化和主要病理特征的重现；二是疾病的复发，大都较原病有所加重，且复发次数越多，病情越复杂；三是疾病的复发大都与一定的诱因有关。

2. 复发的诱因 由于病邪的性质不同，人体正气的盛衰各异，疾病复发的原因复杂，但其主要因素可归纳为以下几个方面：

（1）复感新邪：疾病初愈，余邪势衰，正气亦弱，复感新邪势必助邪伤正，导致其病复作。这种重感致复多发生于热病新瘥之后，因而，强调病后调护，慎避风邪，防寒保暖，对防止复发有着重要的意义。

（2）食复：疾病初愈，因饮食因素而致复发者，称为“食复”。在疾病过程中，由于病邪的损害或药物的影响，脾胃之气虚弱，其受纳、腐熟、运化功能犹未复健，若多食强食，或不注意饮食宜忌，或饮食不洁，均可致损伤脾胃。如胃脘痛、痢疾、痔疾、淋证等新瘥之后，每可因过食生冷，或过于饮酒，或嗜食辛辣之物而诱发。鱼虾海鲜等可致瘾疹及哮病的复发等。

（3）劳复：凡病初愈，宜适当休息、调养，以利于正气的恢复。若形神过劳，或早犯房事而致复病者，称为“劳复”。如水肿、痰饮、哮病等内伤杂病，常可因劳倦而复发并加重等。

（4）药复：病后滥施补剂，或药物调理运用失当，而致复发者，称为“药复”。疾病新瘥，可辅以适当的药物调理，但应遵循扶正不助邪，祛邪不伤正的原则，尤其注意勿滥投补剂，若急于求成，滥投补剂，反会导致虚不受补，邪留不去而引起疾病的复发。

（5）其他因素致复：疾病的复发还与精神因素、气候因素、地域因素、护理不当等有关。如某些哮病，或久病咳喘引起的“肺胀”，多在气候转变的季节或寒冬复发；许多皮肤疾患，在气候变化时复发或加剧；眩晕、失眠、脏躁、癫狂，以及某些月经不调病证的复发与加重，常与情志的刺激有关等。

第二节 基本病机

基本病机，是指机体对于致病因素侵袭或影响所产生的基本病理反应。由于疾病的种类繁多，临床表现错综复杂，各种疾病、证候或症状都有各自的病机，但从总体来说，不外乎邪正盛衰、阴阳失调、气血失常等基本病机变化。所以，基本病机是病机变化的一般规律，是其他各种病机的基础。

一、邪正盛衰

邪正盛衰，是指在疾病过程中，机体的抗病能力与致病邪气之间相互斗争而产生的盛衰变化。这种盛衰变化，不仅关系到疾病的发生、发展与转归，同时还决定着疾病的虚实病理变化。

（一）邪正盛衰与疾病的虚实变化

在疾病发展过程中，邪正双方力量对比的盛衰，决定着病证的虚实变化，即《素问·通评虚实论》所谓“邪气盛则实，精气夺则虚”。

1. 虚实病机　实性病机主要是指邪气亢盛，是以邪气盛为矛盾主要方面的一种病理反映。因为邪气亢盛，正气未衰（相对的），邪正剧烈相争，反应明显，临床表现为一系列亢奋、有余的病理反应。实证多见于外感病的初、中期阶段，一般病程较短。临床表现如壮热、狂躁、声高气粗、腹痛拒按、二便不通、脉实有力等。此外，由于痰、食、水、血等有形实邪滞留于体内而引起的痰涎壅盛、食积不化、水湿泛滥、瘀血内阻等病变，亦皆属实证。

虚性病机主要是指正气不足，是以正气虚损、抗病能力减弱为矛盾主要方面的一种病理反应。因正气虚弱，抗病力低下，一般邪气也不盛，正邪不能激烈相争，难以出现较为剧烈的病理反应，所以在临床上出现一系列虚弱、衰退和不足的病理反应。虚证多见于素体虚弱或疾病的后期，以及多种慢性消耗性疾病。临床表现如神疲体倦，面容憔悴，心悸气短，自汗盗汗，畏寒肢冷，脉虚无力等。此外，突然大吐、大泻、大汗、大出血等，均会使正气虚弱而出现虚证。

2. 虚实错杂　虚实错杂，又称“虚实夹杂”。是指在疾病过程中，由于病邪与正气相互斗争，其邪盛和正衰同时并存的病理状态。虚实错杂可分为虚中夹实和实中夹虚两类。

（1）虚中夹实：是指病理变化以正虚为主，又兼夹实邪的病理状态。如脾阳虚不能化水引起的水肿病证，其临床表现既有脾气虚见症又有水肿病证，出现食少神疲、四肢不温、腹胀水肿等，即属此类。

(2) 实中夹虚：是指病理变化以邪实为主，又兼有正气不足的病理状态。如外感热病，由于邪热炽盛，煎灼津液，从而形成实热伤津病证，出现高热烦渴、尿少、齿舌干燥等，即属此类。

3. 虚实真假 虚实真假，是指在某些特殊情况下，疾病的临床表现可见与其病机的虚实本质不符的假象，主要有真虚假实和真实假虚两种情况。

(1) 真虚假实：是指疾病的本质是虚，反而表现出某些实性症状。多因脏腑功能衰退，运化无力所致。所谓"至虚有盛候"，即指此而言。

(2) 真实假虚：是指疾病的本质是实，却表现出某些虚性症状。多由实邪结聚太甚，阻滞经络，气血不能外达所致。所谓"大实有羸状"，即指此而言。

4. 虚实转化 虚实转化，是指在疾病发展过程中，由于实邪久留而损伤正气，或正气不足而致实邪积聚所导致的虚实病理转化过程。主要有由实转虚和因虚致实两种病机变化。

(1) 由实转虚：是指疾病在发展过程中，本来以邪气盛为矛盾的主要方面的实性病理变化，由于误治、失治，病情迁延，从而转化为以正气虚损为主要方面的虚性病变的过程。这一病机可导致疾病由实证转化为虚证。如外感热病的患者，始见高热、口渴、汗多、烦躁、脉洪数等实热证的表现，因治疗不当，日久不愈，导致津气耗伤，而出现形体消瘦、神疲嗜睡、食少、咽干、舌红无苔、脉细无力等虚象，即是由实转虚。

(2) 因虚致实：是指本来以正气亏损为矛盾主要方面的虚性病理变化，由于脏腑功能衰弱，水湿、痰饮、瘀血等实邪留滞蓄积体内，转化为以邪实为主要方面的实性病变过程。这一病机可导致疾病由虚证转化为实证。其实质是虚实夹杂，以实象为主。比如肾阳虚衰，不能主水，而形成的阳虚水停之证候，既有肾脏温化功能减退的虚象，如形寒肢冷、腰膝酸软、遗尿等表现，又有水液停留于体内的一派邪实之象。这种水湿泛滥，乃由肾阳不足、气化失常所致，故称为因虚致实。

(二) 邪正盛衰和疾病的转归

任何疾病的发展变化都有一定的结局。在疾病的发展过程中，邪正盛衰不仅关系到虚实的病理变化，而且也关系到疾病的转归。

1. 正胜邪退 正胜邪退，是指在疾病过程中，正气战胜邪气，邪气日益衰减或被驱除，疾病向好转或痊愈方向发展的一种转归，也是许多疾病常见的一种结局。一般多由于患者正气较旺盛，抗邪能力较强，或能及时得到正确治疗，或两者兼而有之所致。

2. 邪胜正衰 邪胜正衰，是指邪气亢盛，正气虚弱，机体抗邪无力，病势迅猛发展的病理过程。由于机体受到的病理损害日趋严重，故病情趋向恶化或加剧，甚至引起死亡。

3. 邪去正虚 邪去正虚，是指邪气被驱除，病邪对机体的作用已经消失，但疾病过程中正气被耗伤而虚弱，有待恢复。这种状态多见于重病的恢复期。

4. 正虚邪恋 正虚邪恋，是指正气已虚，余邪未尽，由于正气难复，致使疾病处于缠绵难愈的病理过程。正虚邪恋病变，多见于疾病后期，且常是多种疾病由急性转为慢性，或慢性病经久不愈，或遗留某些后遗症的主要原因之一。

二、阴阳失调

阴阳失调，即阴阳之间失去平衡协调的病理状态。是指机体在疾病的发生、发展过程中，由于各种致病因素的影响及邪正之间的斗争，导致机体阴阳两方面失去相对的协调平衡，形成阴阳的偏盛、偏衰、互损、格拒、亡失等病理状态。

（一）阴阳偏盛

阴或阳的偏盛，主要是指“邪气盛则实”的实性病理变化。阳邪侵袭人体可形成机体阳偏盛；阴邪侵袭人体可形成机体阴偏盛。由于阴阳是相互制约的，所以阳偏盛必然会制阴，导致阴偏衰；阴偏盛必然会制阳，导致阳偏衰。这是阴阳偏盛病机发展的趋势。

1. 阳偏盛　即是阳胜，是指机体在疾病过程中出现的一种阳气偏盛，功能亢奋，机体反应性增强，阳热过剩的病理状态。一般地说，其病机特点多表现为阳盛而阴未虚（或虚亏不甚）的实热证。即所谓“阳胜则热”。

形成阳偏盛的原因，多由于感受温热阳邪、或感受阴邪从阳化热、或五志过极化火、或因气滞、血瘀、痰浊、食积等郁而化火所致。由于“阳胜则阴病”，所以阳热亢盛的病变，必然会不同程度地损伤人体的阴液。因此，在阳胜的同时，常可见到口咽干燥、小便短少、大便干结等症，但其矛盾的主要方面仍然是以阳胜为主。

2. 阴偏盛　即是阴胜，是指机体在疾病过程中所出现的一种阴气偏盛，功能障碍或减退，产热不足，以及阴寒性病理产物积聚的病理状态。一般地说，其病机特点多表现为阴盛而阳未虚（或虚损不甚）的实寒证。

形成阴偏盛的原因，多由感受寒湿阴邪，或过食生冷，导致阳不制阴，阴寒内盛所致。故阴偏盛时出现一系列寒、湿偏盛的病理征象，如腹部或肢体冷痛、水肿、身体蜷缩等症，故《素问·阴阳应象大论》说：“阴胜则寒。”由于“阴胜则阳病”，所以阴胜的病变，阳气也有不同程度的受损。因此，在阴胜的同时，常兼见神疲倦怠、畏寒、四肢欠温等阳气不足的症状，但其矛盾的主要方面仍是以阴胜为主。

（二）阴阳偏衰

阴阳偏衰，是指人体阴或阳亏虚所引起的病理变化，主要见于“精气夺则虚”的虚证。

1. 阳偏衰　即是阳虚，是指机体阳气虚损，功能活动减退或衰弱，温煦功能减退的病理状态。一般地说，其病机特点多表现为机体阳气不足，阳不制阴，阴相对偏盛的虚寒性病理变化。

形成阳偏衰的主要原因，多由先天禀赋不足或后天失养，或劳倦内伤，或久病损伤阳气所致。临床常表现为畏寒喜暖、神疲乏力、四肢不温、舌淡脉迟等症。阳气不足，一般以脾肾阳虚为主，其中尤以肾阳虚衰最为重要，这是由于肾阳为一身阳气根本的缘故。

阳虚则寒与阴胜则寒，尽管在病机上有一定的联系，但其病理特点各不相同。前者是以阳虚为主的虚寒，后者则是以阴胜为主的实寒。

2. 阴偏衰　即是阴虚，是指机体的精、血、津液等物质亏损，从而导致阴不制阳，阳相对亢盛，功能活动虚性亢奋的病理状态。一般地说，其病机特点多表现为阴液不足，滋养、宁静功能减退，阳气相对亢盛的虚热性病理变化。

形成阴偏衰的原因，多由阳邪伤阴，或五志过极化火伤阴，或久病耗伤阴液所致。临床常表现为五心烦热、潮热盗汗、两颧红赤、消瘦、舌红、脉细数等症。阴虚病变，五脏皆可发生，但一般以肺、肝、肾之阴虚为主，故临床上以肺肾阴虚或肝肾阴虚为多见，由于肾阴为一身之阴的根本，故肾阴不足在阴虚病机中又占有极其重要的地位。

“阴虚则热”与“阳胜则热”，虽然在病机上有一定的联系，但其病理特点各不相同。

前者是以阴虚为主的虚热，后者则是以阳胜为主的实热。

（三）阴阳互损

阴阳互损，指在阴或阳任何一方虚损的前提下，病变发展影响到相对的另一方，形成阴阳两虚的病理变化。在阴虚的基础上，继而导致阳虚，称为“阴损及阳”；在阳虚的基础上，继而导致阴虚，称为“阳损及阴”。由于肾为全身阳气、阴液的根本，因此，当脏腑的阳或阴虚损到一定程度时，必然会损及肾阴、肾阳。无论阴虚或阳虚，多是在累及肾阴或肾阳，导致肾脏阴阳失调的情况下，发生阴阳互损的病理变化。

1. 阴损及阳　阴损及阳，是指阴液亏损，致使阳气生化不足，或阳气无所依附而耗散，形成以阴虚为主的阴阳两虚的病理状态。如肾阴久虚，影响肾阳化生，可转化为阴损及阳的阴阳两虚证。

2. 阳损及阴　阳损及阴，是阳虚较重，无阳则阴无以生，从而导致阴虚，形成以阳虚为主的阴阳两虚的病理状态。如肾阳久虚，导致肾阴化生无源，可转化为阳损及阴的阴阳两虚证。

（四）阴阳格拒

阴阳格拒，是阴阳失调中比较特殊的一类病机，包括阴盛格阳和阳盛格阴两个方面。其形成机理主要是由某些原因引起阴或阳的一方偏盛至极而壅遏于内，将另一方排斥格拒于外，使阴阳之间不相维系，从而出现真寒假热或真热假寒的复杂的病理现象。一般而言，阴阳格拒病理多见于疾病过程中的极盛阶段，病情较危重。

1. 阴盛格阳　阴盛格阳，又称格阳，是指阴寒极盛，壅阻于内，逼迫阳气浮越于外，出现内真寒而外假热的一种病理状态。如虚寒性疾病发展到严重阶段，其表现除有阴寒过盛之四肢厥逆、下利清谷、脉微欲绝等症状外，又见身反不恶寒（但欲盖衣被）、面颊泛红等假热之象。

2. 阳盛格阴　阳盛格阴，又称格阴，是由于热邪极盛，深伏于里，阳气被遏，闭郁于内，不能透达于肢体而格阴于外，出现内真热而外假寒的一种病理状态。如热性病发展到极期，既有阳热极盛之心胸烦热、胸腹扪之灼热、口干舌燥、舌红等症状，又有阳极似阴的四肢厥冷或微畏寒等，热势愈深，四肢厥逆愈甚。

（五）阴阳转化

阴阳转化，是指阴阳失调病变，在一定条件下，其病变性质可发生向相反方向转化的病理过程。包括由阳转阴和由阴转阳两个方面。

1. 由阳转阴　由阳转阴是指疾病的性质本为阳气偏盛，在一定条件下，病变性质由阳向阴转化的病理过程。如某些急性外感疾病，初期可以见到高热、口渴、胸痛、咳嗽、舌红、苔黄等一派热邪亢盛的表现，属于阳证。由于治疗不当或邪毒太盛等原因，可突然出现体温下降、四肢厥逆、冷汗淋漓、脉微欲绝等阴寒危象。此时，疾病的本质即由阳转化为阴，疾病的性质由热转化为寒。

2. 由阴转阳　由阴转阳是指疾病的本质为阴气偏盛，在一定条件下，病变性质由阴向阳转化的病理过程。如寒饮中阻，本为阴盛，但由于失治或误治，寒饮郁久从阳化热，于是病变即由阴而转阳，由寒转热。

（六）阴阳亡失

阴阳的亡失，包括亡阴和亡阳两类，是指机体的阴液或阳气突然大量地亡失，导致生命垂危的一种病理状态。

1. 亡阳 亡阳，是指机体的阳气突然脱失，而致全身功能突然严重衰竭的一种病理状态。多由于邪盛，正不敌邪，阳气突然脱失所致。也可由于素体阳虚，正气不足，疲劳过度，或过用汗、吐、下法，致阳随阴泄，阳气外脱。如慢性消耗性疾病的亡阳，多由于阳气的严重耗散，虚阳外越所致。其临床表现多见大汗淋漓，肌肤手足逆冷，精神疲惫，神情淡漠，甚则昏迷、脉微欲绝等一派阳气欲脱之象。

2. 亡阴 亡阴，是指由于机体阴液发生突然性的大量消耗或丢失，而致全身功能严重衰竭的一种病理状态。一般地说，亡阴多是由于热邪炽盛，或邪热久留，大量煎灼阴液所致。也可由于其他因素大量耗损阴液而致亡阴。其临床表现多见汗出不止，汗热而黏，四肢温和，渴喜冷饮，身体干瘪，皮肤皱褶，眼眶深陷，烦躁或谵妄、昏迷，脉数疾无力或洪大按之无力。

亡阴和亡阳，在病机和临床征象等方面，虽然有所不同，但由于机体的阴和阳存在着互根互用的关系，阴亡，则阳无所依附而散越；阳亡，则阴无以化生而耗竭。最终导致"阴阳离决，精气乃绝"，生命活动终止而死亡。

三、气血失常

气血失常，是指气和血的亏损不足、生理功能异常及关系失调的病理变化。气血运行于全身，是人体脏腑、经络等组织器官进行生理活动的物质基础。因此，脏腑的病变必然会影响到气血，而气血失常也必然会影响到脏腑。《素问·调经论》说："血气不和，百病乃变化而生。"所以，气血失常的病机，是脏腑经络各种病理变化的基础，也是分析研究各种疾病病机的基础。

（一）气的失常

气的失常包括气虚和气机失调两个方面的病理变化。

1. 气虚 气虚，是指气的亏损不足，导致脏腑组织功能减退，抗病能力下降的病理状态。气虚的形成原因多由先天禀赋不足，后天失调及脏腑功能失调致气的生成不足。也可因劳倦内伤、久病不复等所导致。

气虚的病变，常表现为推动无力、固摄失职、气化不足等异常改变，如精神疲乏、少气懒言、自汗出、易于感冒等。气虚的病理变化，可以涉及全身各个方面，由于脏腑组织的生理特性不同，其病理表现也各有不同。此外，气虚病变进一步发展，还可导致精、血、津液的多种病变。

2. 气机失调 气机失调是气的升降出入运动失常而引起的气滞、气逆、气陷、气闭、气脱等方面的病理状态。

（1）气滞：气滞是指某些脏腑、经络或局部气机郁滞，运行不畅的病理变化。多由于情志郁结，或痰湿、食积、瘀血等实邪阻滞，或外邪困阻等原因，影响气的正常流通，引起人体某些脏腑、经络或局部气机郁滞。

气滞在临床上以肺气壅滞、脾胃气滞、肝郁气滞为多见。由于气机郁滞不畅是气滞的病机特点，故气滞局部以闷、胀、痛等症为常见表现。

（2）气逆：气逆是指气机升降失常，升多降少，脏腑之气上逆的病理状态。多由于情志所伤，或因饮食不当，或外邪侵犯，或痰浊壅滞等原因，使脏腑之气不降反升或升之太过所致。

气逆病变以肺胃肝等脏腑最为多见。如肺气上逆，可见咳逆、气喘；胃气上逆，可见恶心、呕吐；肝气上逆，可见头胀，头痛，面红目赤，甚则血随气逆而见咯血、吐血等。

(3) 气陷：气陷是以气虚无力升举为主要特征的一种病理状态。多由气虚进一步发展而致，与脾气虚的关系最为密切。

脾主升，脾虚升举无力，易导致气陷，故又称为“中气下陷”。其主要表现为内脏下垂，如胃下垂、肾下垂、子宫脱垂、脱肛等，可伴见腰腹胀满重坠、便意频频，以及短气乏力等症。

(4) 气闭：气闭是指气闭阻于内，不能外出，以致清窍闭塞，出现昏厥的一种病理变化。多由情志刺激，或外邪、痰浊等闭阻气机，使气不得外出而闭塞清窍所致。

气闭发生急骤，以突然昏厥、不省人事为特点，多可自行缓解，亦有因闭不复而亡者。其临床表现，除昏厥外，随原因不同而伴有相应症状。

(5) 气脱：气脱是指气不内守而外脱散失，以致生命功能突然衰竭的一种病理状态。多由久病、重病，正气严重耗损，气虚至极；或大汗出、大出血、频繁吐泻，气随津血脱失所致。临床多表现为面色苍白、汗出不止、口开目闭、全身瘫软、二便失禁、脉微欲绝或虚大无根等症状。

(二) 血的失常

血的失常主要包括血虚、血瘀、血热、出血等方面的病理变化。

1. 血虚　血虚，是指血液不足，濡养功能减退的病理状态。其形成原因：一是失血过多，血液未能及时生成补充；二是化源不足，血液生成减少；三是久病，或劳神过度等因素，致阴血耗损；四是瘀血阻滞，新血不生。

血液对人体具有滋润营养作用，血液不足，会导致人体全身或局部失养，功能活动减退。临床表现以眩晕，面色无华，唇、舌、爪甲淡白无华等为主要特征。由于心主血，肝藏血，脾生血统血，肾精化血。所以，在脏腑病变中，血虚多与心、肝、脾、肾四脏功能失调有关。此外，由于血为气之母，血虚则气少，故血虚病人常伴有气虚之症。

2. 血瘀　血瘀，是指血液运行迟缓或瘀阻不畅的病理状态。形成血瘀的因素很多，常见原因有气滞血行不畅，或气虚血运迟缓，或痰浊阻于脉络，或寒邪入血，血寒而凝，或邪热煎熬血液，或跌闪外伤等，甚则血液瘀结而成瘀血。

血液瘀滞于脏腑、经络等某一局部时，则发为疼痛，痛有定处，甚则形成肿块，称为癥积。同时，可伴见皮肤、面、唇、舌青紫色黯等表现。

一般认为，血瘀与瘀血的概念不同。血瘀是指血液运行瘀滞不畅的病理，而瘀血则是血液运行失常的病理产物，又可成为继发性致病因素。但二者密切相关，血液瘀滞可形成瘀血，瘀血内阻又可致血行不畅。

3. 血热　血热是指血分有热，血流加速的病理状态。多由外感热邪，或寒邪入里化热，或情志郁结化火，伤及血分所致。

血分有热，血液运行加速，则灼伤脉络，迫血妄行；热邪既可扰乱心神，又可煎熬阴血津液，故血热的病理变化，以既有热象，又有动血、扰神及伤阴为其特点。临床常表现为发热、面赤舌红、心烦、脉数，甚则出血、神昏等症。

4. 出血　出血是指血液逸于脉外的病理状态。其形成原因多由火气上逆，或热邪迫血妄行，或气虚不能固摄，或外伤损伤脉络所致。

出血，主要有吐血、咳血、便血、尿血、月经过多，以及鼻衄、齿衄、肌衄等。由于出血的原因、部位不同，出血的具体表现及病理亦各不相同。

（三）气血关系失常

气与血在生理上相互依存，相互为用。在病理上相互影响，形成气血同病。气血关系失常，主要有气滞血瘀、气虚血瘀、气不摄血、气血两虚、气随血脱等。

1. 气滞血瘀　气滞血瘀是指气滞和血瘀同时存在的病理状态。多由气的运行不畅，导致血行障碍而形成。也可因闪挫外伤等因素，而致气滞与血瘀同时形成。因为肝主疏泄而藏血，肝的疏泄在气机调畅中起着关键作用，关系着全身气血的运行。所以，气滞血瘀多与肝的生理功能异常有关。气滞血瘀，在临床上多见胀满疼痛，及癥积、瘕聚、舌紫、脉涩等症。

2. 气虚血瘀　气虚血瘀是气虚与血瘀同时存在的病理状态。由于气虚无力推动血液运行，血行瘀滞所致。轻者，虽然气虚无力，但尚能推动血行，表现为血行迟缓，运行无力；重者，因气虚较甚，无力行血，血液瘀阻于经脉，肢体失养，可致肢体瘫软，甚至肌肉萎缩。

3. 气不摄血　气不摄血是指气虚不能固摄血液，使血逸脉外，导致各种出血的病理状态。由于脾主统血，故气不摄血的病变多与脾气亏虚有关。临床可表现为吐血、便血、尿血、紫斑、崩漏等症，同时兼见面色无华、疲倦乏力、舌淡、脉虚等气虚表现。

4. 气血两虚　气血两虚是气虚和血虚同时存在的病理状态。多因久病消耗，气血两伤，或先有失血，气随血耗；或先因气虚，血液生化无源而衰少等所致。气虚则推动、固摄、温煦、气化等功能活动低下，血虚则濡养功能减退，故气血两虚可出现面色淡白或萎黄，气短懒言，疲乏无力，形体消瘦，心悸失眠等症。

5. 气随血脱　气随血脱是指在大量出血时，气也随着血液的流失而散脱，从而形成气血两虚或气血并脱的病理变化。临床可见于外伤失血、妇女崩漏、产后大出血等病证中。

（孙必强）

复习思考题

1. 何谓正气、邪气？试述正邪与发病的关系。
2. 试述阳偏盛、阴偏盛、阳偏衰、阴偏衰的概念及病机特点。
3. 简述阴阳互损、格拒、亡失的病机概念。
4. 气滞、气逆、气陷、气闭、气脱的含义及主要临床表现是什么？
5. 血的失常主要包括哪几方面的病理变化？说明其各自的含义。
6. 试述气血关系失常所引起的病理变化。

第八章　诊　　法

学习要点

1. 诊法的基本概念。
2. 望神、望色、望舌的主要内容。
3. 问现在症状的基本内容和临床意义。
4. 常见病脉的脉象与主病。

诊法，是诊察疾病的方法，包括望、闻、问、切四种诊察手段，又称“四诊”。它是中医临床搜集病情资料，为辨证论治提供依据的重要手段。

望诊，是医生运用视觉观察病人全身和局部的神色形态的变化；闻诊，是凭听觉和嗅觉以辨别病人声音和气味的变化；问诊，是通过仔细询问病人或陪诊者，了解疾病发生和发展的过程、现在症状及其与疾病有关的情况；切诊，是切按病人脉搏和按触病人脘腹、手足及其他部位以了解病情的方法。

人体是一个有机的整体，局部的病变可以影响到全身，内脏的病变也可以从五官、四肢、体表各个方面反映出来。因此，通过望、闻、问、切就可以了解疾病的原因、性质、部位及内部联系，从而为辨证论治提供依据。

望、闻、问、切在搜集病情资料方面各有其独特的作用，不能相互取代，但又相互联系、相互补充。因此，在临床运用时，必须将其有机结合，也就是“四诊合参”，才能全面而系统地了解病情，作出正确的判断。

知识链接

古代医家对诊法的贡献

春秋战国时代名医扁鹊以“切脉、望色、听声、写形”言病之所在。西汉名医淳于意创“诊籍（即病案）”，详细记录病人的姓名、居址、病状及方药、就诊日期，作为复诊的参考。西晋王叔和著《脉经》，是我国现存最早的脉学专著，既阐明脉理，又分述寸口、三部九候、二十四种病脉，对后世影响很大。元代杜清碧撰《敖氏伤寒金镜录》，是我国现存最早的论舌专著。明代伟大的医药学家李时珍著《濒湖脉学》，摘取诸家脉学精华，详分27种脉，对其中同类异脉的鉴别点和各种脉象主病，均编成歌诀，便于读者诵习。

第一节　望　　诊

望诊，是对病人的神、色、形、态、舌象以及分泌物、排泄物色质的异常变化进行有目的的观察，以测知内脏病变，了解疾病情况的一种诊察方法。人体是一个有机的整体，脏腑气血阴阳有变化，就必然会反映于外。因此，通过对人体外部观察，就可以了解其体内的病变。正如《灵枢·本脏》所说："视其外应，以知其内脏，则知所病矣。"

望诊的内容，包括望全身情况（神、色、形、态）、望局部情况（头面、五官、躯体、四肢和皮肤等）、望排出物（痰涎、呕吐物、大便、小便等）、望舌（舌质、舌苔）、望小儿指纹。

一、全身望诊

（一）望神

神，是指整个人体生命活动的外在表现。通过望神可了解脏腑精气的盛衰以及形体健康与否。《素问·移精变气论》说："得神者昌，失神者亡。"说明察神的存亡，对于判断正气盛衰、疾病轻重及预后有重要意义。

望神，就是观察病人的精神好坏，意识是否清楚，动作是否矫健协调，反应是否灵敏等方面的情况，以判断脏腑阴阳气血的盛衰和疾病的轻重预后。由于"目"为五脏六腑之精气所注，其目系通于脑，为肝之窍，心之使，故"神藏于心，外候在目"。因而望眼神是察神的重点。

神的表现，按神的旺、衰和病情的轻、重可区分为得神、少神、失神、假神四种。此外，还有以神志失常为主要表现的神乱。其临床表现和意义如下：

1. 得神　得神即神气充足的表现。常人或病轻之人，表现为神志清楚，语言清晰，两目灵活，明亮有神，面色荣润，表情自然，呼吸平稳，体态自如，反应灵敏者，称为得神，或称"有神"。提示精气充足，或虽病但正气未伤，脏腑未衰，病轻易瘥，预后良好。

2. 少神　少神，又称神气不足。其临床表现一般为精神不振，两目乏神，面色少华，动作迟缓，倦怠乏力，肌肉松软，少气懒言。提示正气不足，精气轻度受损，脏腑功能较弱。多见于轻病或恢复期病人，亦可见于素体虚弱者。

3. 失神　失神是神气衰败之象。其临床表现为精神萎靡，瞳神呆滞，目光无彩，面色晦暗，表情淡滞，反应迟钝，身体沉重，形体羸瘦，甚则神识不清，这是五脏精气亏损衰竭的反映，提示人体正气大伤，脏腑功能衰败，大多为病情危重，预后不良。如果出现意识昏迷，语言错乱，循衣摸床，撮空理线；或猝然昏倒，目闭口张，手撒遗尿等，是邪陷心包、精气已脱之失神重证，病情更为严重。

4. 假神　假神是垂危病人出现的精神暂时"好转"的假象，是临终前的预兆，见于久病、重病精气大衰之人。临床表现如本已失神，突然神识清醒，目光转亮而浮光外露，言语不休，想见亲人；或原来语声低微断续，忽而清亮；或原本面色晦暗，突然颧赤如妆；或原来毫无食欲，突然食欲增加。其特征是局部症状的"好转"与整体病情的恶化不相符合。提示脏腑精气极度衰竭，正气将脱，阴不敛阳，虚阳外越，阴阳即将离决，属病情危重。

假神应与病情好转加以区别。一般假神是突然在某些方面一时反常于原来病态，且与疾病本质不相符合，通常比作"回光返照"或"残灯复明"。此时病人多濒临于危险的境地，应予特别注意。

5. 神乱　神乱，即精神错乱或神志失常，常见于癫、狂、痫的病人。癫证表现为表情冷漠，寡言少语，闷闷不乐，甚则精神痴呆，哭笑无常等。狂证表现为烦躁不宁，登高而歌，弃衣而走，呼号怒骂，打人毁物，不识亲疏等。痫病表现突然跌倒，昏不知人，口吐涎沫，四肢抽动，醒后如常人。

表 8-1 得神、少神、失神、假神鉴别表

观察项目	得神	少神	失神	假神
两目	灵活，明亮	乏神	呆滞	突然目光转亮，浮光外露
神志	神识清楚	精神不振	精神萎靡，或猝然昏倒或神昏	突然神识清醒，想见亲人
语言	清晰	懒言	语言错乱，谵语	突然言语不休，忽而清亮
面色	面色荣润	面色少华	面色无华	面色晦暗，突然两颧泛红如妆
形体	肌肉不削	肌肉松软，倦怠乏力	身体羸瘦	
呼吸	平稳	少气	气微或喘促	
动作反应	行动自如，反应灵敏	动作迟缓	动作艰难，反应迟钝；或烦躁不安，四肢抽搐；或循衣摸床，撮空理线；或两手握固，牙关紧闭	
饮食				原毫无食欲，突然食饮增进

（二）望色

望色，是指望皮肤的颜色和光泽。皮肤的色泽是脏腑气血的外荣。皮肤的颜色分为青、赤、黄、白、黑五种，简称五色，其变化可以反映疾病的不同性质和不同脏腑的病证；皮肤的光泽，即皮肤之荣润或枯槁，可反映脏腑精气的盛衰。

面部的气血充盛，皮肤薄嫩，又为脏腑气血所荣，故色泽变化易显露于外，望色主要是观察面部的气色。

1. 常色　常色，即正常人的面色。我国正常人面色应是红黄隐隐，明润含蓄，此为气血和平，精气内含，荣光外发的征象。但是由于职业与体质禀赋不同，有人可能偏红、偏黑、偏白；由于季节、气候引起生理活动的变化，有时可能偏青、偏白、偏红等等，但只要是明润光泽，且含于皮肤之内，而不特别显露，都属于正常面色的范围。

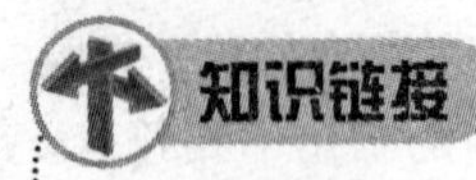

主色和客色

常色又有主色和客色之分。主色是人生来就有的基本面色，属个体特征，一生基本不变，故称为主色。《医宗金鉴·四诊心法要诀》说：“五脏之色，随五形之人而见，百岁不变，故为主色也。”古人按五行理论将人的体质分为金、木、水、火、土五种类型，并认为金行人肤色稍白，木行人肤色稍青，水行人肤色稍黑，火行人肤色稍红，土行人肤色稍黄，此即为主色。客色是因季节、气候等而发生正常变化的面色。因人与自然相应，随着季节、气温、地理环境、职业的变化，面色也可发生相应的变化。

2. 病色 病色是指不正常的面部色泽。病色的特征是：色泽枯槁而晦暗；或虽鲜明但暴露；或独呈一色而无血色相间。一般说来，病人气色鲜明荣润，说明病变轻浅，气血未衰，其病易治，预后较好；反之，若面色晦暗枯槁，说明病变深重，精气已伤，预后欠佳。青、赤、黄、白、黑五色，既代表不同脏腑的病变，又代表不同性质的病邪。如《灵枢·五色》说："以五色命脏，青为肝，赤为心，白为肺，黄为脾，黑为肾"，又说："青黑为痛，黄赤为热，白为寒"。这种根据病人面部五色变化进行诊察疾病的方法即"五色诊"，或称"五色主病"。

（1）青色：主寒证、痛证、瘀证、惊风证。色青由寒凝气滞、经脉阻滞而成。临床上，阴寒内盛，心腹疼痛，可见面色苍白带青；心气不足，推动无力，血行不畅，可见面色青灰、口唇青紫。小儿高热，面部青紫以鼻柱与两眉间较明显，常为惊风先兆。

（2）赤色：主热证。热盛而血脉充盈，面部脉络扩张，故面色赤红。满面通红，多为阳盛之实热证；午后两颧潮红，多为阴虚火旺的虚热证。若久病重病患者，面色苍白，却时而泛红如妆，嫩红带白，游移不定，多为虚阳浮越之"戴阳证"，此属真寒假热之危重证候。

（3）黄色：主虚证、湿证。黄色为脾虚、湿蕴之征象。脾失健运，则水湿内停，气血不充，故面色发黄。面色淡黄，枯槁无泽，称为"萎黄"，多属脾胃气虚，营血不能上荣之故；如面色黄而虚浮，称为"黄胖"，多为脾气虚衰，湿邪内阻所致。如面、目、身俱黄，称为"黄疸"，黄而鲜明如橘子色者，为阳黄，多属湿热；黄而晦暗如烟熏者，为阴黄，多属寒湿。

（4）白色：主虚证、寒证、失血证。白色为气血不荣之候。凡阳气虚衰，气血运行无力，或耗气失血，致使气血不充；或寒凝血涩，经脉收缩，皆可导致面呈白色。若㿠白而虚浮，多属阳气不足；淡白而消瘦，多为营血亏损。若急性病突然面色苍白，常属阳气暴脱的危候。里寒证剧烈腹痛，或虚寒战栗时，也可见面色苍白，为阴寒凝滞、经脉拘急所致。

（5）黑色：主肾虚证、水饮证、瘀血证。黑色多为肾阳虚衰、阴寒水盛之象。阳虚火衰，则阴寒内盛，血行不畅，故面多见黑色。面色淡黑，多为阴寒内盛的水气证；妇女眼眶灰黑，多为寒湿下注的带下证。色黑而肌肤甲错，为内有瘀血。此外，剧烈疼痛也可见面色青黑。

（三）望形体

望形体，主要是观察病人体形的强、弱、胖、瘦等情况。机体外形的强弱，与五脏功能的盛衰是统一的，内盛则外强，内衰则外弱。

强指身体强壮、骨骼粗大、胸廓宽厚、肌肉充实、皮肤润泽等，是强壮的征象。形体强壮者，内脏坚实，气血旺盛，其抗病能力强，虽病预后也较好。

弱指身体衰弱、骨骼细小、胸廓狭窄、肌肉瘦削、皮肤枯槁等，是衰弱的征象。形体衰弱者，内脏虚弱，气血不足，其抗病能力弱，患病预后较差。

胖是肥胖，并非健壮。胖而能食，为形盛有余；胖而食少，是形盛气虚，多为脾虚有痰。胖人大腹便便，每易聚湿生痰，痰壅气塞，故易患中风暴厥之症。故有"肥人多痰"之说。

瘦指消瘦。形瘦食多，为胃火炽盛；形瘦食少，是中气虚弱；"瘦人多火"，相火易亢，故易患痨嗽。如患者骨瘦如柴，大肉尽脱，毛发枯槁者，是精气衰竭的危重表现。

（四）望姿态

望姿态，主要是观察病人的动静姿态及与疾病有关的体位变化。病人的动静姿势和体位，都是病理变化的外在反映。“阳主动，阴主静”，一般是喜动者多属阳证，喜静者多属阴证。

从卧位来看，身轻能自转侧，多为阳证、热证、实证；反之，身重不能转侧，多为阴证、寒证、虚证；蜷卧成团者，多为阳虚畏寒，或有剧痛；反之，仰面伸足而卧，则为阳盛而恶热。

从坐形来看，坐而喜俯，多为肺虚少气；坐而喜仰，多属肺实气逆；坐不得卧，卧则气逆，是心阳不足、水气凌心所致。咳逆倚息不得卧，每发于秋冬者，为内有伏饮。卧而不能坐，坐则昏眩，是气血俱虚，或是肝风内动。

二、局部望诊

（一）望头面

1. 望头　头为诸阳之会，精明之府，中藏脑髓。望头，主要观察头的形状及动态。如小儿头形过大或过小，伴有智力发育不全，多属肾精亏损；囟门下陷，称“囟陷”，多属虚证；囟门高突，称“囟填”，多属热证；囟门迟闭，称“解颅”，头颈软弱不能竖立者，多为肾精不足，发育不良；头摇不能自主，多为风证。

2. 望面部　面部是脏腑精气上荣的部位，又为心之华。面部浮肿多见于水肿病，常是全身水肿的一部分。一侧或两侧腮部以耳垂为中心肿起，边缘不清，按之有柔韧感或压痛者，常为痄腮，为外感温毒之邪所致，多见于儿童，属传染病。口眼歪斜，多为风邪中络。

3. 望发　发为肾之华、血之荣。望发，主要观察发的质和色的变化。如发稀疏易落，或干枯不荣，多为精血不足之证；突然出现片状脱发，多属血虚受风；年少落发，多属于肾虚或血热。青少年白发，伴有健忘、腰膝酸软者，多属肾虚。

（二）望五官

1. 望目　目为肝之窍，五脏六腑之精气皆上注于目。故目的异常改变，不仅关系于肝，而且也能反映其他脏腑的病变。中医把目分属于五脏，即目眦候心，目胞候脾，白睛候肺，黑睛候肝，瞳仁候肾（图 8-1），对望目有一定的指导意义。

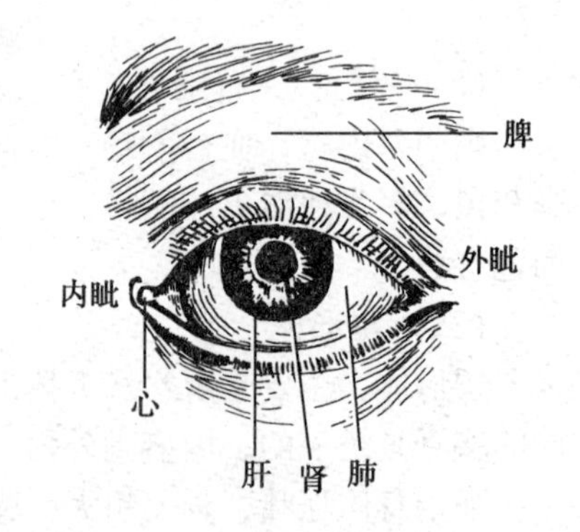

图 8-1　目部五脏分属示意图

望目，主要是观察目的神、色、形、态等方面的变化。

（1）目神：黑白分明，精彩内含，神光充沛，视物清晰，是目有神，虽病但易治。反之，白睛黯浊，黑睛色滞，失却光彩，浮光暴露，视物模糊，是目无神，病属难治。

（2）目色：目眦赤，为心火；白睛赤，为肺热；眼胞皮红肿湿烂为脾火；全目赤肿多眵，迎风流泪，为肝经风热。目眦淡白为血亏。白睛黄染，是黄疸之征，为肝胆湿热。目胞晦暗，多属肾虚；目眶周围见黑色，多为肾虚水泛之水饮证，或寒湿下注的带下病。

（3）目的形态：目眶凹陷，是阴液损耗或精气衰竭；目窠浮肿，状如卧蚕，是水肿之征。眼球突出而颈肿为瘿病。患者两眼固定，转动不灵，固定前视者，称瞪目直视；固定上视者，称戴眼反折。多见于惊风、痉厥或精脱神衰之重证。横目斜视（先天者例外），是肝风内动。瞳仁扩大，多属肾精耗竭，为濒死危象。

2. 望鼻 鼻为肺之窍，是呼吸清浊之气出入之通道。望鼻，主要是观察鼻内分泌物和鼻的外形。鼻流清涕，多为外感风寒；流浊涕，则属外感风热；久流浊涕而有腥臭者，是鼻渊，由于感受外邪或胆经蕴热所致。鼻尖或周围充血或生红色丘疹，名酒齄鼻，多属肺胃有热；鼻柱溃烂塌陷，常见于麻风病或梅毒；鼻翼扇动，多见于肺热或肺肾精气衰竭而出现的喘息证。

3. 望耳 耳为肾之窍，手足少阳经之脉布于耳，又为宗脉之所聚。望耳，应注意耳的色泽及耳内的情况。耳轮干枯焦黑，多为肾精亏损、精不上荣的征象；耳薄而干枯，为肾阴不足；耳轮红肿或耳内流脓，多为肝胆湿热所致。耳背有红络，耳根发凉，多是麻疹先兆。

4. 望口唇 唇为脾之外荣。望唇应观察其颜色、润燥和形态的变化。若唇色淡白，多属气血两虚；色青紫，多为寒凝血瘀；色深红，为热在营血。口唇干枯皲裂，可见于外感燥邪，亦见于热炽津伤。口角流涎（或睡时流涎），多属脾虚湿盛或胃中有热，亦见于虫积。口唇糜烂，多见于脾胃蕴热上蒸；口歪斜，则为中风；撮口或抽掣不停，为肝风内动，或脾虚生风；口开不闭，常见于脱证。

5. 望齿与龈 齿为骨之余，骨为肾所主，胃之经脉络于龈中。故齿、龈与肾、胃有着密切的联系。

望齿，应注意齿的色泽、润燥、形态。正常牙齿洁白润泽。若牙齿黄而干燥，多是胃热炽盛，津液大伤；若光燥如石，属阳明热盛；若干燥如枯骨，多为肾精枯竭。牙齿松动稀疏，齿根外露，多属肾虚或虚火上炎。睡中咬牙或齘齿，常见于胃中有热或虫积的患者。

望齿龈，应注意其色泽及形态的变化。色淡白者，多为血虚；红肿者，多属胃火；牙龈腐烂，牙齿脱落，为牙疳。牙龈出血并红肿者为胃火上炎伤络，不痛不红而微肿者，或为气虚，或为虚火伤络。

6. 望咽喉 咽喉为肺、胃门户，是呼吸与进食的要冲，为诸经脉所络。咽喉两侧红肿疼痛，此为乳蛾，为肺胃有热；红肿溃烂，有黄白腐点，此为烂乳蛾，为肺胃热毒壅盛；若咽喉色红娇嫩，肿痛不甚者，多属阴虚火旺。如见灰白色腐点成片，不易剥脱，或重剥出血，应考虑白喉，系肺胃热毒伤阴所致。

（三）望皮肤

皮肤居一身之表，内合于肺脏，卫气循行其间，为人体之藩篱。望皮肤，应注意其色泽荣枯、肿胀、斑疹、白㾦以及痈、疽、疔、疖等。

1. 色泽 皮肤面目皆黄，是为黄疸。皮肤黄中显黑，黑而晦暗，称“黑疸”。皮肤色红，如染脂涂丹，病名“丹毒”。

2. 润枯 皮毛憔悴枯槁，为肺之气阴亏虚；皮肤干枯粗糙如鱼鳞状，称肌肤甲错，为瘀血之征。

3. 肿胀 皮肤虚浮肿胀，按之凹陷不起，为水肿。

4. 斑疹 点大成片，色红或紫，平摊于皮肤，摸之不碍手者，谓之斑；点小如粟，色红或紫，高于肤面，扪之碍手者，谓之疹。斑疹见于外感热病，多是邪热郁于肺胃不能外泄，内迫营血所致。斑根据病机不同，有阴斑与阳斑之分；疹由于病因不同，有麻疹、风疹、瘾疹之别。

望斑疹，主要观察其色泽与形态变化。斑疹的色泽，以红活润泽为顺。若深红如鸡冠色，多为热毒炽盛；色紫黯者，多为热毒盛极，阴液大伤；色淡红或淡紫者，为气血不足，或阳气衰微。斑疹的形态，以分布均匀，疏密适中为顺；若稀疏松浮，为病邪轻浅；稠密紧束，压之不褪色，则为热毒深重；疹点疏密不匀，或先后不齐，或现而即陷者，多为正气不足，病邪内陷的危候。

5. 白㾦、水痘 白㾦，又名白疹，是皮肤上出现的晶莹如粟的透明小疱疹，以胸部及颈项部为多见，亦偶见于四肢，唯不见于面部，多系湿郁肌表、汗出不彻所致。白㾦晶莹饱满者为顺，称为“晶㾦”，乃湿热外达之候。若色枯白，空窍无液者为逆，称为“枯㾦”，是津液枯竭的表现。水痘，是一种发疹性疾病，常在幼儿中传染。患者皮肤出现斑丘疱疹，痘粒椭圆，大小不等，浆薄如水，色晶莹明亮，皮薄易破不结厚痂，不留痘痕。多由外感时邪，内蕴湿热所致。

6. 痈疽疔疖 痈、疽、疔、疖皆属疮疡一类外科疾患。其中皮肤局部红肿高大，根盘紧束，伴有焮热疼痛者为痈；漫肿无头，肤色不变，病位较深，无热少痛者为疽；初起如粟，根角坚硬，或麻或痒，顶白而痛者为疔；起于浅表，形圆而红、肿、热、痛，化脓即软，脓溃即愈者为疖。

三、望排出物

望排出物是观察病人的分泌物、排泄物和某些排出体外的病理产物的形、色、质、量的变化来诊察病情的方法。

一般说来，排出物色泽清白、质地清稀，多属虚证、寒证；色泽黄赤、质地黏稠、形态秽浊不洁，多属实证、热证。

（一）望痰涎

1. 痰 痰白清稀者，多属寒痰。痰黄浓稠者，多属热痰。痰少而黏，难于咯出者，多属燥痰。痰白滑，量多，易于咯出者，多属湿痰。痰中带血，色鲜红者，称为“咯血”，多见于肺阴亏虚或肝火犯肺等病人。咯吐脓血痰，气腥臭者，为肺痈。

2. 涎 口流清涎量多者，多属脾胃虚寒。口中时吐黏涎者，多属脾胃湿热。小儿口角流涎，涎渍颐下，称为“滞颐”。睡中流涎者，多为胃中有热或宿食内停。

（二）望呕吐物

呕吐物清稀无酸臭味，多为寒呕。呕吐物秽浊有酸臭味，多属热呕。呕吐不消化食物味酸腐，多属伤食。呕吐黄绿苦水，多属肝胆郁热或湿热。呕吐清水痰涎，胃脘有振水声者，为痰饮。吐血鲜红或紫黯有块，夹有食物残渣者，属胃火伤络，或肝火犯胃，或胃腑血瘀。

（三）望大便

大便清稀如水样，多属寒湿泄泻。大便清稀，完谷不化，或如鸭溏，多属脾虚泄泻或肾虚泄泻。大便如黏胨，夹有脓血，多属痢疾，为湿热蕴结大肠，大肠传导失职所致。其中血多脓少者偏于热，病在血分；脓多血少者偏于湿，病在气分。大便色灰白，溏结不调，多见于黄疸。大便燥结，干如羊屎，排出困难，属肠道津亏。大便带血，或便血相混，或排出全为血液，称为“便血”。其中血色鲜红，附在大便表面或于排便前后滴出者，为近血，可见于风热灼伤肠络所致的肠风下血，或痔疮、肛裂出血等。血色黯红或紫黑，与大便均匀混合者，为远血，多为肝胃郁热、脾胃虚寒或气血瘀滞等所致。

（四）望小便

小便清长而色白，多属寒证。小便短而黄赤，多属热证。尿中带血，见于尿血、血淋等病人，多因热伤血络，或脾肾不固，或湿热蕴结膀胱所致。尿有砂石，见于石淋病人，多因湿热内蕴，煎熬尿中杂质结为砂石所致。小便混浊如米泔水或滑腻如脂膏，见于尿浊、膏淋等病人。

四、望舌

望舌，又称舌诊，即观察病人舌质和舌苔的变化以诊察疾病的方法。望舌是望诊的重要组成部分，也是中医独特的诊法之一。

（一）舌诊概述

1. 舌诊的原理　舌与脏腑经络有着密切的联系。舌与脏腑的联系，主要是通过经络和经筋联系起来的，脏腑的精气可上荣于舌，脏腑的病变亦可以从舌象变化中反映出来。在脏腑中尤以心、脾胃与舌的关系最为密切。

舌为心之苗，心开窍于舌。手少阴心经之别系舌本，舌质的血络最为丰富，从而能够反映心主血脉的功能。舌体运动是否灵活自如，语言是否清晰，在一定程度上又可反映“心藏神”的功能。

舌为脾胃之外候。足太阴脾经连舌本，散舌下；舌苔为胃气熏蒸而生成；舌的味觉，又与脾主运化和胃主受纳的功能密切相关。脾胃的病变可以从舌象上显示出来。另外，足少阴肾经夹舌本，足厥阴肝经络舌本，足太阳之筋结于舌本。

前人把舌划分为舌尖、舌中、舌根、舌边四个部分，分属于心肺、脾胃、肾、肝胆等脏腑（图 8-2）。这种以舌的分部来诊察脏腑病变的方法，在临床上具有一定的参考价值。

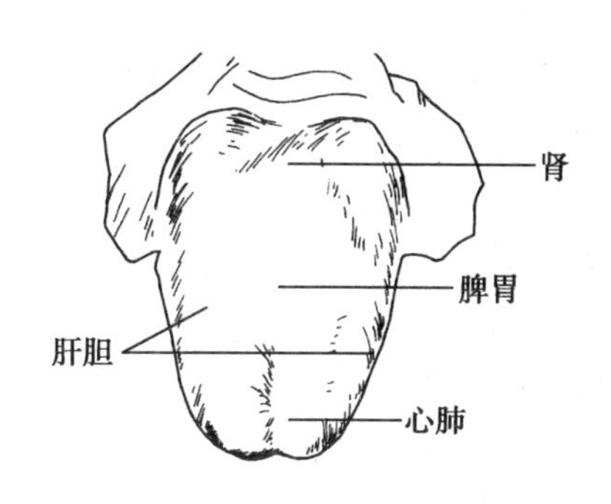

图 8-2　舌诊脏腑部位分属示意图

2. 舌诊的方法及注意事项　望舌时病人面向亮光，嘱患者自然地将舌平伸出口外，充分暴露舌体，医生迅速地依次从舌尖、舌中、舌根和舌边，观察舌质与舌苔。望舌时必须注意以下几点。

（1）光线：望舌时要有充足而柔和的自然光线，一般宜在白天。光线不宜过强或过弱，以免造成舌象的错觉。

（2）伸舌姿势：要求病人自然地将舌伸出口外，充分暴露舌体，舌尖略向下，舌面向两侧展平，不要卷缩，也不要过分用力外伸，以免影响舌质的颜色。

（3）染苔：某些食物或药物，可使舌苔染上颜色，称之为“染苔”。如乌梅、橄榄等能使舌苔染黑；黄连、核黄素等药物可将舌苔染黄；饮牛乳可见白苔；抽烟过多可将舌苔染灰等。

此外，进食、饮茶、活动及年龄、体质等因素，对舌象均产生一定的影响，望舌时应予注意。

3. 正常舌象　望舌，主要是观察舌质和舌苔两个方面的变化。舌质，又称舌体，是指舌的肌肉脉络组织。舌苔，是舌体上附着的一层苔状物。舌质和舌苔的综合变化，统称舌象。

正常舌象：舌体柔软，活动自如，颜色淡红，舌面铺有薄薄的、颗粒均匀的、干湿适中的白苔，常描写为“淡红舌、薄白苔”。

（二）望舌体

望舌体对于诊察脏腑精气盛衰存亡、判断疾病预后转归，具有重要意义。望舌体主要是观察其色泽、形态的变化。

1. 望舌色　即通过观察舌质颜色的变化，以了解疾病的有关情况，常见的舌色有淡白色、红色、绛色、紫色等。

（1）淡白舌：较正常舌色浅淡。主虚寒证。为阳气虚弱，气血不荣所致。若舌淡白，舌体稍小，多属气血两虚；舌淡白稍胖嫩，或有齿痕，多为阳气虚衰。

（2）红舌：舌色深于正常舌。主热证。血得热则行，热盛则气血沸涌，充盈舌体脉络所致。若舌鲜红而有芒刺，苔黄厚，多属实热证；若为鲜红或嫩红，少苔或无苔，或有裂纹，常为虚热证。

（3）绛舌：舌体呈深红色。主内热深重。绛舌见于外感热病，表示邪热深入营血，为热性病极期；见于内伤杂病，多属阴虚火旺，常是久病、重病。

（4）紫舌：舌呈紫色。主瘀血证，寒证或热证。色紫黯或见瘀斑，多为气滞血瘀；色绛紫而干，多为热证；色淡紫或青紫润滑，多为里寒证。

2. 望舌形　舌形主要指舌体的大小与形质，正常舌质大小适中，望舌形主要观察其老嫩、荣枯、胖瘦，以及有无齿痕、裂纹、芒刺等。

（1）老嫩：舌质形色坚敛，纹理粗糙或皱缩，舌色较黯者为老舌，多为实证、热证；纹理细腻，形色浮胖娇嫩者为嫩舌，多属虚证、寒证。

（2）荣枯：舌体明润者为荣，说明津液充足；舌体干瘪者为枯，说明津液已伤。

（3）胖大：较正常舌体胖大、肥厚者，为胖大舌。有胖嫩与肿胀之分。若舌体胖嫩，色淡，多属脾肾阳虚，津液不化，水饮痰湿阻滞所致。如舌体肿胀满口，色深红，多是心脾热盛；若舌肿胀，色青紫而黯，多见于中毒。

（4）瘦薄：舌体瘦小而薄，称为瘦薄舌，是阴血亏虚、舌体不充之象。瘦薄而色淡者，多是气血两虚；瘦薄色红绛且干，多是阴虚火旺、津液耗伤所致。

（5）齿痕：舌体的边缘见牙齿的痕迹，即为齿痕舌。多因舌体胖大而受齿缘压迫所致，故齿痕舌常与胖大舌同见，多属脾虚。若舌质淡白而润，多为脾虚而寒湿壅盛。

（6）裂纹：舌面上有明显的裂沟，称为裂纹舌，多由阴液亏损不能荣润舌面所致。若舌质红绛而有裂纹，多属热盛津伤，阴精亏损；舌色淡白而有裂纹，常是血虚不润的反映。若正常人见有裂纹舌者，在临床上无诊断意义。

（7）芒刺：舌乳头增生、肥大，高起如刺，摸之棘手，称为芒刺。若芒刺干燥，多属热邪亢盛，且热愈盛则芒刺愈多。根据芒刺所生部位，可分辨邪热所在脏腑，如舌尖有芒刺，多属心火亢盛；舌边有芒刺，多属肝胆火盛；舌中有芒刺，多属胃肠热盛。

3. 望舌态　即观察舌体的动静姿态。正常舌体活动灵活，伸缩自如。常见的病理舌态有强硬、痿软、歪斜、短缩、吐弄等。

（1）强硬：舌体强硬，运动不灵活，屈伸不便，或不能转动，致使语言謇涩，称为“舌强”。舌强硬而舌色红绛少津，多见于热盛之证。舌体强硬而舌苔厚腻，多见于风痰阻络；突然舌强语言謇涩，伴有肢体麻木、眩晕者多为中风先兆。

（2）痿软：舌体软弱，无力伸缩，转动不便，称为舌痿。多属气血虚极，阴液亏损，筋脉失养所致。若久病舌淡而痿，是气血俱虚；舌绛而痿，是阴亏已极。新病舌干红而痿者，则为热灼阴伤。

（3）歪斜：舌体偏斜于一侧，称为歪斜。多是中风或中风之先兆。

（4）颤动：舌体震颤不定，不能自主，称为舌体颤动。舌质淡白而颤抖者，为阴血亏虚、筋脉失养所致；舌红绛而颤抖者，为热极生风所致。

（5）短缩：舌体紧缩不能伸长，称为短缩。多为危重证候的反映。舌淡或青而湿润短缩，多属寒凝筋脉；舌胖而短缩，属痰湿内阻；舌红绛干而短缩，多属热病津伤。

（6）吐弄：舌伸长，吐露出口外者为吐舌；舌微露出口，立即收回，或舌舐口唇上下或口角左右，称为弄舌。两者都属心脾有热。吐舌可见于疫毒攻心，或正气已绝；弄舌多为动风先兆，或小儿智力发育不良。

4. 望舌下络脉　舌下络脉是位于舌系带两侧纵行的大络脉，管径小于2.7mm，长度不超过舌下肉阜至舌尖的3/5，络脉颜色为淡紫色。

舌下络脉的观察方法是：先让病人张口，将舌体向上腭方向翘起，舌尖可轻抵上腭，勿用力太过，使舌体保持自然松弛，舌下络脉充分显露。

舌下络脉异常及其临床意义：舌下络脉细而短，色淡红，周围小络脉不明显，舌色和舌下黏膜色偏淡者，多属气血不足。舌下络脉粗胀，或舌下络脉呈青紫、紫红、绛紫、紫黑色，或舌下细小络脉呈黯红色或紫色网状，或舌下络脉曲张如紫色珠子状大小不等的瘀血结节等改变，都是血瘀的征象。

（三）望舌苔

望舌苔主要观察舌苔的色和质。舌苔的变化可反映病位的深浅、病邪的性质、津液的存亡、病情的进退和胃气的有无等。

1. 望苔色　苔色与病邪性质有关，故察苔色可以推断疾病性质。

（1）白苔：一般常见于表证、寒证。表寒证苔多薄白；里寒证苔多白厚；湿浊内停或食积，则见苔白厚腻。在特殊情况下，白苔也主热证。如苔白如积粉，扪之不燥，称为“积粉苔”，或称“粉白苔”，常见于外感温热病，秽浊湿邪与热毒相结而成。苔白厚而干者，常为热伤津液，甚或苔白燥裂如砂石，扪之粗糙，称“糙裂苔”，常见于温病或误服温药之后。

（2）黄苔：一般主里证、热证。淡黄为热轻，深黄为热重，焦黄为热结。外感病见薄黄苔或由白苔转黄苔，为外感风热表证或风寒表邪入里化热。舌苔黄厚干燥，为热盛伤津；苔黄厚而腻，则为湿热之象。若舌淡胖嫩、苔黄滑润者，多是阳虚水湿不化。所以，黄苔亦不可一概为里证、热证。

（3）灰苔：主里证，可见于里热证，亦可见于寒湿证。灰苔为浅黑带淡青色，可发展为黑苔。灰苔可由白苔转化而来，也可与黄苔同时并见。若苔灰而润，则多为寒湿内阻，或痰饮内停；若苔灰干燥，则多属热炽津伤，或阴虚火旺。

（4）黑苔：主里证，主热极又主寒盛。黑苔多呈棕黑或焦黑色。常由灰苔或焦黄苔发展而来，多见于疾病的严重阶段。若苔黑而燥裂，甚则生芒刺，多为热极津枯；苔黑而润滑，则多属阳虚寒盛。

灰苔与黑苔既主热又主寒，望苔之润燥是鉴别灰苔与黑苔寒热属性的重要指征。

2. 望苔质　主要观察舌苔的厚薄、润燥、腻腐、剥脱等变化。

（1）厚薄：苔质的厚薄，以“见底”和“不见底”为标准。所谓见底，即透过舌苔能隐隐见到舌体，能见底的为薄苔，不能见底的为厚苔。一般来说，疾病初起，病邪在表，病情较轻者，舌苔多薄；而病邪传里，病情较重，或内有痰、饮、湿、食积滞者，则舌苔多厚。舌苔由薄增厚，表示病邪由表入里，病情由轻转重，为病进；而由厚变薄，则表示邪气得以内消外达，病情由重变轻，多属病退。

（2）润燥：察舌苔的润燥，主要是了解津液变化的情况。苔润，多为病邪尚未伤津。苔面有过多水分，扪之滑利而湿，称为滑苔，多是水湿内停之征。苔面干燥，扪之无津，称为燥苔，多为病邪伤津或阴液亏耗的病证。

(3) 腐腻：腐苔，指苔如豆腐渣，揩之可去，多为实热蒸化胃中食浊所致，亦见于内痈。腻苔，是舌面上覆盖着一层浊而滑腻的苔垢，颗粒细腻而致密，刮之难去，多见于湿浊、痰饮、食积等。

(4) 剥脱：舌苔骤然全部退去，以致舌面光洁如镜，称为"光剥舌"、"光滑舌"，又称"镜面舌"。若舌苔剥落不全，剥脱处光滑无苔，界限明显，称为"花剥苔"；若为不规则地大片脱落，边缘苔厚，边界清楚，形似地图，又称"地图舌"。光剥舌是胃阴枯竭，胃气大伤之征象。花剥苔也是胃腑气阴两伤所致。

(四) 舌象分析

"舌象"包括舌质和舌苔两个方面。舌质与舌苔的变化，都是内在的复杂病变在舌上的反映，所以在分别掌握舌质、舌苔的基本变化及其主病的同时，应注意到舌质与舌苔之间的相互关系，并将舌质与舌苔的变化结合起来分析。

在一般情况下，舌质与舌苔的变化是统一的，其主病往往是两者的综合，例如，内有实热，多见舌质红苔黄而干；病属虚寒，则见舌质淡苔白而润。但是也有舌质与舌苔变化不一致的情况，需四诊合参，加以综合判断。如红绛舌本属于热证，而白苔常见于寒证，但也有红绛舌与白苔并见的。其中舌色红绛，苔白滑腻者，在外感温热病，属于营分有热，气分有湿；内伤杂病，则多见于阴虚火旺，而有痰浊食积的病证。

表 8-2　舌诊归纳表

内容		舌象	特点	主病
舌质	舌色	淡白舌	较正常舌色浅淡	虚寒证
		红舌	舌色深于正常舌	热证
		绛舌	舌体呈深红色	内热深重
		紫舌	舌体呈紫色	瘀血
	舌形	苍老舌	舌质纹理粗糙，坚敛苍老	实证，热证
		枯干舌	舌体干瘪	津液损伤
		胖大舌	舌体胖大肥厚	水湿痰饮阻滞
		瘦薄舌	舌体瘦小而薄	阴血亏虚
		齿痕舌	舌体边缘有牙齿痕迹	脾虚，湿盛
		裂纹舌	舌面见明显裂纹	阴液亏损
		芒刺	舌乳头增生，肥大，高起如刺	热邪亢盛
	舌态	强硬	舌体强硬，运动不灵，语言謇涩	热入心包，痰浊内阻，中风先兆
		痿软	舌体软弱，伸卷无力，转动不便	气血虚极，阴液亏损
		歪斜	舌体偏斜于一侧	中风或中风先兆
		颤动	舌体震颤不定，不能自主	虚风内动或热极生风
		短缩	舌体紧缩不能伸长	危重证候
		吐弄	吐露口外为吐，时吐时收为弄	心脾有热
	舌下络脉		络脉细而短，色淡红	气血不足
			络脉粗，色青紫、紫红、紫黑色、曲张	血瘀

续表

内容		舌象	特点	主病
舌苔	苔色	白苔	苔色薄白或白厚	表证，寒证。薄白为表寒，白厚为里寒
		黄苔	苔色见淡黄、深黄或焦黄	里证，热证。淡黄为热轻，深黄为热重，焦黄为热结
		灰苔	苔色为浅黑带淡青色	里证。灰而润滑为寒湿或痰饮，灰而干燥为热炽伤津或虚火
		黑苔	苔色为棕黑或焦黑色	里证。黑而燥裂为热极津枯，黑而润滑为阳虚寒盛
	苔质	薄苔	见底	正常舌苔，或病邪在表，疾病轻浅
		厚苔	不见底	邪盛入里，病情较重，或痰湿食积
		滑苔	苔面水分过多，扪之滑利而湿	水湿内停
		燥苔	舌面干枯，扪之无津	热盛伤津，阴液亏损
		腐苔	苔如豆腐渣，揩之可去	食积，痰浊
		腻苔	舌面覆盖一层油腻状黏液，不易刮去	湿浊，痰饮，食积
		光剥苔	舌面光洁如镜	胃阴枯竭，胃气大伤
		花剥苔	舌苔剥落不全，剥脱处光滑无苔	胃气阴两伤

（五）舌诊的临床意义

舌象的变化，能客观地反映正气盛衰、病邪深浅、邪气性质、病情进退，可以判断疾病转归和预后，可以指导临床辨证、立法、处方、用药。

1. 判断正气的盛衰　脏腑气血之盛衰，可在舌上反映出来，如舌质红润，为气血旺盛；舌质淡白，为气血虚衰；苔薄白而润，是胃气旺盛；舌光无苔，为胃气衰败，或胃阴大伤。

2. 分辨病位的浅深　在外感病中，苔薄白，是疾病初起，病情轻浅。苔黄厚，主病情较重，病入于里。舌质红，是气分有热；舌质绛，则为热入营血，病位更深，病情更加严重。

3. 区别病邪的性质　黄苔常主热，白苔多主寒，白腻苔为寒湿，黄腻苔为湿热，腐腻苔多是痰浊食积，舌有瘀斑，则是瘀血。

4. 推断病势的进退　一般说来，舌质由淡变红、变绛、变青紫；舌苔由白转黄，变灰，化黑，提示病变由表入里，由轻变重，由简单变复杂，病势进展。反之，则为病势渐退，疾病向愈。舌苔由润转燥，多是热盛而津渐伤；若舌苔由燥转润，由厚变薄，往往为津液复生，病邪渐退的表现。

5. 估计病情的预后　舌荣有神，舌面薄苔，舌态正常者为邪气不盛，正气未伤之象，预后较好。舌质枯晦，舌苔骤剥，舌态异常者为正气亏损，胃气衰败，病情多凶险。

五、望小儿指纹

望小儿指纹，是指对3岁以下小儿两手食指内侧前缘浮露可见的血络色泽和形态的观察，又称“望小儿食指络脉”。由于小儿寸口脉短小，诊病时常啼哭躁动，故切脉困难，而食指内侧的血络，也是手太阴肺经的分支所在，故望指纹与诊寸口脉有相似的临床意义。小儿皮肤薄嫩，脉络易于暴露，食指络脉更为显著，因此，常以望指纹辅助脉诊。

（一）望指纹方法

医生用左手指握住小儿食指末端，以右手拇指在小儿食指掌侧前缘，从指端向根部推几次，用力要适中，使指纹更为显现，便于观察。

（二）指纹三关分部

指纹分“风”、“气”、“命”三关，即食指第一节部位为“风关”，第二节部位为“气关”，第三节部位为“命关”（图8-3）。正常指纹隐现于风关之内，色泽浅红，红黄相兼。

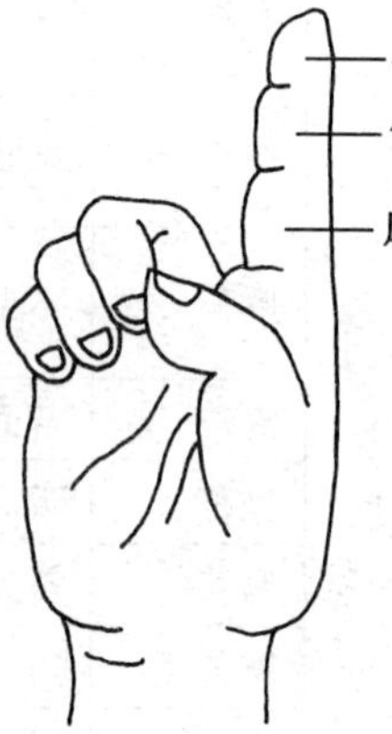

命关
气关
风关

图8-3 小儿指纹三关示意图

（三）望指纹的内容及意义

主要观察其纹位、纹色及纹形三方面的变化情况。

1. 望纹位变化　三关测轻重。指纹在风关者，是邪浅病轻；指纹透气关者，是邪已深入；指纹达命关者，病情更重；若指纹一直延伸到指甲端，即所谓“透关射甲”，病情尤为重笃。

2. 望纹色变化　红紫辨寒热。纹色鲜红，多属外感表证；纹色紫红，多主热证；纹色青，主风证或痛证；纹色青紫或紫黑色是血络闭郁；纹色淡白，多属脾虚。

3. 望纹形变化　浮沉分表里，淡滞定虚实。指纹浮而明显的，主病在表；沉隐不显的，主病在里；纹细而色浅淡的，多属虚证；纹粗而色浓滞的，多属实证。

第二节　闻　诊

闻诊是通过听声音和嗅气味来诊察疾病的方法。听声音包括听辨病人的语声、语言、呼吸、咳嗽、呕吐、呃逆、嗳气、太息、喷嚏、呵欠、肠鸣等各种声响。嗅气味包括嗅病体散发的异常气味，排出物的气味及病室的气味。

一、听声音

声音的发出，主要是气的活动，与机体组织和某些脏腑的虚实盛衰关系密切。因此听声音不仅能诊察发音器官的病变，而且根据声音的变异可以进一步推断内脏和整体的变化。

（一）语声

病人语声强弱，不仅反映正气的盛衰，同时也与邪气的性质有关，一般说来，语声高亢洪亮有力，重浊而粗，多属阳证、实证、热证，常见于外感病证；语音低微细弱，懒言，多属阴证、虚证、寒证，常见于久病、内伤病证。

语声嘶哑者，称为音哑；完全不能发音者，称为失音，古称“喑”。新病声哑者，为

“暴哑”，多为外邪袭肺，肺气不宣，属实证；久病声哑，多为内伤，肺肾阴虚，津液不能上承声门所致，属虚证；如久病重病，突然声音嘶哑，是脏气将绝之危象。语音重浊，称为声重，多属外感风寒。病痛难忍所发出的痛苦哼哼声，称为呻吟，多为身有痛楚或胀满。呻吟声高有力，多为实证、剧痛；久病而呻吟低微无力，多为虚证；患者突然发出的惊叫声称为惊呼。其声尖锐，表情惊恐，多为剧痛或惊恐所致；小儿阵发惊呼，多是惊风。

（二）语言

“言为心声”，言语是神明活动的一种表现。语言错乱多属于心的病变。若神识不清，语无伦次，声高有力为“谵语”，多属热扰心神之实证。神识不清，语言重复，时断时续，语声低弱模糊的为“郑声”，是心气大伤、精神散乱之虚证。若患者自言自语，喃喃不休，见人语止，首尾不续的为“独语”，常见于痰气郁闭之癫证。精神错乱，语无伦次，狂躁妄言的为“狂言”，多见于痰火扰心的狂证。神志清楚，思维正常而吐字困难，或吐字不清，称“语言謇涩”，每与舌强并见者，多因风痰阻络所致，为中风之先兆或中风后遗症。

（三）呼吸

正常人呼吸调匀，深浅适中。肺主呼吸，肾主纳气，呼吸异常，每责于肺肾。

1. 气微与气粗　呼吸表浅，气息低微，少气不足以息，称气微，多见于肺肾之气不足，属于内伤虚损。呼吸急促，气粗息短，称气粗，多是热邪犯肺，肺失清肃，属于实热证。

2. 喘与哮　呼吸困难，短促急迫，甚则鼻翼扇动，张口抬肩，不能平卧者称为“喘”。喘有虚实之分，若喘息气粗，声高息涌，唯以呼出为快的，属实喘，多因风寒（热）袭肺、痰热壅肺，或痰饮阻肺，肺失肃降所致；若喘声低微息短，呼多吸少，气不得续的，属虚喘，乃肺肾气虚，摄纳无力之故。呼吸急促似喘，且喉中有哮鸣声，称为哮，多因内有宿痰，复感外邪诱发。哮必兼喘，而喘未必兼哮。

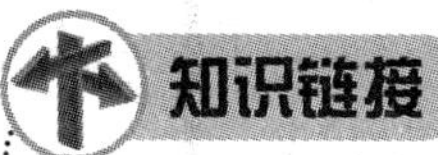

喉中哮鸣

喉中哮鸣是指痰阻气道，肺气不利而呼吸鸣响有声，是痰涎壅盛的指征。因痰涎稀、稠、多、少及气机壅塞之状而鸣声不同，故有如“吹管声”、“鼾声”、“水鸡声”、“痰声漉漉”、“哮鸣”等不同名称。一般而言，痰多而稠黏，滞于气道，则音低如鼾声；痰多而稀薄，呼吸冲击，则多漉漉之声；气机壅塞，肺管不利，则哮鸣如哨笛。咳吐痰去，则鸣声稍息。喉中哮鸣不仅可见于哮病，亦可见于痰喘、中风、痫病以及其他疾病垂危之时，故必辨别清楚。

3. 少气与短气　呼吸微弱，短而声低，少气不足以息的，称为“少气”，多因气虚体弱所致。若呼吸较常人急而短促，息快而不相接续，似喘而不抬肩，虽急并无痰鸣声者，称为“短气”，多由于痰、食等实邪内阻，影响气机升降，或因元气大虚，气不足以息之故。

（四）咳嗽

咳嗽是肺失清肃，肺气上逆的一种症状。可根据咳嗽声音和痰的形、色、质、量来分辨寒热虚实。咳声重浊有力，多属实证，由于外感风寒或内有痰湿所致；咳声低微无力，多为虚证，由于肺肾气虚所致。干咳无痰，或只有少量黏痰而难于咯出，多属燥邪犯肺或阴虚肺燥之燥咳；咳嗽痰多，色白易咯，属痰湿内蕴之痰咳；咳声不扬，痰黄而稠，不易咯出者，属邪热犯肺之热咳。如咳嗽阵发，咳时气息连声不断，终止时似鹭鸶叫声，称为“顿咳”，因其病程较长，缠绵难愈，又称百日咳。咳声如犬吠，多见于白喉。

（五）呕吐

呕吐是指饮食物、痰涎从胃上涌，由口中吐出的症状，是胃失和降，胃气上逆的表现。前人以有声有物为呕，无声有物为吐，有声无物为干呕。但临证时三者很难截然划分，一般统称为呕吐。如呕吐来势徐缓，声音低弱者，多为虚证、寒证；呕吐来势急剧，声音洪亮者，常为实证、热证。患者朝食暮吐或暮食朝吐，称为反胃，多因胃寒脾弱，不磨水谷所致。

（六）呃逆

呃逆，古称“哕”，俗称“打呃”，为胃气上逆所致。其表现为有气上逆于咽喉，发出一种不自主的冲击声音，声短而频。临床根据呃声高低、间歇时间来推测病情的虚实寒热。一般说来，呃声高亢、短而有力的多属实热证；呃声低沉、气弱无力的多属虚寒证。如久病胃气衰败，出现呃逆，呃声低而无力者，是病情危重之征。突发打呃，呃声不高不低，且无其他不适，多因食后触犯风寒或饮食急促所致，不属病态。

（七）嗳气

嗳气，古称“噫气”，俗称“打饱嗝”，也是胃气上逆的一种表现；是胃中气体上出咽喉所发出的声响，其声多长而缓。嗳气声重浊有酸腐臭气，多为食滞胃脘；嗳气声响亮，嗳后脘腹宽舒，多为肝气犯胃；嗳气声低沉，兼纳呆食少，多为脾胃虚弱。

（八）太息

太息又名叹息，俗称“叹气”，是指情志抑郁，胸闷不畅时发出的长吁或短叹声。太息之后自觉稍宽舒，是情志不遂，肝气郁结之象。

二、嗅气味

嗅气味，是指嗅辨与疾病有关的气味，包括病室、病体、分泌物、排出物，如口气、汗、痰、涕、二便等的异常气味。

（一）口气

指从口中散发出的异常气味。口气酸馊，为胃有宿食。口气臭秽，多属胃热，或消化不良，亦见于龋齿，口腔不洁等。口气腐臭，或兼咳吐脓血者，多是内有溃腐脓疡。若臭秽难闻，牙龈腐烂者为牙疳。

（二）汗气

是指汗液所散发出的气味。病人身有汗气味，可知曾有汗出。汗出腥臭，是风湿热邪久蕴皮肤，津液受到熏蒸所致。腋下随汗散发阵阵臊臭气味者，可见于狐臭病，是湿热内蕴或遗传所致。出汗较多而不常清洗有汗气者不属病态。

（三）痰、涕之气

咳吐痰涎清稀味咸，无特异气味者，属寒证。若病者咳吐浊痰脓血，腥臭异常的，多是肺痈，为热毒炽盛所致。咳痰黄稠味腥者，是肺热壅盛所致。鼻流浊涕腥秽如鱼脑者，为鼻渊；鼻流清涕无气味者，为外感风寒。

（四）二便之气

二便闻诊除注意了解特殊臊臭气味外，要结合望诊综合分析判断。如大便酸臭难闻者，多属热结肠道。大便溏泄而腥者，多属脾胃虚寒。大便泄泻臭如败卵，甚则夹有未消化食物，矢气酸臭者，是宿食停滞，消化不良之故。小便黄赤混浊，有臊臭味者，多属膀胱湿热。尿甜并散发烂苹果样气味者为消渴病。

第三节 问 诊

问诊是医生通过对病人或陪诊者进行有目的地询问，了解疾病的起始、发展及治疗经过、现在症状和其他与疾病有关的情况，以诊察疾病的方法。

一、问诊的意义

问诊在四诊中占有重要地位，因为有关疾病发生的时间、原因、经过、既往病史、患者的病痛所在，以及生活习惯、饮食爱好等情况，均要通过问诊才能了解。故明代张景岳认为问诊是“诊病之要领，临证之首务”。

二、问诊的方法

问诊要注意方法，一是要有同情病人疾苦之心，既严肃认真，又和蔼可亲，细心询问，耐心听取病人叙述病情，使病人愿意主动陈述病情。问诊用语要通俗易懂，一般不要用医学术语。二是在询问中要善于抓住重点和关键进行提示和启发，但绝不能按主观意愿套问、暗示和诱导病人，以免使问诊的资料片面或失真。对于重危病人，应抓住重点扼要询问，迅速进行必要的诊察，及时抢救。此外，问诊中还要注意发现病人的思想情绪，鼓励病人树立战胜疾病的信心，并注意为病人保守秘密。切勿在病人面前有惊讶或悲观的表现，否则会给病人精神上带来不良刺激，对疾病产生不良影响。

三、问诊的内容

问诊的内容主要包括一般情况、主诉、现病史、既往史、个人生活史、家族史等。询问之时，应根据就诊对象，如初诊或复诊、门诊或住院等实际情况，有针对性地进行询问。

（一）问一般情况

包括问姓名、性别、年龄、婚姻、职业、民族、籍贯、住址等。

姓名和现住址的记载，便于病历的查找和总结。不同的年龄有不同的多发病，询问年龄，可为疾病的诊断提供参考。女性有月经、带下、妊娠、产育等疾病，除一般的问诊之外，还应问其经、带、胎、产等特有情况，以对这些疾病的诊察提供线索。对职业的问诊，可了解到与职业有关的职业病情；对籍贯的问诊，因病人生活的区域不同，天时、地理、风俗各异，发病情况也就有所不同。

（二）主诉

主诉是病人就诊时陈述的最痛苦的症状或体征及持续时间。如恶寒发热、头痛2天。

主诉通常是病人的主要痛苦，就诊的主要原因，往往也是疾病的主要矛盾所在。通过主诉可以初步估计疾病的范畴和类别（如外感病或内伤病，阳证或阴证等），病势的轻重（如急性病、危重病、慢性病等）。因此，主诉具有重要的诊断价值，是调查、认识、分析、处理疾病的重要线索。

对于主诉的询问与描述，要注意三点：一是要把主诉抓准，主症一般只有一两个。所以主诉的描述文字要精练；二是要将主诉所述症状或体征的部位、性质、程度、时间等询问详尽，不能笼统、含糊，尤为重要的是时间应记录清楚；三是主诉为病人最痛苦的症状与体征，而不等于疾病的病名，描述时亦应引起注意。

（三）问病史

1. 现病史　现病史是指围绕主诉从起病到此次就诊时疾病的发生、发展和变化，以及诊断治疗的经过。现病史应从发病情况、病变过程、诊治经过等三个方面进行询问。

（1）发病情况：包括起病的时间，病程长短，突然发病或起病缓慢，发病原因或诱因，最初的症状及其性质、部位，当时曾做何处理等。了解清楚发病情况对辨别疾病的病因病性等有重要的作用。

（2）病变过程：按时间顺序，询问从发病后至就诊时病情演变的过程，如哪一阶段有哪些主要表现；症状的性质、程度有何变化；何时好转或加重；何时有何新的病情出现；病情有无变化规律等。问病情演变对于了解邪正斗争的情况、病情的发展趋势有重要的作用。

（3）诊治经过：询问病程中曾作过的诊断和治疗情况，如做过哪些检查及其结果怎样，做过何种诊断及其依据是什么；做过哪些治疗，治疗的药物或疗法的名称、效果如何等。询问既往的诊治情况，可作为当前诊断和治疗的参考。

2. 既往史　既往史又称过去病史，是指主诉疾病以外的患病或健康情况。由于过去的健康和患病情况，可能与现患疾病有一定的关系，也是辨证分析时的部分依据。既往史一般包括下列内容：

（1）过去一般健康情况：如健壮、体弱或多病等。

（2）传染病史和预防接种史：如是否患过麻疹、白喉、疟疾、痢疾等传染病，何时何地接受过何种预防接种，有无对药物或其他物质的过敏史等。

（3）其他疾病史：过去患过何种其他疾病，现在是否痊愈，现在还有何病情表现。

3. 个人生活史　个人生活史，是指患者的日常生活、工作等方面的有关情况，简称个人史。询问个人生活史，主要包括下列几点：

（1）出生地、居住地及经历地：应特别注意某些地方病或传染病的流行区域。

（2）性情、饮食习惯：如有无烟、酒嗜好，平时性情或精神状态如何等。

（3）婚姻生育史：是否结婚，已婚的生育情况，妇女的月经情况等。

4. 家族史　家族史是指询问与病人长期生活相处的父母、兄弟姐妹、爱人、子女等接触密切的人的健康和患病情况。询问家族史，可了解到一些传染病和遗传性疾病的情况。

（四）问现在症状

问现在症状是指对病人就诊时所感到的痛苦和不适，以及与其病情相关的全身情况进行详细询问。

问现在症状的内容涉及范围较为广泛。张景岳在总结前人问诊经验的基础上写成《十问歌》，后人将其略作修改，成为："一问寒热二问汗，三问头身四问便，五问饮食六胸腹，七聋八渴俱当辨，九问旧病十问因，再兼服药参机变，妇女尤必问经期，迟速闭崩皆可见，再添片语告儿科，天花麻疹全占验。"《十问歌》内容言简意赅，目前仍有指导意义，但在实际运用时，也要根据病人的不同病情，灵活而有主次地进行询问。

1. 问寒热 “寒”指患者自觉怕冷的感觉。“热”指发热，包括患者体温升高，或体温正常而自觉全身或局部（如手足心）发热的感觉。

寒热的产生，主要决定于病邪的性质和机体的阴阳盛衰两个方面。外邪致病时，寒邪多致恶寒，热邪多致恶热；阴阳失调时，阳盛则热，阴盛则寒；阴虚则热，阳虚则寒。

问寒热，必须问清恶寒与发热是同时出现，还是单独出现，问清寒热的轻重、出现的时间、持续的长短、寒热的特点等。临床常见的寒热症状有恶寒发热，但寒不热，但热不寒，寒热往来。

（1）恶寒发热：疾病初起即见恶寒与发热同时出现，多见于外感表证。恶寒重发热轻，多为风寒表证；发热重恶寒轻，多为风热表证。

恶寒发热并见虽多见于外感表证，但又不局限于外感表证，亦可见于里热证。从临床来看，里热证之恶寒发热，病情较之表证更为严重，是邪正激烈斗争的反映。如邪毒内陷、肝胆湿热、肝痈、肠痈等病证，均可见恶寒发热，而且恶寒愈重发热愈高，病情显然比表证更为严重，乃火毒内蕴，正邪相争，局部气血壅滞，营卫不调所致。

（2）但寒不热：病人只感觉怕冷，而不发热，即为但寒不热。新病恶寒不发热，多为里寒证；久病畏寒，多为阳虚证。

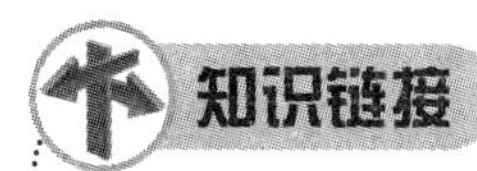

恶风、恶寒、畏寒与寒战

根据患者怕冷感觉的不同特点，临床又分别称为恶风、恶寒、寒战、畏寒等。

恶风是患者遇风则有怕风的感觉，避风则缓。多为外感风邪所致。风邪在表，卫分受损，则失其温分肉司开阖的作用，故遇风有冷感而避之可缓。此外，恶风还可见于素体肺卫气虚肌表不固者。

恶寒是指患者时时觉冷，虽加衣覆被近火取暖仍不能解其寒。多为外感病初起，卫气不能外达，肌表失其温煦而恶寒。此时虽加及衣火，仍不能使肌体的阳气宣达于表，故得温而寒冷感无明显缓解。可见于多种外感病的初期阶段，病性多属于实。

畏寒是指患者自觉怕冷，但加衣被近火取暖可以缓解，多为里寒证。机体内伤久病，阳气虚于内。或寒邪过盛，直中于里损伤阳气，温煦肌表无力而出现怕冷的感觉。此时若加衣近火，防止阳气的耗散，或以热助阳，使阳气暂时恢复，肌表得温，畏寒即可缓解。

寒战是指患者恶寒的同时伴有战栗者，是恶寒之甚。其病机、病性与恶寒同。

（3）但热不寒：发热不恶寒而恶热，称为但热不寒。但热不寒一般主阳盛阴虚的里热证。临床常见有以下几种情况：

1）壮热：病人高热不退，恶热不恶寒，常兼有多汗、烦渴等症，多见于里实热证。

2）潮热：发热如潮有定时，按时而发或按时而热更甚的，即为潮热，临床常见有三种情况（表8-3）。

3）低热：即微热，为轻度发热（体温多在37～38℃），常见于某些内伤病和温热病的后期。临床常有以下三种情况。

阴虚发热：为阴虚生内热，特点见“阴虚潮热”。

气虚发热：表现为长期微热，烦劳则甚，兼见面色淡白，食少乏力，短气懒言，舌淡，脉虚弱等症。多因脾气虚损，中气下陷，清阳不升，郁而发热。

疰夏：暑夏季节长期低热不退，秋凉后不治而愈。常见于小儿，多因小儿气阴两虚所致。

表8-3 三种潮热比较表

类型	发热时间	发热特点	兼见症状	病因病机
阴虚潮热	午后或夜间	低热，五心烦热，骨蒸发热	盗汗，颧赤，口咽干燥，舌红，少苔	阴虚内热
湿温潮热	午后	身热不扬（初扪之不觉很热，扪之稍久则觉灼手）	胸闷呕恶，头身困重，大便溏薄，苔腻	湿遏热伏
阳明潮热	日晡（下午3—5时）	热势较高	腹胀，便秘，舌苔黄燥	胃肠燥热

（4）寒热往来：寒热往来是指恶寒与发热交替发作，故又称往来寒热。是邪正相争，互为进退的病理表现，为半表半里证的特征，见于少阳病或疟疾。

2. 问汗　汗为心液，是阳气蒸化津液从玄府（汗孔）出于体表而成。正常的出汗有调和营卫、滋润皮肤等作用。汗液的分泌与排泄受肺（肺主皮毛）、心（心主汗液）、卫气（司汗孔开合）的制约，无论外感与内伤，皆可引起出汗失常。问汗时，要着重了解病人出汗的有无，出汗的时间、多少、部位、特征及主要兼症等项。

（1）问汗的有无：在疾病过程中，尤其是在外感病中，了解汗的有无，可以分辨感受外邪的性质和正气的盛衰。如外感表证病人，若无汗、恶寒发热、头项强痛、脉浮紧者，为外感寒邪之表实证；若有汗，兼见发热恶风、脉浮缓者，为外感风邪之表虚证。外感表证有汗，兼见发热重、恶寒轻、头痛、咽痛、脉浮数者，则为外感热邪。

（2）问汗出的特征：临床上，一些病理性汗出具有某种特殊形式。常见的有以下几种：

1）自汗：日间汗出不止，活动尤甚。多伴有神疲、乏力、气短、畏寒等症状，为气虚卫阳不固所致。

2）盗汗：入睡之后汗出，醒后则汗止。常伴有五心烦热、失眠、颧红、口咽干燥等症，多因阴虚而致。阴不敛阳，津随阳泄而为汗。

3）绝汗：是指在病情危重的情况下，而见大汗不止，汗出如油如珠，往往可以导致亡阴、亡阳，故又称“脱汗”。

4）战汗：先见全身战栗，继而汗出，为“战汗”。战汗是邪正相争，病变发展的转折点，如汗出热退，脉静身凉，是邪去正安之佳象；若汗出而烦躁不安，脉来疾急，为邪盛正衰的危候。

（3）问出汗的部位：有些病人出汗异常，仅表现于某些局部。局部汗出异常主要有以下几种：

1）头汗：汗出见于头部。多因上焦邪热或中焦湿热上蒸，或病危虚阳上越所致。

2）半身汗：半侧身体出汗，或见于左侧，或见于右侧，或见于上半身，或见于下半身。多因风痰或瘀血、风湿之邪阻滞经脉，营卫不得周流，气血不得和利所致，多见于中风、痿证及截瘫病人。

3）手足心汗：手足心汗出较多，又兼见口干咽燥，便秘尿黄，脉细等，则为阴经郁热熏蒸所致，因为手足心为手厥阴、足少阴经脉所过之处。

3. 问疼痛　疼痛是临床上最常见的一种自觉症状，患病机体各个部位都可发生疼痛。导致疼痛的原因，大致有两个方面：一是因实而致痛，如外邪、气滞、血瘀、痰浊、食滞、虫积等均可阻滞脏腑、经络，闭塞气机，使气血运行不畅，致“不通则痛”；二是因虚而致痛，如气虚、血弱、精亏，使脏腑经络失养，致“不荣则痛”。

问疼痛，应注意询问了解疼痛的部位、性质、程度、时间、喜恶等。

（1）问疼痛的部位：由于机体的各部位与一定的脏腑经络相联系，所以通过询问疼痛的部位，可了解病变所在的脏腑经络，对诊断有重要意义。

1）头痛：“头为诸阳之会”，“脑为髓之海”。无论外感、内伤，均可导致头痛。若发病急，病程短，痛无休止，恶寒发热，多为外感头痛；内伤头痛多表现为病程长，头痛时作时止，每带眩晕。《伤寒论》把头痛分为：头后疼痛连项，为太阳头痛；头前疼痛连额，为阳明头痛；头两侧疼痛，为少阳头痛；巅顶头痛，为厥阴头痛。

2）胸痛：胸痛彻背，背痛彻胸，或胸痛憋闷，痛引肩臂者，多属心阳不振，痰瘀阻滞的胸痹。胸闷痛而痞满者，多为痰饮；胸部灼痛而伴发热、舌红等症者，多属火热炽盛；胸痛而咳吐脓血者，多见于肺痈。

3）胁痛：胁，指胸的两侧，由腋下至第12肋部分，统称胁肋。肝气不舒则胁肋胀痛；肝胆火盛则胁肋灼痛；肝胆湿热则胁痛伴黄疸；肝脉瘀滞则见胁部刺痛，固定不移；悬饮也可引起胸胁胀痛，咳唾时增剧。

4）脘痛：脘，指上腹部，在剑突下，是胃所在部位，故又称胃脘。寒、热、食积、气滞等原因，引起胃失和降，均可导致胃脘疼痛。冷痛得温则缓，多为寒证；灼痛喜冷饮，多为热证。进食后痛势加剧者，多属实证；进食后疼痛缓解者，多属虚证。

5）腹痛：腹部的范围较广，可分为大腹、小腹、少腹三部分。脐以上为大腹，属脾胃；脐以下至耻骨毛际以上为小腹，属膀胱、大小肠、胞宫；小腹两侧为少腹，是足厥阴肝经所过之处。腹痛有寒热虚实之分。腹痛拒按，喜冷，便秘，多为实证、热证；腹痛隐隐，遇冷加重，多为寒证；腹痛喜温喜按或见便溏，多为虚证；腹胀痛，嗳腐吞酸，多为食滞；绕脐而痛，时痛时止或有包块，多为虫积。

6）背痛：背脊中央为脊骨，脊内有髓，督脉行于脊中。脊痛不可俯仰者，多因督脉损伤所致；背痛连及项部，常因风寒之邪客于太阳经腧而致；肩背作痛，多为风湿阻滞，经气不利所引起。

7）腰痛：是指腰部疼痛。腰痛如坐水中，身重，腰如带重物，脉象沉缓，多为寒湿腰痛；腰痛绵绵，酸软无力者，多为肾虚腰痛；腰痛如锥刺，痛处不移，难以转侧，多为血瘀腰痛；若强力举重，闪挫受伤，概称扭伤腰痛。

8）四肢痛：是指四肢的肌肉、关节、筋骨等部位疼痛，多属“痹证”。疼痛剧烈而固定的偏重于寒，称“痛痹”；痛而沉重麻木的偏重于湿，称“着痹”；痛而游走不定的偏重于风，称“行痹”。若独见足跟或胫膝酸痛的，则多属肾虚，多见于年老体衰之人。

9）周身疼痛：头身、腰背、四肢等部位均觉疼痛者，称为周身疼痛。临床应注意询问发病时间，了解病程长短。一般说来，新病周身疼痛，多属实证，以感受风寒湿邪居多；若久病卧床不起而周身作痛，则属虚证，乃气血亏虚，失其荣养所致。

（2）问疼痛的性质：由于导致疼痛的病因、病机不同，因而疼痛的性质特点各异，故询问疼痛性质特点，可辨疼痛的病因与病机。

1）胀痛：指疼痛且有胀的感觉。多见于胸、胁、脘、腹部，是气滞作痛的特点。头胀痛，多为肝阳上亢或肝火上炎。

2）刺痛：指疼痛如针刺之状。刺痛为瘀血疼痛的特征之一，常见于胸胁脘腹等处。

3）走窜痛：指痛处游走不定，或走窜攻痛。其中胸胁脘腹疼痛而走窜不定的，常称为窜痛，多因气滞所致；肢体关节疼痛而游走不定的，常称为游走痛，多见于风痹（行痹）。

4）固定痛：指痛处固定不移。胸胁脘腹等处固定作痛，多属血瘀；肢体关节疼痛固定不移，多为湿痹（着痹）。

5）冷痛：指疼痛有冷感而喜暖。常见于腰脊、脘腹及四肢关节等处。多因寒邪阻络或阳虚脏腑经络失于温煦所致。

6）灼痛：指疼痛有灼热之感，而且喜冷恶热。多见于脘腹、孔窍及肌肤等处，常因火热内蕴或阴虚火旺所致。

7）绞痛：指疼痛剧烈如刀绞。多因有形实邪阻闭气机而成。如心脉痹阻引起的“真心痛”，结石阻塞尿路引起的小腹痛，蛔虫上窜的脘腹痛，往往都具有绞痛的特点。

8）隐痛：指疼痛不甚剧烈，尚可忍耐，但绵绵不休。常见于头、脘、腹等部位。一般多是气血不足，阴寒内生，气血运行滞涩而成。

9）重痛：指疼痛并有沉重之感。常见于头部、四肢、腰部以及全身，多因湿邪困阻气机而致。

10）掣痛：指抽掣牵扯而痛，由一处而连及他处。也常称为引痛、彻痛。多因经脉失养或阻滞不通所致，由于肝主筋，所以掣痛多与肝病有关。

11）空痛：指疼痛有空虚之感。一般多见于头部或小腹部，多由气血精髓亏虚，组织器官失其荣养所致。

一般而言，凡新病疼痛，痛势较剧，持续不解，痛而拒按，多属实证；久病疼痛，痛势较轻，时痛时止，痛而喜按，多属虚证。

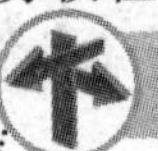
知识链接

心理社会因素与疼痛

在身体器官没有任何器质性病变的情况下，疼痛可能是一种由生活或工作过度紧张，或精神创伤等心理社会因素所引起的躯体症状，它也是解决心理矛盾和缓解恐惧、焦虑的一种心理防御机制。这种情况常发生在患有癔病性神经症、抑郁症的病人身上。一个对病痛顾虑重重，精神高度紧张的病人，往往会加重疼痛；而一个面对疾病充满治愈信心的人，往往可减轻疼痛，使病情向好的方向转化。此外，亲人的安慰、鼓励、抚摸等行为，可使患者得到慰藉，降低对疼痛的感受，从而减轻疼痛。

4. 问头身胸腹不适 胸腹为脏腑所居之处，故脏腑的病变皆可反映于胸腹。应注意询问不适的特点、性质及程度，以了解病证的寒热虚实。

（1）头晕：头晕是患者自觉头脑有眩晕之感，重者感觉身体或景物旋转，站立不稳。头晕面白，神疲体倦，舌淡，脉细，每因劳累而加重者，多为气血亏虚，营血不能上荣，清阳之气不升之故；头晕胀痛，耳鸣，腰膝酸软，舌红少苔，脉弦细，每因恼怒而加剧者，多为肝肾阴亏，肝阳上亢；头晕且重，如物裹缠，胸闷呕恶，舌苔白腻者，多为痰湿内阻，清阳不升所致；如头晕而胀，烦躁易怒，舌红，脉弦数者，多为肝火上炎所致。

（2）胸闷：胸部有痞塞满闷之感，谓之胸闷，或称胸痞。胸闷与胸痛不同之点，胸闷满而不痛，胸痛为满而且痛。本症与心、肺等脏气机不畅有密切关系，如胸闷、心悸、气短者，多属心气不足，胸阳不振；心胸憋闷疼痛如刺者，多属心血瘀阻；胸闷痰多者，多属痰湿内阻，肺气壅滞。

（3）心悸：心悸是指患者经常自觉心跳、心慌、悸动不安，甚至不能自主的一种症状，多是心神或心脏病变的反映。心悸包括惊悸和怔忡。因惊而发，心悸时作时止者，谓之“惊悸”，病情较轻；不因惊而发，心跳剧烈，无休止者，谓之“怔忡”，病情较重。

心悸兼头晕、眼花、失眠、健忘、面色无华者，多属心血亏虚；心动悸、脉结代者，为心阳气虚，鼓搏乏力；心中烦热、睡眠梦扰、舌红少苔，多属阴虚火旺，内扰心神；心悸胸闷、尿少水肿、脉沉紧，多属水气凌心；心悸兼胸痛、舌紫脉涩者，多属心脉瘀阻。

（4）胁胀：胁的一侧或两侧有胀满不舒的感觉，称为胁胀。多见于肝胆病变。如胁胀易怒，多为肝气郁结；胁胀口苦、舌苔黄腻，多属肝胆湿热。

（5）脘痞：胃脘部胀闷不舒，谓之脘痞，或称脘胀。脘痞是脾胃病变的反映，如脘痞、嗳腐吞酸者，多为饮食伤胃；脘痞、食少、便溏者，多属脾胃虚弱。

（6）腹胀：患者自觉腹部胀满痞塞不舒，如物支撑，称为腹胀。腹胀有虚实之分：如二便通调，且喜按，常见于虚证，多因脾胃虚弱，失于健运所致；如食入胀加，拒按，二便不畅，常见于实证，多因食积、热结、气滞所致。若腹胀如鼓，皮色苍黄，腹壁青筋暴露，称臌胀，多因酒食不节，或情志所伤，或虫积血癥，致使肝、脾、肾功能失常，气、血、水互结，聚于腹内而成。小儿“疳积”亦以腹胀为主症，表现为腹大坚硬，面黄肌瘦。

（7）身重：身体有沉重酸困的感觉，谓之身重。本症大多与肺、脾二脏病变有关。如风邪外袭，肺失宣降，水泛肌肤而见身重，甚则浮肿；或脾气虚弱，失于健运，脾为湿困，而见身重困倦、神疲乏力等症。

（8）麻木：患者肌肤感觉减退，甚至消失，谓之麻木，亦称不仁。麻木多因气血亏虚或肝风内动，或湿痰瘀血阻络所致。

5. 问耳目　耳目是诸多脏腑的经络循行之处，故询问耳目的各种异常感觉，可以了解相应内脏的病变。

（1）问耳：耳鸣、耳聋、重听都是听觉异常的症状。听力障碍，轻者为重听，重者为耳聋。耳鸣、耳聋可单独出现，也可同时并见，耳聋常由耳鸣发展而来。

1）耳鸣：患者自觉耳内鸣响，如闻蝉鸣，或如潮声，妨碍听觉者，称为耳鸣。耳鸣有虚实之分，一般地说，凡突发耳鸣，声大，以手按之更甚者，多属实证，多因肝胆火盛所致；若渐觉耳鸣，声小，以手按之可减轻者，多属虚证，常因肝肾阴亏所致。

2）耳聋：患者听力减退，甚至听觉丧失，不闻外声，谓之耳聋，亦称耳闭。一般耳暴聋者，常由肝胆火逆，上壅于耳，清窍失灵而成，多属实证。久病耳渐聋者，多因精气虚衰，不能上充清窍所致，多属虚证。此外，年老耳渐聋者，一般是生理现象，多是精衰气虚之故。

3）重听：听力减退，听音不清，声音重复，称为重听。日久渐发重听，以虚证居多，常因肾精虚衰，耳窍失荣所致，多见于年老体衰的患者。若骤发重听，以实证居多，常见原因是痰浊上蒙，或风邪上袭耳窍。

（2）问目：主要询问病人眼目的视觉强弱、痛痒等感觉。

1）目昏：视物昏暗不明，模糊不清，称为目昏。多由肝肾亏虚，精血不足，目失充养而致。常见于久病或年老、体弱之人。

2）目眩：眼前发黑、发花，甚则视物旋转动荡，如坐舟车之上，谓之目眩，亦称眼花。目眩的病机有虚有实。风火上扰清窍，或痰湿上蒙清窍所引起的目眩属实，多兼有面赤、头胀、头痛、头重、呕恶等邪壅于上的征象。中气下陷、清阳不升，或肝肾不足、精亏血虚，以致目窍失于充养所致的目眩属虚，常伴有神疲、气短或头晕、腰酸、耳鸣等虚性征象，多见于年老体弱，或久病体衰之人。

3）目痛：单目或双目疼痛，谓之目痛。目痛原因较为复杂，一般痛剧者，多属实证；痛微者，多属虚证。

4）目痒：是指眼睑、眦内或目珠有痒感，轻者揉拭则止，重者极痒难忍。一般目痒甚者，多属热证、实证。若两目微痒而势缓者，多为血虚目失濡养所致。

6. 问睡眠　睡眠是生理活动的重要组成部分，在正常情况下，卫气昼行于阳经，阳气盛则醒；夜行于阴经，阴气盛则眠。临床常见的睡眠失常有失眠、嗜睡。

（1）失眠：失眠又称不寐或不得眠。是以经常不易入睡，或睡而易醒不能再睡，或睡而不酣易惊醒，甚至彻夜不眠为特征的证候，且常并见多梦。

失眠是阳不入阴，神不守舍的病理表现。其致病原因常见有两个方面：一是营血精亏。如失眠伴见面色不华、体倦神疲、头晕目眩、舌淡、脉细弱，属心脾两虚；如伴有烦躁、多汗、口舌干燥，多属阴虚火扰；如伴有多梦、虚烦、健忘、遗精、潮热盗汗、腰膝酸软者，多为肾阴亏损、心火亢盛所致。二是邪气干扰。如失眠伴痰多胸闷、胆怯心烦、二便不畅、口苦苔腻、脉滑，属痰火内扰；如失眠而夜卧不安、厌食、脘腹胀满、便秘、苔厚者，属饮食积滞，即所谓“胃不和则卧不安”。

（2）嗜睡：嗜睡又称多寐，是指患者不论昼夜，睡意很浓，经常不自主地入睡。如困倦嗜睡，伴有头目昏沉、胸闷脘痞、肢体困重者，乃痰湿困脾，清阳不升所致。若饭后嗜睡，兼有神疲倦怠、食少纳呆者，多由中气不足，脾弱运化不及。若见精神极度疲惫、欲睡、畏寒蜷卧者，系心肾阳气虚衰，阴寒内盛之故。大病之后，精神疲乏而嗜睡，是正气未复。

7. 问饮食口味　注意询问口渴与否，饮水多少，食欲食量，喜进冷热及口中的异常味觉和气味等。

（1）口渴与饮水：口渴多饮，多为热证；大渴喜冷饮，为热盛伤津；口渴喜热饮，饮量不多，为痰饮内停，或阳气虚弱，水津不能上承所致。口渴欲饮，饮后即吐，为水饮内停的“水逆证”。口渴而不多饮，多属湿热内蕴，或热入营血。大渴引饮，尿亦多，是为“消渴”。

（2）食欲与食量：了解患者食欲状况及进食多少，对判断脾胃功能以及疾病的预后转归，有较重要的临床意义。

1）食欲减退：胃纳呆滞，食欲减退或不欲食，多为脾胃功能失常的表现。若食少见于久病，兼有面色萎黄、形瘦、倦怠等症者，属脾胃虚弱。而食少伴有胸闷、腹胀、肢体困重、舌苔厚腻者，则多为脾湿不运。

2）厌食：厌恶食物，或恶闻食臭，即为厌食，多见于伤食。妇女怀孕，可见厌食的反应，为妊娠后冲脉之气上逆，胃失和降所致。厌油腻厚味，多见于肝胆脾胃湿热的病证。

3）善饥多食：食欲过于旺盛，食后不久即感饥饿者，为消谷善饥，往往身体反见消瘦，是由于胃火炽盛，腐熟太过所致。

4）饥不欲食：病人有饥饿感，但不想进食或进食不多，多因胃阴不足，虚火内扰所致。

5）偏嗜食物：有些病人嗜食某种食物或异物。如小儿嗜食生米、泥土，兼见消瘦、腹胀、腹痛，多属虫积。妇女妊娠期间，偏食酸辣，不为病态。

此外，询问病人在疾病过程中食欲和食量的变化，亦可以了解疾病的转归。一般而言，病人食欲好转，食量渐增者，表示胃气渐复，预后较好。病人食欲减退，食量渐减者，表示胃气衰退，预后较差。若久病重病，本不能食，而突然暴食，是脾胃之气将绝之象，称为“除中”，也是“回光返照”的一种表现。

（3）问口味：口味，是指病人口中的异常味觉。口苦，多见于热证，特别是常见于肝胆实热的病变。口淡乏味，常是脾胃气虚的表现。口甜而腻，多属脾胃湿热；口中泛酸，多为肝胃蕴热。口中酸馊，多为食积内停。口咸，多属肾病及寒证。

8. 问二便　二便的状况，不仅可直接了解消化功能、水液代谢的情况，而且亦是判断疾病寒热虚实的重要依据。询问二便，应注意询问二便的性状、气味、颜色、量的多少、排便的次数、排便时的感觉以及伴随的症状等。

（1）问大便：每日排便1～2次，也可隔日1次，成形而不燥，无脓血、黏液及未消化的食物，排便通畅，皆属生理状态。

1）便次异常：大便燥结，排出困难，便次减少，甚则多日不便，为“便秘”，多由于肠道津亏，或热结肠道，或气机阻滞，或血虚气亏所致。大便稀软不成形，甚则水样，便次增多，称为溏泄或泄泻，常见于脾失健运，小肠不能分清别浊，水湿直趋大肠。

2）便质异常：除便秘便燥、泄泻便溏外，常见的便质异常有完谷不化、溏结不调、下利脓血等。大便含有大量的未消化的食物，称“完谷不化”，多见于脾虚泄泻和肾虚泄泻。大便时干时稀，为“溏结不调”，多见于肝郁乘脾，肝脾不和。大便中夹有脓血黏液，常见于痢疾。

3）排便感异常：排便时肛门灼热感，属大肠湿热。腹痛而排便不畅，为肠道气机传导阻滞。腹泻腹痛，时时欲泻急不可耐，肛门重坠，便出不爽，或欲便又无，为“里急后重”，可见于痢疾，为湿热内阻、肠道气滞所致。久泻不愈，大便不能控制，滑出不禁者，称“滑泻”，为脾肾阳虚、肛门失约所致。若中气下陷，则可有肛门下坠感或脱肛。

（2）问小便：了解小便的情况，可察知体内津液的盈亏和有关内脏的功能是否正常。

1）尿量异常：尿量增多，多属虚寒。夜尿增多，小便澄清，多见于老人或肾亏。多尿而口渴多饮、消瘦，为消渴病。小便短赤量少，是津液损伤或热证的表现。若尿少浮肿，为气化不利，水湿内停的水肿病。

2）尿次异常：小便短赤，频数急迫涩痛者，为淋证。小便澄清，频数失禁，是肾气不固、膀胱失约所致。小便不畅，点滴而出为“癃”，小便不通，点滴不出为“闭”，一般统称为“癃闭”，多由湿热蕴结、瘀血阻络、结石阻塞等所致，常为实证；如因老年气虚、肾阳不足、膀胱气化不利者，多属虚证。

3）尿感异常：排尿不畅，且伴有急迫、疼痛、灼热感，见于淋证。排尿余沥不尽，见于年老肾虚。清醒时小便不能随意控制而自遗，称为尿失禁，睡眠时不自主排尿，称为遗尿，均属肾气不固。

9. 问经带胎产　妇女有月经、带下、妊娠、产育等生理特点，不仅是妇产科疾病，就是一般疾病也可引起这些方面的异常。因此问诊时应详细询问妇女的月经、带下等情况。

（1）问月经：健康而发育成熟的女性，一般每月定期行经，月经周期通常为28天左右，行经时间为3～5天，经量中等（一般50～100ml），经色正红、无血块。妊娠期及哺乳期月经停止来潮，绝经期年龄约在49岁。有极少数妇女，终生不见月经，但能正常生育，称为暗经。

1）经期异常：常见有月经先期、月经后期、月经先后不定期三个方面。

月经先期：指连续2个月经周期或以上，出现月经来潮提前7天以上。先期者，多因血热及气虚所致，亦有肝郁或血瘀者。

月经后期：指连续2个月经周期或以上，出现月经来潮延后超过7天以上。后期者，多因寒凝、气滞、血行不畅，或因血少而冲任失充，或痰湿、瘀血阻滞所致。

月经先后不定期：指连续2个月经周期以上，月经时而提前，时而延后达7天以上的症状。亦称经期错乱。多因肝气郁滞，或脾肾虚损，或因瘀血阻滞等所致。

2）经量异常：常见有月经过多、崩漏、月经过少及闭经四个方面。

月经过多：经量超过了生理范围，称为月经过多。多因血热，冲任受损，或因气虚不能摄血所致。

崩漏：指非正常行经期间阴道出血的症状。若来势急，血量多者为崩；来势缓，淋漓不断为漏，统称崩漏。多因气虚、血热、血瘀等原因所致。

月经过少：经量少于正常量，称为月经过少。多因血虚生化不足，或因寒凝、血瘀、痰湿阻滞等引起。

闭经：也称经闭。指女子年逾18周岁，月经尚未来潮，或已行经，未受孕、不在哺乳期，而又停经达3个月经周期以上的症状。多因气虚血少，血海空虚，或血瘀不通，或血寒凝滞等所致。

3）经质异常：正常月经色正红，质地不稀不稠，亦不夹杂血块。若经色淡红质稀，多为血少不荣，属虚证；若经色深红质稠，属血热内炽，为实证。若经色紫黯有块，乃寒凝血滞；黯红有块，则为血瘀。

4）行经腹痛：行经时腰腹作痛，甚至剧痛不能忍受，并随月经周期持续发作，称为痛经。经前或经期小腹胀痛者，多属气滞血瘀；小腹冷痛，遇暖则缓者，多属寒凝；行经或经后小腹隐痛，腰酸痛者，乃气血亏虚，胞脉失养所致。

（2）问带下：在正常情况下，妇女阴道内有少量乳白色、无臭的分泌物，有濡润阴道的作用。若带下过多，淋漓不断，或色质改变，或有臭味，即为带下病。

问带下，应注意询问其带下量的多少、色、质和气味等。若带下色白、量多、质清稀、无臭味者，称为白带，属寒湿，是脾虚不运，寒湿下注所致。若带下色黄，量多、质黏稠、味臭秽者，称为黄带，属湿热，是由湿郁化热、湿热下注所致。若带下色红黏稠，或赤白相间、微有臭味者，称为赤带，多因情志不舒、肝郁化热、损伤胞络所致。

（3）问胎产：已婚妇女平素月经正常，突然停经而无病理表现，脉象滑数冲和者，应考虑妊娠。妊娠妇女出现厌食、恶心、呕吐，甚则反复呕吐不能进食者，称为妊娠恶阻。妇女妊娠腰酸见红者，称为胎动不安，多为堕胎先兆。产后恶露不净，多为冲任受损；产后腹痛拒按，多为瘀血未净；产后潮热自汗，多为气血两虚。

10. 问小儿　问小儿，是指小儿患者除一般问诊内容外，还应结合小儿的生长发育等生理特点，着重询问小儿出生前后及喂养、预防接种等情况。如是否患过麻疹、水痘、风疹等传染性疾病，有无高热、惊厥史，做过哪些预防接种，是否母乳喂养，以帮助及时正确诊断和治疗。

第四节 切 诊

切诊，包括脉诊和按诊两部分，是医生运用指端的触觉，在病者的一定部位进行触、摸、按、压，以了解病情的方法。

一、脉诊

脉诊又称“切脉”、“候脉”、“按脉”，是医生运用指端触按病人的动脉，探查脉象，以了解病情，辨别病证的诊察方法。

（一）脉诊概述

1. 脉诊的意义　脉，指脉道，是气血运行的道路。脉象是脉动应指的形象。血液位于脉道中，在心气的推动下，环流周身，内至脏腑经络，外达四肢百骸，无所不到，运行不息。如内脏有病，会引起气血运行发生变化，就必然促成脉象的改变。所以，凡脏腑经络病变及气血盛衰，皆可影响心、血、脉，使它发生变化而从脉象上反映出来。因此，通过切脉，对于诊察脏腑气血的盛衰，判断疾病的病位、性质，推断疾病的进退预后，均有重要意义。

2. 脉诊的原理　心主血脉，心脏搏动把血液输入血管而形成脉搏，心脏的搏动又赖于宗气的推动。血液循行脉管之中，环周不休，运行不息，除心脏的主导作用外，还必须有各脏腑的协调配合。肺朝百脉，循行于全身的血液，均汇聚于肺，通过肺的宣发作用，使血液布散于全身；脾胃为气血生化之源，脾主统血，血液的循行，有赖脾气的统摄；肝藏血，主疏泄以调节循环血量；肾藏精，精化气，是人体阳气的根本，是各脏腑组织功能活动的原动力，肾精又可化血，是生成血液的物质基础之一。故脉象的形成不仅与心、脉、气、血有关，且与整体脏腑功能活动的关系亦很密切。

3. 脉诊的部位　关于脉诊的部位，《素问》中曾记载有包括头、手、足的遍诊法，汉代张仲景在《伤寒论》中提出包括人迎（颈外动脉）、寸口（桡动脉）、趺阳（足背动脉）的三部诊法。但后世选用的切脉部位则以“寸口”为主，即切按病人桡骨茎突内侧一段桡动脉的搏动。“寸口”又称“气口”或“脉口”，分寸、关、尺三部，掌后高骨（桡骨茎突）内侧的部位为“关”，关前（腕端）为寸，关后（肘端）为“尺”。两手各有寸、关、尺三部，共六部脉，以分候各脏腑，大多数学者的观点是：右寸候肺，右关候脾胃，右尺候肾（命门）；左寸候心，左关候肝胆，左尺候肾（图8-4）。

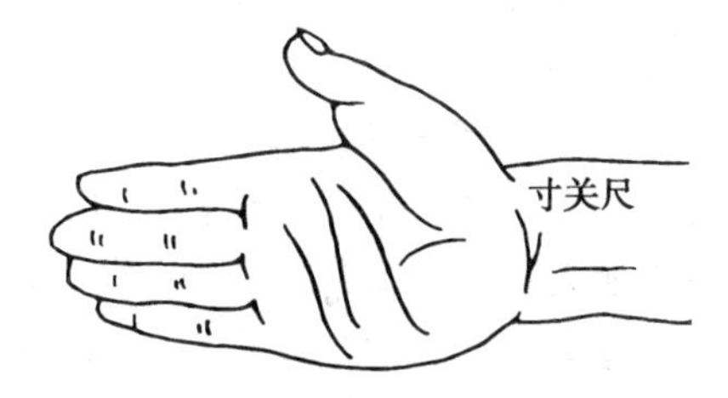

图8-4　诊脉寸关尺部位示意图

诊脉独取寸口的理论依据：一是肺朝百脉，即五脏六腑、十二经脉气血的运行皆起于肺而止于肺，寸口是手太阴肺经的动脉，为气血会聚之处；二是手太阴肺经起于中焦，与足太阴脾经相通，脾胃为脏腑气血之源，因此，脏腑气血的盛衰情况，皆可反映于寸口。故切寸口脉可以诊察全身的病变。

4. 脉诊的方法　主要有诊脉的时间、体位、布指、指法和指力等方面。

（1）时间：诊脉的时间，最好是在清晨，病人内外环境较平静，气血经脉处于少受干扰的状态，脉象能确切地反映机体的客观情况。如在其他时间诊脉，宜让病人先休息片刻，使气血平静。每次诊脉的时间，古人认为不应少于五十动，现在临床上也应不少于1分钟，最好是3～4分钟，以便认真切脉，不致遗漏结代之脉。

（2）体位：让病人取坐位或仰卧位，手臂放平和心脏近于同一水平，直腕，手心向上，并在腕关节背垫上脉枕，以便于切诊。医生与病人应侧向坐。

（3）布指：医生以左手诊右脉，右手诊左脉。先将中指按在掌后高骨（桡骨茎突）内侧处以定关位，再以食指按在关前以定寸位，以无名指按在关后以定尺位。三指应呈弓形，指头齐平，以指腹接触脉体。布指的疏密与病人身长相适应，臂长则略疏，臂短则略密，以适中为度。三指平布同时切脉，称为“总按”，为了有重点地了解某一部脉象，也可用一个手指候脉，这叫“单按”。临床上，总按与单按常配合使用。对3岁以上的小儿，可用一指（拇指）定关法，而不细分三部。

（4）调息：一呼一吸叫做一息，诊脉时，医生的呼吸要自然均匀，精神要专一，用一呼一吸的时间去计算病人脉搏的至数。

（5）举按寻：切诊时常运用三种不同的指力以体察脉象。轻用力按在皮肤上为浮取，名曰“举”；重用力按至筋骨为沉取，名曰“按”；不轻不重，中等度用力按至肌肉为中取，名曰“寻”。寸、关、尺三部，每部有浮、中、沉三候，合称“三部九候”。诊脉必须仔细体会举、按、寻之间的变化。

（二）正常脉象

正常人体的生理脉象，称为“常脉”，又称“平脉”。

1. 构成脉象的要素　构成脉象的主要因素，大致归纳为脉位、脉率、脉力、脉形、脉势、脉律六个方面。

脉位：指脉动显现部位的浅深。脉位表浅为浮脉，脉位深沉为沉脉。

脉率：指脉搏的频率。中医以一个呼吸周期为脉搏的计量单位。一息脉来四五至为平脉（相当于脉搏每分钟70～80次），一息六至为数脉（脉搏每分钟90次以上），一息三至为迟脉（脉搏每分钟不满60次）。

脉力：指脉搏的强弱。脉搏应指有力为实脉，应指无力为虚脉。

脉形：指脉的搏动形态，包括脉长、脉宽。脉长，指脉动应指的轴向范围长短，脉动范围超越寸、关、尺三部称为长脉，应指不及三部，称为短脉。脉宽，指脉动应指的径向范围大小，即手指感觉到脉道的粗细，脉道宽大的为大脉，狭小的为细脉。

脉势：指脉搏的趋势状态，包括脉流利度和脉紧张度。脉流利度，指脉搏来势的流利通畅程度。脉来流利圆滑者为滑脉，来势艰涩、不流利者为涩脉。脉紧张度，指脉管的紧急或弛缓程度，脉管绷紧为弦脉，脉管弛缓为缓脉。

脉律：指脉动的节律。正常脉动节律均匀一致，若参差不齐，或时有歇止，均为脉律异常，常见结脉、代脉、促脉等。

掌握上述几项脉象要素，就能执简驭繁，知常达变，逐步学会辨识各种脉象的形态特征。

2. 正常脉象的特点　正常人体的生理脉象，称为“平脉”。平脉，一息脉来四五至

（每分钟70～80次），不浮不沉，不大不小，三部有脉，柔和有力，从容和缓，节律均匀。脉学认为，平脉主要有三个特点，一是“有胃”，二是“有神”，三是“有根”。

有胃：胃为水谷之海，是人体营卫气血之源，人之死生，决定于胃气的有无，脉亦以胃气为本。有胃的脉象特征是和缓、从容、流利。示脾胃功能健旺，营养良好。

有神：心主血脉而藏神，脉之有神，是心气和血脉充盈的反映。有神的脉象特征是柔和有力、节律整齐。示血气充盈，心神健旺。

有根：元气是人体脏腑组织功能活动的原动力，是人体生命之根本，元气根于肾，脉之根亦在肾，肾气足，反映于脉象必有根。有根的脉象特征是尺脉有力、沉取不绝。示肾气充足。

3. 脉象的生理变异　由于内外因素的影响，脉象有时会出现生理变异，在临床上要注意与病脉相区别。

（1）脉与内在因素的关系：人的形体和生理特性及状态，各有不同，所以脉象也因之而异。

年龄：年龄越小，脉跳越快。婴儿脉急数，5～6岁的小儿脉常一息五六至；青壮年体强，脉多有力；老年体弱，脉来亦弱。

性别：成年女性较成年男性脉跳濡弱而略快，妊娠脉象多滑数。

体格：身高的人，脉的显现部位较长；矮小的人，脉的显现部位较短。瘦小的人，脉常较浮；肥盛的人，脉常稍沉。

生活：重体力劳动、剧烈运动、长途步行、喝酒、饮食或情绪激动时，脉多快而有力；饥饿时，脉多较弱。

此外，尚有个别人的脉象不见于寸口部位，而见于关后的，叫“反关脉”；脉从尺部斜向虎口的，叫“斜飞脉”，这都是个别桡动脉位置变异所致，不作病脉论。

（2）脉与外在因素的关系：一年四季气候的变化，对人体生理有一定影响，反映在脉象上亦有不同的变异。春天阳气渐次上升，脉象相应地张力增强而稍弦；夏季气候炎热，脉象相应地来去充沛而稍洪；秋季阳气逐渐衰退，脉象相应地轻虚浮软而稍浮；冬季气候寒冷，脉象相应地沉潜有力而稍沉。故有“春弦、夏洪、秋毛（浮）、冬石（沉）”之说。

地理环境也能影响脉象。一般认为北方之人脉多强实，南方之人脉多软弱，但也不可一概而论。

（三）病脉与主病

反映疾病变化的脉象，即为病脉。一般来说，除了正常生理变化范围以及个体生理特异之外的脉象，均属病脉。近代认为常见病脉有28种，现介绍最主要的17种病脉。其他11种脉象在相类脉比较中简要述及，供学习参考。

1. 浮脉

【脉象】轻取即得，重按稍减而不空，如水上漂木。

【主病】表证。浮而有力为实；浮而无力为虚。

【临床意义】浮脉主表，反映病邪在经络肌表的部位。外邪侵袭肌腠，卫气抵抗外邪，则脉气鼓搏于外，故应指而浮。但久病体虚，也有见浮脉，多浮大无力，不可误作外感论治。

2. 沉脉

【脉象】轻取不应，重按始得，如石沉水底。

【主病】里证。沉而有力为里实，沉而无力为里虚。

【临床意义】病邪在里，气血内困，则脉象沉而有力；若阳气虚陷，不能升举，则脉沉而无力。

3. 迟脉

【脉象】脉来迟慢，一息不足四至（相当于每分钟脉搏60次以下）。

【主病】寒证。有力为实寒，无力为虚寒。

【临床意义】寒邪凝滞，或阳失温运，气血运行缓慢，故脉见迟缓。迟而有力，多为冷积实证；迟而无力，多属虚寒。但邪热结聚，阻滞血脉流行，也可见迟脉，但迟而有力，按之必实。

4. 数脉

【脉象】一息脉来五至以上（相当于每分钟脉搏在90次以上）

【主病】热证。有力为实热，无力为虚热。

【临床意义】邪热亢盛，气血运行加速，故见数象。实热内盛，正气不衰，邪正相争，则数而有力。久病阴虚，虚热内生，则数而无力。若虚阳外越而见数脉，必数大无力，按之豁然而空。

5. 虚脉

【脉象】三部脉举之无力，按之空虚。

【主病】虚证。

【临床意义】气不足以运其血，故脉来无力，血不足以充于脉，则按之空虚，故虚脉包括气血两虚及脏腑诸虚。

6. 实脉

【脉象】三部脉举寻按皆有力。

【主病】实证。

【临床意义】邪气亢盛而正气不虚，正邪相搏，气血壅盛，脉道坚满，故应指有力。

7. 洪脉

【脉象】脉来极大，状若波涛汹涌，来盛去衰。

【主病】气分热盛。

【临床意义】内热充斥，脉道扩张，气盛血涌，故脉见洪象。若久病气虚、或虚劳、失血，久泻病证见洪脉，则多属邪盛正衰的危候。

8. 微脉

【脉象】极细极软，按之欲绝，若有若无。

【主病】阳衰少气，阴阳气血诸虚。

【临床意义】阳衰气微，无力鼓动，故见脉微。轻取之似无，是阳气衰；重按之似无，是阴气竭。久病脉微，是正气将绝；新病脉微主阳气暴脱。但邪不太深重者，或尚可救。

9. 细脉

【脉象】脉细如线，但应指明显。

【主病】气血两虚，诸虚劳损，又主湿病。

【临床意义】细脉之所以细软如丝，主要是由于气血虚衰所致。由于气血俱衰，不足充脉故细。一般诸虚劳损，七情内伤，常见细脉。又湿邪阻遏脉道，亦出现细脉。

10. 濡脉

【脉象】浮而细软。

【主病】诸虚，又主湿。

【临床意义】濡脉脉位表浅，细软无力，轻取可以触知，重取反不明显。虚证与湿证均可出现，精血虚而不荣于脉，故主诸虚，但湿气阻遏脉道，也见濡脉。

11. 滑脉

【脉象】往来流利，如盘走珠，应指圆滑。

【主病】痰饮、食滞、实热。

【临床意义】实邪壅盛于内，气实血涌，故脉来往流利，应指圆滑。平人脉滑而冲和，是营卫充实之象，故亦为平脉。妇女妊娠亦常见滑数，是气血充盛而调和的表现。

12. 涩脉

【脉象】往来艰涩不畅，如轻刀刮竹。

【主病】伤精，血少，气滞血瘀。

【临床意义】精亏血少，不能濡养经脉，血行不畅，脉气往来艰涩，故脉涩无力。气滞血瘀，气机不畅，血行受阻，则脉涩而有力。

13. 弦脉

【脉象】端直而长，如按琴弦。

【主病】肝胆病，诸痛，痰饮，疟疾。

【临床意义】弦是脉气紧张的表现。肝主疏泄，以柔和为贵。邪气滞肝，疏泄失常，气机不利，肝气不柔，而致脉来强劲挺直有力，故成弦脉。弦数为热，弦紧为寒。弦脉常见于肝阳偏亢、诸痛、痰饮、疟疾等。若弦而细劲，如循刀刃，便是胃气全无，病多难治。

14. 紧脉

【脉象】脉来绷急，状如牵绳转索。

【主病】寒、痛。

【临床意义】寒主收引，受寒则脉道收缩而拘急，故见紧脉。寒邪在表，脉多见浮紧，寒邪在里，脉多见沉紧。剧痛时多经脉缩急，故亦常见紧脉。

15. 促脉

【脉象】脉来急数而时一止，止无定数。

【主病】阳盛实热，气血痰饮宿食停滞，亦主肿痛。

【临床意义】阳邪亢盛，热迫血行，故脉急数；热灼阴津，则津血衰少，心气受损，致急行之血气不相接续，故脉有歇止。凡气血、痰食、肿痛等实热证，均可见脉促有力。若促而细小无力，多是虚脱之象。

16. 结脉

【脉象】脉来缓而时一止，止无定数。

【主病】阴盛气结，寒痰血瘀，癥瘕积聚。

【临床意义】气、血、痰、食停滞及寒邪阻遏经络，致心阳被抑，脉气阻滞，故脉来迟滞中止。

17. 代脉

【脉象】脉来一止，止有定数，良久方来。

【主病】脏气衰微。

【临床意义】脏气亏损，元气不足，故脉不能接续，并歇止时间较长且有定数。代脉是脏气衰微，脾气将绝的征象。有时风证、痛证也见代脉，多属因病而致脉气不能衔接，与脏气衰微之代脉不同。

（四）脉象类比、相兼脉

1. 相类脉比较　现将28种病脉的名称、脉象及主病列为表8-4。

2. 相兼脉与主病　在疾病过程中，由于病变机体的正气有盛衰不同，致病因素可有两种或两种以上相互兼夹，病变的部位和性质也不断变化。因此，患者的脉象经常是两种或两种以上相兼出现。凡两种或两种以上的单因素脉相兼出现，复合构成的脉象即称为“相兼脉”或“复合脉”。相兼脉有“二合脉”，如浮数脉，是由两种脉象复合在一起；也有“三合脉”，如浮滑数脉，是由三种脉象复合在一起；还有“四合脉”，如浮滑数实脉，是由四种脉象复合在一起，但四合脉在临床上见到和应用的机会很少。

表8-4　脉象分类比较表

分类		脉名	脉象	主病
脉位异常	浮	浮	轻取即得，重按稍弱而不空	表证，亦主虚证
		散	浮散无根，按之则无	元气耗散，脏腑精气欲绝
		芤	浮大而中空，如按葱管	失血，伤阴
	沉	沉	轻取不应，重按始得	里证
		伏	重按推筋着骨始得	邪闭，厥证，痛极
		牢	重按实大弦长	阴寒内盛，疝气癥瘕
脉率异常	迟	迟	一息脉来不足四至	寒证
		缓	一息四至，脉来怠缓	脾虚，湿证
	数	数	一息脉来五至以上	热证
		疾	一息七至以上	阳极阴竭，元气将脱
		动	脉动如豆，滑数有力	痛证，惊证
脉力异常	无力	虚	举之无力，按之空虚	气血两虚
		弱	沉而细软	气血不足
		微	极细极软，似有似无	阳气衰微重证
	有力	实	三部脉举寻按均有力	实证
脉形异常	脉长度类	长	首尾端直，超过本位	阳气有余，实证
		短	首尾俱短，不及本位	有力主气郁，无力主气损
	脉宽度类	洪	脉形宽大，脉来如波涛汹涌，来盛去衰	热邪亢盛
		细	脉细如线，应指明显	诸虚劳损，气血两虚，主湿

续表

分类		脉名	脉象	主病
脉势异常	脉流利度类	滑	往来流利，应指圆滑	痰食，实热
		涩	往来艰涩迟滞，如轻刀刮竹	精伤血少，气滞血瘀
		弦	端直而长，如按琴弦	肝胆病，痛证，痰饮
	脉紧张度类	紧	脉来绷紧有力，状如牵绳转索	寒证，痛证
		革	浮而搏指，中空外坚，如按鼓皮	亡血，失精，早产，崩漏
		濡	浮细而软	主虚，主湿
脉律异常		结	缓而时止，止无定数	阴盛气结，寒痰血瘀
		代	止有定数，良久方来	脏气衰微，风证，痛证
		促	数而时止，止无定数	阳盛实热，痰盛，宿食停滞

此外，28 种脉中有些脉本身即为复合脉，如弱脉就是由沉细脉组成。又如牢脉，是由沉大弦长脉组成。但应该指出，两种或两种以上性质完全相反的脉象，绝不可能复合在一起而组成相兼脉，例如迟数、滑涩等。

相兼脉的主病，相当于相兼脉所包括的各单因素脉象主病的总和。如浮数脉，浮脉主表，数脉主热，则为表热证。又如，沉细数脉，沉脉主里，细脉主虚，数脉主热，则为里虚热证。余可类推。

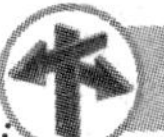

知识链接

常见的相兼脉与主病

浮紧脉主外感寒邪之表寒证，或风寒痹证疼痛；浮缓脉主风邪伤卫，营卫不和的太阳中风证；浮数脉主风热袭表的表热证。浮滑脉主表证夹痰，见于素体多痰湿而感外邪；沉迟脉主里寒证；沉弦脉主肝郁气滞，或水饮内停；沉涩脉主血瘀，尤常见于阳虚而寒凝血瘀者；沉缓脉主脾肾阳虚，水湿停留诸证；沉细数脉主阴虚内热证；弦紧脉主寒主痛，常见于寒滞肝脉，或肝郁胁痛；弦数脉主肝郁化火或肝胆湿热、肝阳上亢；弦滑数脉多见于肝火夹痰，肝胆湿热，或肝阳上扰，痰火内蕴等证；弦细脉主肝肾阴虚、血虚肝郁、肝郁脾虚等证；滑数脉主痰热、湿热或食积化热；洪数脉主气分热盛，多见于外感热病。

（五）脉症顺逆与从舍

诊脉是中医临床不可缺少的诊察步骤和内容。通过诊脉可以了解气血阴阳的盛衰、脏腑功能的强弱以及邪正力量的消长，并指导临床治疗。在临床上要注意脉症顺逆与从舍。

1. 脉症顺逆　是指从脉症的相应、不相应来判断疾病的顺逆。在一般情况下，脉与症是一致的，即脉症相应。但在有些情况下，脉与症却不相一致，也就是脉症不相应，甚至还会出现相反的情况。从判断疾病顺逆来说，脉症相应者为顺，不相应者为逆。例如，病属有余之证，脉见洪、数、实等有余之脉，是谓脉症相应，为顺，表示邪实正盛，正气足以抗邪；若反见沉、细、微、弱等不足之脉，为脉症相反，为逆，说明邪盛正衰，易致邪陷。再如，暴病脉来浮、洪、数、实者为顺，反映正气抗邪有力；久病脉来沉、微、细、弱者为顺，说明有邪衰正复之机。若新病脉见沉、细、微、弱，说明正气已衰；久病脉见浮、洪、数、实，则表示正衰而邪不退，均属逆证。

2. 脉症从舍　既然脉症有不相应的情况，故在临床须明辨脉症的真假以决定取舍，或舍症从脉，或舍脉从症。现分述如下：

舍脉从症：在症真脉假的情况下，必须舍脉从症。例如，症见腹满胀，疼痛拒按，大便燥结，舌红苔黄厚焦燥，而脉迟细者，症所反映的是实热内结肠胃，是真；脉所反映的是因热结于里，阻滞血脉流行，故出现迟细脉，是假象，此时当舍脉从症。

舍症从脉：在症假脉真的情况下，必须舍症从脉。例如，伤寒热闭于里，见四肢厥冷，而脉滑数，脉所反映的是真热，症所反映的是由于热邪内伏，格阴于外，出现四肢厥冷是假寒，此时当舍症从脉。

脉有从舍，说明脉象只是疾病临床表现的一个方面。因而不能把它作为诊断疾病的唯一依据，只有四诊合参，才能从舍得宜，得出正确的诊断。

二、按诊

（一）按诊概述

按诊是医生直接触摸或按压病人某些部位，以了解局部冷热、润燥、软硬、压痛、肿块或其他异常变化，从而推断疾病部位、性质和病情轻重等情况的一种诊察方法。

1. 按诊的意义　按诊是切诊的重要组成部分，在辨证中起着重要的作用，是四诊中不容忽视的一环。通过按诊可以进一步探明疾病的部位、性质和程度，为全面分析病情、判断疾病提供重要的指征和依据。

2. 按诊的方法　按诊的手法大致可分为触、摸、按、叩等四类。触，是以手指或手掌轻轻接触患者某一局部，如额部及四肢皮肤等，以了解凉热、润燥等情况。摸，是以手抚摸病变局部，如肿块、斑疹等，以探明局部病变的形态、大小等情况。按，是以手按压局部，如胸腹和肿物，以了解有无压痛及肿块的形态、大小、质地、性质等。叩，即叩击，是医生用手叩击病人身体某部，使之震动产生叩击音、波动感或震动感，以此来确定病变的性质和程度。叩击法有直接叩击法和间接叩击法两种。直接叩击法是医生用手指直接敲击体表部位；间接叩击法是医生用左手掌平贴在患者体表，右手握成空拳叩击左手背，边叩边询问患者叩击部位的感觉，有无局部引痛，以推测病变部位和程度。

按诊要在适当室温下进行，并保持室内安静。按胸腹时，医生站在病者右侧，用右手或双手对病者胸腹进行切按。按诊时，手法要轻柔，避免动作粗暴或冷手按诊。多种手法可综合运用，一般是先触摸，后按压，由轻到重，由浅入深。边检查边观察病人面部表情变化，以了解痛苦所在。

（二）按诊内容

按诊的运用相当广泛，临床上常用的有按肌肤、按胸胁、按脘腹、按手足、按腧穴等。

1. 按肌肤　按肌肤，主要辨别肌肤的寒热、润燥、肿胀、疼痛等。健康人肌肤温润滑爽而有弹性。阳证、热证多见肌肤热；阴证、寒证多见肌肤凉。手足心灼热较甚者，多为阴虚内热。皮肤滑润者，为津液未伤；枯燥或甲错者，常属津液已伤或有瘀血。肌肤肿而发亮，按之凹陷不能即起为水肿；按之凹陷，举手即起为气肿。肌肤濡软而喜按者为虚证；患处肿痛拒按者为实证。

在外科方面，触按痈疡病变部位，可辨别病证的阴阳属性和成脓情况。凡痈疡按之肿硬而不热，根盘平塌漫肿的，多属阴证；按之肿处灼手，根盘紧缩的，多属阳证。按之坚硬而热不甚的，为无脓；按之边硬顶软而热甚的，为有脓。

2. 按胸胁　胸胁即前胸和侧胸部的统称。前胸部即缺盆（锁骨上窝）至横膈以上。侧胸部又称胁部，即胸部两侧，由腋下至11、12肋端的区域（图8-5）。

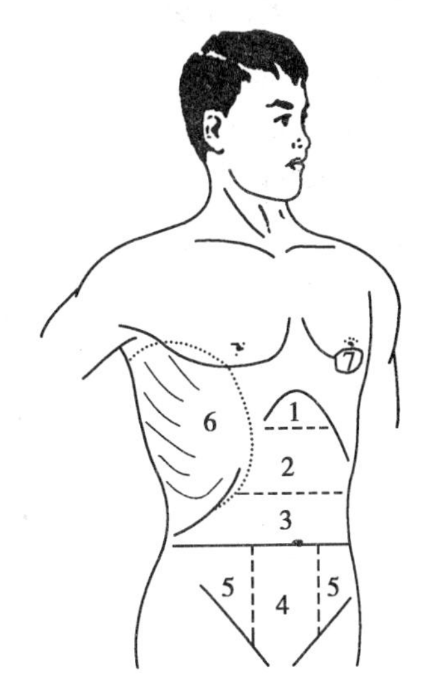

图8-5　胸腹部位划分图

1. 心下　2. 胃脘　3. 大腹
4. 小腹　5. 少腹　6. 胁肋
7. 虚里

（1）按胸部：前胸高起，叩之膨膨然，其音清者，多为肺胀，亦见于气胸；若按之胸痛，叩之音实者，常为饮停胸膈或痰热壅肺；胸部外伤则见局部青紫肿胀而拒按。

虚里位于左乳下第四五肋间，乳头下稍内侧，为心尖搏动处，为诸脉之所宗。按虚里可测知宗气之盛衰、疾病之虚实、预后之吉凶。诊虚里时，病人取仰卧位，医生站其右侧用右手平抚于虚里部，注意诊察宗气之强弱、至数和聚散。正常情况下，虚里搏动不显，仅按之应手，其搏动范围直径约2～2.5cm，动而不紧，缓而不怠，节律清晰，是宗气充盛的征象。虚里按之其动微弱者为不及，是宗气内虚之征。若动而应衣为太过，是宗气外泄之象。按之弹手，洪大而搏，或绝而不应者，是心气衰绝，证属危候。

（2）按胁部：胁下肿块、刺痛拒按为气滞血瘀。右胁下肿块按之表面凹凸不平，应注意排除肝癌。疟疾后左胁下可触及痞块，按之硬者为疟母。

3. 按脘腹　按脘腹主要是了解脘腹痛与不痛，软与硬，有无痞块积聚，以辨别脏腑虚实和病邪性质及其积聚的程度。

脘腹各部位的划分：膈以下为腹部。上腹部剑突的下方，称为心下。上腹部又称胃脘部。脐上部位称大腹。脐下部位至耻骨上缘称小腹。小腹的两侧称为少腹（图8-5）。

心下按之硬而痛的是结胸，属实证；心下满按之濡软而不痛的，多是痞证。脘腹疼痛，按之则舒，局部柔软，多为虚证；按之痛甚，局部坚硬，甚而拒按者，多为实证。腹部包块，痛有定处，多为癥积；按之可散，触之无形，痛无定处，多为瘕聚。腹胀者，叩之如鼓，小便自利者，为气胀；按之如囊裹水，小便不利者，为水臌。

4. 按手足　按手足之目的，主要是了解手足的寒热。病人手足俱冷，多为阳虚阴寒证；手足俱热，多为阳热亢盛证；手心较热，多为内伤发热；手背较热，多为外感发热。两足皆凉，多为阴寒证；两足心热，多为阴虚证。小儿指尖冷主惊厥，中指独热主外感风寒，中指尖独冷，为麻疹将发之兆。

5. 按腧穴　按腧穴，是通过对腧穴的按压，了解穴位的变化，以验证疾病所属脏腑的诊察方法。

腧穴的变化主要是出现结节或条索状物，其异常反应主要有压痛或敏感反应。如肺病可在肺俞穴摸到结节；肝病在肝俞和期门穴有压痛；胃痛在胃俞和足三里穴有压痛；肠痈在上巨虚（阑尾穴）有压痛。

（邓棋卫）

复习思考题

1. 简述得神、失神、假神的诊察要点及临床意义。
2. 简述五色主病。
3. 舌诊的注意事项有哪些？简述常见病理舌色、苔色与主病。
4. 问现在症状主要有哪些方面？
5. 简述寸口脉的部位和17种常见病脉的主病。

第九章　辨　证

学习要点

1. 八纲辨证、气血津液辨证及脏腑辨证的基本概念。
2. 八纲辨证、气血津液辨证与脏腑辨证主要证候的概念、临床表现及辨证要点。

辨证，就是分析和辨别疾病的证候。它是中医认识和诊断疾病的主要过程和方法。辨证就是将四诊所搜集的症状、体征、患病过程等有关资料，运用中医理论进行综合分析，辨清疾病的原因、性质、部位以及邪正之间的关系，从而概括和判断为某种性质的证的过程。正确的辨证，可为治疗提供可靠依据。

中医学的辨证方法很多，都是在长期医疗实践中总结而成的。本章介绍八纲辨证、气血津液辨证、脏腑辨证、六经辨证、卫气营血辨证及三焦辨证等。其中，八纲辨证是辨证的总纲；脏腑辨证是在八纲辨证的基础上进一步确定病变所在脏腑的辨证方法，主要用于杂病；气血津液辨证是与脏腑辨证互为补充的辨证方法；六经辨证、卫气营血辨证、三焦辨证是外感病的辨证方法。以上各种辨证方法虽有各自的特点和适用范围，但又是相互联系和相互补充的，临证时应综合运用。

第一节　八纲辨证

八纲，是指表、里、寒、热、虚、实、阴、阳八个辨证的纲领。

八纲辨证，是指医生通过四诊所获得的各种病情资料，运用八纲进行分析综合，从而辨别病变部位的表里，病情性质的寒热，邪正盛衰的虚实和病证类别的阴阳，以作为辨证纲领的方法。

八纲是从各种具体证的个性中抽象出来的带有普遍性的纲领。疾病的临床表现尽管极其复杂，但基本上都可以用八纲加以归纳。从大体病位来说，总离不开表或里；从基本性质来说，一般可区分为寒与热；从邪正斗争的关系来说，主要反映为虚或实；从病证类别来说，都可归属于阳或阴两大类。因此，运用八纲对病情进行辨别归类，可起到执简驭繁、提纲挈领的作用，所以八纲是辨证的总纲。

一、表里辨证

表、里是辨别病变部位外内、浅深的两个纲领。

表与里是相对的概念，如皮肤与筋骨相对而言，皮肤属表，筋骨属里；脏与腑相对而言，腑为表，脏为里；经络与脏腑相对而言，经络属表，脏腑属里等。

一般而论，外邪侵犯人体肌表，病在皮毛、肌腠、经络者属表证；病在脏腑、气血、骨髓者属里证。从病势趋向论，在外感疾病过程中，病邪由表入里为病进；病邪从里出表为病退。由此可见，辨别表里，不仅能辨疾病的轻重进退，而且为解表与治里提供依据。

（一）表证

表证是外邪经皮毛、口鼻侵入机体所产生的证候。多见于外感病的初期阶段。其特点是发病急，病位浅，病情轻，病程短。

【临床表现】恶寒（或恶风），发热，舌苔薄白，脉浮为主症。可兼见头身疼痛、咳嗽、鼻塞流涕、咽喉痒痛等症状。

【证候分析】外邪袭表，正邪交争，卫气被遏，肌表失其正常温煦，故恶寒；邪客肌表，阻遏卫气的正常宣发，则郁而发热。邪未入里，舌象可无明显变化而仅呈薄白苔。正气抗邪，脉气鼓动于外，故脉浮。邪郁经络，气血不畅，故头身疼痛。皮毛受邪，内应于肺，肺失宣降，故有咳嗽、鼻塞流涕、咽痛等症状。

表证一般分为三类：

（1）表寒证：以外感寒邪为主，其特点为恶寒重，发热轻，无汗，头身疼痛，苔薄白而润，脉浮紧。寒为阴邪，外感风寒，卫阳被遏，故恶寒重、发热轻；寒性凝滞，致腠理致密，汗孔闭塞，故无汗；寒主收引，经脉收缩紧束而拘急，故脉浮紧。

（2）表热证：以外感风热阳邪为主，其特点为发热重，恶寒轻，口渴，咽痛，舌边尖稍红，苔薄白而干或微黄，脉浮数。热为阳邪，其性炎上，故发热重、恶寒轻，咽痛；热易伤津，故口渴，苔薄白而干。

（3）伤风证：以外感风邪致营卫不和为主。其特点为恶风，微发热，汗出，头痛，脉浮缓。风邪袭表，肌表失于温煦，则恶风；邪正交争则发热；风性开泄，腠理疏松，营阴不能内守则汗出；营阴不足，脉道松弛，故脉浮缓。

（二）里证

里证是指病变部位在内，以脏腑气血功能失调的症状为主要表现的证候。

【临床表现】里证范围广泛，证候繁多，凡非表证及半表半里证的一切证候皆属于里证。其表现特征是无恶寒发热并见，以脏腑症状为主要表现。

【证候分析】里证的成因，大致有三种情况：一是表证不解，病邪传里，形成里证；二是外邪直接入里，侵犯脏腑而发病；三是情志内伤、饮食劳逸等因素，直接损伤脏腑气血而出现的种种证候。

多见于外感病的中、后期或内伤病。不同的里证，可有不同的临床表现，故很难用几个症状、体征全面概括，但基本特征一般是病位深，病因复杂，病情较重，病程较长。

（三）半表半里证

半表半里证是指外邪由表内传，尚未入里；或里邪出表，尚未至表，正邪相搏于表里之间，而出现的既不同于表证，又不同于里证的一类证候。

【临床表现】寒热往来，胸胁苦满，心烦喜呕，默默不欲饮食，口苦，咽干，目眩，脉弦。

【证候分析】半表半里证在六经辨证中称为少阳病证。详见六经辨证中的少阳病证。

二、寒热辨证

寒热辨证是辨别疾病性质的两个纲领。寒证与热证是阴阳偏盛或偏衰的具体表现，一般地说，寒证是阴盛或阳虚的表现；热证是阳盛或阴虚的表现。但必须注意寒证、热证与恶寒、发热的概念不同，亦不能以体温高低辨别寒证与热证。

（一）寒证

寒证是感受阴寒之邪或机体阴盛、阳虚所表现的证候。多因外感寒邪或饮食生冷，或内伤久病，阳气受损所致。

【临床表现】各类寒证的临床表现不尽一致，常见表现有：畏寒喜暖，面色苍白，口淡不渴，手足不温，小便清长，大便稀溏，痰涕清稀，舌淡苔白润，脉迟或紧。

【证候分析】寒邪伤阳或阳气不足，阴寒内盛，肌体失于温养，故见畏寒喜暖，手足不温；寒凝血涩，不能上荣于面，故面色苍白；寒不消水，津液未伤，故口淡不渴，痰、涕、便、尿等分泌物、排泄物清稀；阳虚不化，寒湿内盛，则舌淡苔白润；阴盛阳虚，血行迟滞或经脉拘急，故脉来迟或紧。

本证以分泌物及排泄物清稀、苔白脉迟为辨证要点。

（二）热证

热证是感受阳热之邪，或机体阳盛、阴虚所表现的证候。多因外感阳热之邪，或寒湿郁而化热，或五志化火，导致阳热亢盛；亦可因久病伤阴，或房劳阴精耗损，致使阴虚阳亢（虚热）所致。

【临床表现】各类热证表现不尽一致，常见证候有：发热喜凉，面红目赤，烦躁不宁，口渴饮冷，大便秘结，小便黄赤，舌红苔黄燥，脉数或滑数。

【证候分析】阳热亢盛，故发热喜凉；火性上炎，则面红目赤；热扰心神，则烦躁不宁；热盛伤津，故渴喜冷饮，小便黄赤；肠热津亏，则大便秘结；舌红，苔黄燥，脉数或滑数，皆火热内盛之象。

本证以发热喜凉、面红、舌红苔黄、脉数为辨证要点。

（三）寒热真假证

当寒证或热证发展到寒极或热极的严重阶段，有时会出现一些与疾病本质相反的一些假象，即所谓真寒假热、真热假寒。这里所说的“真”是指疾病的本质，“假”是指疾病的某些表面现象。只有正确辨别寒热真假，才能抓住疾病本质，作出正确辨证。

1. 真寒假热证　是指疾病本质是寒，却出现某些“热象”的表现。是由阴寒内盛，格阳于外所致，故又称“阴盛格阳”，也称“寒极似热”。如阳气虚衰，阴寒内盛之人，除有四肢厥冷、小便清长、下利清谷、舌淡苔白外，还见自觉发热、面赤、躁扰不宁、口渴咽痛，脉浮大等症，从表面看似属热证。但身虽热而久按不热，病人反欲加衣被；面虽赤而两颧浮红如妆，时隐时现；虽躁扰不宁，但感疲乏无力，虽口渴却喜热饮，且饮水不多；咽痛却不红肿，脉虽大但按之无力。故可知其所现“热”症为假象。

2. 真热假寒证　是指疾病本质是热，却出现某些“寒象”的表现，是由邪热内盛，格阴于外所致，故又称“阳盛格阴”，也称“热极似寒”。“阳厥”或“热厥”。如里热炽盛之人，除有胸腹灼热、神昏谵语、渴喜冷饮、小便短黄、舌红苔黄而干、脉有力之外，还见四肢厥冷、脉沉等症。从表面看似属寒证。但虽手足厥冷而胸腹灼热，不恶寒，不欲加衣盖被，反弃衣掷被；脉虽沉但数而有力。这些“寒象”为热证发展到较为严重、复杂阶段的表现。

三、虚实辨证

虚实辨证是辨别邪正盛衰的两个纲领。虚指正气不足，实指邪气亢盛。若正虚邪实同时存在，即为虚实夹杂证。辨别证候的虚实，可以了解病体的邪正盛衰，为治疗提供依据。

（一）虚证

虚证是指人体正气不足而产生的各种虚弱证候的概括。多因先天不足，或后天饮食失调，劳逸过度，久病及年老体衰所致。

【临床表现】虚证有气、血、阴、阳及脏腑各种不同虚损，此仅介绍一般常见表现：精神萎靡，面色无华，身倦乏力，气短自汗，大便滑脱，小便频数或失禁，舌淡胖嫩，脉沉迟无力。或五心烦热，两颧发红，盗汗，舌红少津，脉沉细数。

【证候分析】阳气虚则温养、固摄无力，故见精神萎靡，面色无华，身倦乏力，气短自汗，大便滑脱，小便频数或失禁；阳气不足，水湿不化，血不上荣，故见舌淡胖嫩；阳虚生寒，气血运行迟缓，故脉沉迟无力；阴虚血少，虚火内生，故五心烦热，两颧发红，盗汗，舌红少津，脉细而数。

本证以阴、阳、气、血、精、津虚损及脏腑功能减退为辨证要点。

（二）实证

实证是指邪气亢盛，正气未衰，邪正相争剧烈所表现的一类证候。多由外邪入侵，或脏腑功能失调，代谢障碍，痰饮、水湿等病理产物停滞体内所致。

【临床表现】实证的范围极为广泛，此仅举例介绍一般表现：身热面赤，烦躁不安，甚至神昏谵语，呼吸气粗，脘腹胀满，疼痛拒按，大便秘结，小便短赤或淋漓涩痛，或体内有痰饮、瘀血、食积等，舌质苍老，苔厚腻，脉实有力。

【证候分析】热邪炽盛，故身热面赤；邪热扰心，则烦躁不安，甚则神昏谵语；热邪阻肺，肺失宣降，则呼吸气粗；实邪积于肠胃，则脘腹胀满，疼痛拒按，大便秘结；热盛伤津，则小便短赤；湿热下注膀胱，热迫尿道，则小便淋漓涩痛；舌质苍老，苔厚腻，脉实有力，均为实邪内结之象。

本证临床以亢盛、有余、停聚的表现为特征，证候多而复杂，需结合具体病证辨析。

（三）虚实真假

在虚证与实证的发展过程中，有时会出现与疾病本质相反的一些假象，即所谓“虚实真假”。多见于疾病的危重阶段。

1. 真虚假实证　疾病本质为虚证，反见某些“盛实”的假象，即所谓“至虚有盛候”。如脏腑虚弱，气血不足，运化无力，因而出现腹部胀痛，脉弦等类似实证的假象。但见腹虽胀而时胀时减，不似实证之持续不减；腹虽痛而喜按，不似实证之拒按；脉虽弦，但按之无力。通过综合分析，说明虚是疾病本质，实是假象。

2. 真实假虚证　指疾病本质为实证，反见某些虚羸之象，即所谓“大实有羸状”。如素体痰热内盛，热结胃肠，痰食壅滞，大积大聚，致使经络阻滞，气血不能畅达，因而出现神情淡漠、身体倦怠、脉沉伏等类似虚证的假象。若仔细辨认，病人虽神情淡漠，却时有烦躁；虽身体倦怠，但稍动反感舒适；脉虽沉伏，但按之有力。这说明虚羸之象是假、热实壅结是真。因此，病变的本质是实不是虚。

四、阴阳辨证

阴阳是概括证候类别的两个纲领。疾病的证候虽然复杂多变，但总括起来，可分为阴阳两大类：里、虚、寒属阴，表、热、实属阳。由于阴阳可概括其余六纲，故又称阴阳是八纲辨证的总纲。

（一）阴证与阳证

由于阴阳是辨证归类的最基本纲领，因此，所谓阴证与阳证，是对各种证候从整体上作出的最基本的概括。

凡符合“阳”的一般属性的证候，称为阳证。如临床所见兴奋、躁动、亢进、明亮等表现的表证、热证、实证，一般可归属为阳证。

凡符合“阴”的一般属性的证候，称为阴证。如抑制、沉静、衰退、晦暗等表现的里证、寒证、虚证，一般可归属为阴证。

（二）阴虚与阳虚

1. 阴虚证　阴虚证是指阴液亏少，其滋润、濡养等功能减退，且无以制阳，阳气偏亢所产生的虚热证候。多因热病伤阴或久病体虚，阴精亏损；或情志过极，火邪伤阴；或房事不节，耗伤阴精；或过服温燥之品，阴液耗伤所致。

【临床表现】形体消瘦，头晕目眩，口燥咽干，心悸失眠，甚则五心烦热，潮热，盗汗，颧红，舌红少津或红绛，脉细数等。

【证候分析】阴液亏少，滋养和濡润作用减弱，故见形体消瘦、头晕目眩、口燥咽干、心悸失眠等；阴虚不能制阳，虚热内生，甚则阴虚火旺，则见五心烦热、潮热、颧红；虚热迫津外泄，则见盗汗；舌红少苔或红绛，脉细数，皆为阴虚内热征象。

本证以潮热、颧红、盗汗、舌红少苔、脉细数等虚热症状为辨证要点。

2. 阳虚证　阳虚证是指阳气亏损，其温养、推动功能减退所产生的虚寒证候。多因久病体虚，阳气不足，或气虚进一步发展；或久居寒凉之地，或过服苦寒清凉之品，耗伤阳气；或年高命火渐衰所致。

【临床表现】精神疲惫，或萎靡不振，形寒肢冷，面色㿠白，口淡不渴，或喜热饮，或自汗，大便溏泄，小便清长，舌淡胖、苔白润，脉细弱或沉迟无力。

【证候分析】阳气亏虚，虚寒内生，机体失于温养，故精神疲惫，或萎靡不振，形寒肢冷，面色㿠白；阳虚水湿不化，津不上承，则口淡不渴或喜热饮；失于固摄，则自汗；气化无权，则小便清长、大便溏泄；舌质淡，苔白润，脉细弱或沉迟无力，皆为虚寒之象。

本证以畏寒肢冷、面色㿠白等虚寒之象伴气虚证为辨证要点。

（三）亡阴证与亡阳证

1. 亡阴证　亡阴证是指阴液大量耗损，严重亏乏而欲绝所表现出的危重证候。多因久病阴液亏损，或高热大汗，大吐大泻及大失血等所致。

【临床表现】汗出热而黏，肌肤热，手足温，口渴喜冷饮，烦躁不安，气息短促，舌干无津，脉细数无力。

【证候分析】阴竭阳亢，煎熬并迫津外出，故汗热而黏；肌肤热，手足温，烦躁不安，气息短促，舌干无津，脉细数无力，均为阴液耗竭，虚阳外浮之象。

本证以大汗、汗热而黏、肢温、躁扰不安、脉细数疾为辨证要点。

2. 亡阳证　亡阳是指体内阳气极度衰微而表现出的阳气欲脱的危重证候。多由久病阳衰，或大汗、大吐、大泻、大失血等使阳气随阴液耗竭所致。

【临床表现】大汗淋漓，汗出冷而清稀，肌肤不温，手足厥冷，神识淡漠或昏迷，呼吸气微，舌淡润，脉微欲绝。

【证候分析】由于阳气极度衰微而欲脱，失去温煦、固摄、推动功能，故见冷汗，肢厥，身冷，神情淡漠，息微，脉微欲绝等危重表现。

本证以冷汗淋漓、四肢厥冷、神昏、脉微欲绝为辨证要点。

由于阴阳互根，阴竭则阳气无所依附而散越，阳亡则阴液无以化生而告竭，故二者常互相影响，但临床上亡阴导致亡阳较常见。

第二节 气血津液辨证

气血津液辨证，就是运用气血津液的理论，对四诊所收集的病情资料，进行分析、归纳，辨别疾病当前病理本质是否存在着气血津液病证的一种辨证方法。

气血津液与脏腑的关系极为密切，在生理上是相互依存、相互为用的。在病理上常相互影响。所以，气血津液的病变是不能脱离脏腑而存在的。掌握了气血津液辨证的一般规律，可以为脏腑辨证打下基础。

一、气病辨证

（一）气虚证

气虚证是指由于气的不足或气的某一方面的功能减退所表现的证候。多因先天不足或后天失养，年老体弱或劳累过度等因素，导致气的推动、固摄、防御、气化等功能减退所致。

【临床表现】神疲乏力，少气懒言，眩晕，自汗，易感冒，劳累则诸症加剧，舌淡，脉虚。

【证候分析】气虚则激发、推动作用减退，故见少气懒言，神疲乏力；气虚卫外不固，故自汗，易感冒；劳则气耗，故劳累后诸症加剧；气虚不能推动营血上荣于头与舌，则眩晕，舌淡；气虚无力鼓动血脉，故脉虚。

本证以神疲乏力、少气懒言、舌淡脉虚为辨证要点。

（二）气陷证

气陷证是气虚无力升举，反而下陷所表现的证候。多由久病失养或劳力过度等因素所致。常是气虚证的进一步发展，或为气虚证的一种特殊表现形式。

【临床表现】少气乏力，腹部坠胀，脱肛，子宫脱垂，久泻久痢等，舌淡苔白，脉虚。

【证候分析】少气乏力为气虚之征；气虚升举无力反而下陷，故见腹部坠胀，久泻久痢，内脏下垂诸症；舌淡苔白，脉虚均为气虚之象。

本证以内脏下垂等伴气虚证为辨证要点。

（三）气滞证

气滞证是由于人体某一脏腑经络或某一部位气机阻滞、运行不畅所表现的证候。多由情志不舒，忧郁思虑致气机郁滞；或瘀血、结石、食积、虫积等病邪内阻；或用力闪挫及脏气虚弱等原因所致。

【临床表现】以气滞局部的胀闷、疼痛为特征。其胀闷疼痛多时轻时重，部位不定，常表现为“胀痛”、“窜痛”、“攻痛”。随着病变部位不同而分属于不同的脏腑经络。

【证候分析】气机阻滞，运行不畅，故胀闷、疼痛。由于气滞的原因不同及部位不同，其证候表现各异，详见脏腑辨证。

本证以胀闷、疼痛为辨证要点。

（四）气逆证

气逆证是指气机升降失常，脏腑之气上逆所表现的证候。可由多种因素导致脏腑功能失调引起，由于病因和病位不同，故其临床表现也不同。

【临床表现】肺气上逆，则咳嗽、喘息；胃气上逆，则见呃逆，嗳气，恶心，呕吐；肝气上逆，可见头痛，眩晕，甚则昏厥，呕血等。

【证候分析】肺气宜肃降，若因感受外邪，或痰浊壅滞，使肺气不得肃降，气逆于上则发为咳嗽、喘息；胃气以降为顺，若因寒饮、痰浊、食积等停留于胃，阻滞气机，或外邪犯胃，胃失和降，或他脏气机不调，均可导致胃气上逆，出现呃逆、嗳气、恶心、呕吐等症；肝气本应升发向上，但若升发太过，则出现头痛、眩晕，甚则昏厥；血随气升而上涌，可致呕血。

本证多发于肺、胃、肝三脏，以气机上逆表现为辨证要点。

二、血病辨证

（一）血虚证

血虚证是因血液亏少，脏腑、经络与组织器官失养所表现的证候。多由失血过多，或久病、寄生虫等暗耗阴血，或生血不足，或瘀血阻络，新血不生等原因所致。

【临床表现】面色苍白或萎黄，眼睑、口唇、爪甲色淡，头晕目眩，心悸失眠，手足发麻；妇女月经量少色淡，经行后期，甚或闭经；舌质淡，脉细无力。

【证候分析】血虚肌肤失养，故见面、唇、爪甲、舌淡白无华。血虚不能濡养头目则头目眩晕；不能养心神，则心悸失眠；不能濡养筋脉则手足发麻。血液不足，经血乏源，故经血量少色淡，甚或闭经。血虚脉道不充，故脉细无力。

本证以体表肌肤黏膜组织出现淡白色及全身虚弱表现为辨证要点。

（二）血瘀证

血瘀证是指由瘀血内阻而产生的证候。多由气虚、气滞、寒凝、热结及外伤等因素引起。

【临床表现】疼痛如针刺刀割，痛有定处，拒按，夜间为重；体表青紫肿块，腹内癥积，固定不移；出血，血色紫黯或夹有瘀块；舌质紫黯或有瘀点、瘀斑，脉沉涩或细涩等。

【证候分析】瘀血内停，气血运行受阻，不通则痛，故痛如针刺刀割，部位固定不移，拒按。夜间血行缓慢，瘀阻更重，故夜间为重。瘀血凝结成块，在体表则见青紫肿块，在体内则成癥积，固定不移。瘀血阻滞，血不归经，则出血紫黯或有瘀块。舌质紫黯或有瘀点、瘀斑，脉沉涩或细涩，皆为瘀血阻滞之象。

本证以痛如针刺、固定不移、拒按、肿块、舌紫脉涩等表现为辨证要点。

（三）血热证

血热证是指火热内炽，迫及血分所表现的证候。多由外感热邪，或五志过极，或过食辛辣燥热之品，化热生火，迫于血分所致。

【临床表现】咳血、吐血、尿血、衄血等，伴身热，心烦，舌红绛，脉数。

【证候分析】火热内盛，灼伤血络，血溢脉外，故见身热和各种出血症；热扰心神则心烦；血热炽盛，故舌绛脉数。

本证以出血症并见里热证为辨证要点。

（四）血寒证

血寒证是由于血分受寒或阳气失于温煦，血行迟缓或不畅所致的病证。常由外感寒邪凝滞气血，或因阳虚生寒，不能温运血脉所致。

【临床表现】手足、少腹冷痛，喜暖畏寒，得温痛减，妇女月经后期，经黯有块，甚或闭经，舌淡紫黯，苔白，脉沉迟而涩。

【证候分析】血脉受寒，血行不畅，不通则痛，故手足、少腹冷痛，形寒肢冷，喜暖畏寒；血得温则行，故得温痛减；寒凝胞宫，血行不畅，故妇女月经后期，经黯有块，甚或闭经；舌淡紫黯，苔白，脉沉迟而涩，皆为寒凝血瘀之象。

本证以冷痛、青紫、肿胀、得温痛减并见里寒证为辨证要点。

三、气血同病辨证

气和血在生理上相互为用，在病理上相互影响，常互为因果而发病。凡既见气病，又见血病，即为气血同病。

（一）气滞血瘀证

气滞血瘀是由于气机郁滞，血行瘀阻所出现的证候。多因情志失调，肝气郁结，或外邪侵袭，或闪挫外伤，致气血瘀阻所致。

【临床表现】性情抑郁，胸胁胀痛，胁下痞块，刺痛拒按，妇女月经色黯有块，舌紫黯，脉弦涩。

【证候分析】肝失疏泄，气机郁滞，则性情抑郁，胸胁胀满；气滞则血行不畅，瘀血凝结成块，故见胁下痞块，刺痛拒按；妇女月经紫黯有块，舌紫黯，脉弦涩，为气滞血瘀之象。

本证以病程较长和肝经循行部位出现的疼痛痞块为辨证要点。

（二）气血两虚证

气血两虚证是指气虚和血虚同时存在的证候。多由久病不愈，气虚不能生血，或血虚无以化气所致。

【临床表现】少气懒言，乏力自汗，心悸失眠，面色淡白或萎黄，头晕目眩，舌淡嫩，脉细弱。

【证候分析】少气懒言，乏力自汗为气虚之象；血不养心则心悸失眠；气血亏虚不能上荣于头面与舌，则面色淡白或萎黄，头晕目眩；舌淡脉细弱为气血两虚之象。

本证以气虚和血虚征象共见为辨证要点。

（三）气不摄血证

气不摄血证是由于气虚不能统摄血液而见失血的证候。多由久病、劳倦而致脾虚不能统摄血液所致。

【临床表现】吐血、便血、皮下瘀斑、崩漏等出血症，并见气短、倦怠乏力、面色无华、舌淡脉弱等。

【证候分析】气虚不能统血，血逸脉外，故见多种出血症；气短乏力等则为气虚表现；血少不能上荣则面色无华；舌淡脉弱皆为气血虚损之象。

本证以出血和气虚征象共见为辨证要点。

出血证除气不摄血之外，还可由血热、血瘀等原因引起，现列为表9-1。

表9-1 出血证鉴别简表

证别	病程	性质	血色	血质	舌质	脉象	兼症
气虚失血	多见慢性	虚证	淡红	质稀	淡	细弱	气虚症状
血热妄行	实热多急，虚热多缓	实证或虚证	鲜红	质稠	红绛	实热滑数，虚热细数	热象
血瘀出血	或急或缓	实证	紫黯	有血块	紫	涩	血瘀症状

（四）气随血脱证

气随血脱证是由于大出血而引起的气随之暴脱的证候。

【临床表现】大出血时突然面色苍白，四肢厥冷，大汗淋漓，气息微弱，甚至昏厥，舌淡，脉微欲绝或浮大而散。

【证候分析】血脱则气无所附，亦随之而脱，气脱阳亡，不能上荣于面则面色苍白，不能温煦四肢则四肢厥冷，不能温固肌表则大汗淋漓；气脱不能接续，故气息微弱；神随气散则神昏；舌体失养则舌淡；阳衰血少，则脉微欲绝；若阳气浮越外亡，则见脉浮大而散。

本证以大出血时突见亡阳欲脱之象为辨证要点。

四、津液病辨证

津液病变，主要因脾、肺、肾三脏的功能失常而形成，一般可概括为津液不足和水液停聚两个方面。

（一）津液不足证

津液不足证是指体内津液亏少，脏腑组织失其滋润濡养所表现的证候，属内燥证。本证产生的原因不外生成不足与丧失过多两个方面。如脾虚化源不足，津液生成减少或因高热、大汗、大吐、大泻、烧伤及多尿、燥热伤津等均能导致。

【临床表现】口、鼻、唇、舌、咽喉、皮肤干燥，或皮肤枯瘪缺乏弹性，目眶凹陷，渴欲饮水，小便短少，大便干结，舌红少津，脉细而数。

【证候分析】津液亏少，不能滋润濡养孔窍肌肤，故见口干、咽燥、舌干、唇焦、渴欲饮水、皮肤干燥、甚则枯瘪，目眶凹陷；津亏尿无化源则小便短少；大肠津亏失润则见大便干结；津液不足，血液化生亦减少，津血亏虚而生内热，故舌红少津，脉象细数。

本证以口渴尿少，口、鼻、唇、舌、皮肤、大便干燥等为辨证要点。

（二）水液停聚证

水液停聚是指脾、肺、肾三脏对水液的输布排泄功能失调，以致水液停聚体内，从而形成水湿、痰饮等病理性产物所表现的多种病证。这里着重论述水肿，痰饮可参阅病因中“痰饮”部分。

体内水液停聚，泛滥肌肤引起面目、四肢、胸腹甚至全身浮肿的，称为水肿。临床分阳水、阴水两大类。

1. 阳水　水肿性质属实者，称为阳水。多由外感风邪或水湿浸淫等因素引起。辨证重在肺脾两脏，一般发病急者病在肺，发病缓者病在脾。

【临床表现】头面浮肿，先从眼睑开始，继而遍及全身，来势迅速，皮肤薄而光亮，小便短少，恶风恶寒，发热，肢节酸重，苔薄白，脉浮紧；或咽喉肿痛，舌红而脉浮数；或全身水肿，来势较缓，按之没指，肢体沉重困倦，小便短少，脘闷纳呆，泛恶欲吐，舌苔腻，脉沉。

【证候分析】风邪束肺，肺失宣肃，水津不布，泛溢肌肤，风与水合而成水肿，故称风水。上中下三焦俱病，水无去路，泛滥肌肤而为急性水肿。伴见恶风寒、发热、肢体酸重等为风邪袭表之症。风水相搏，其证属实，苔薄白，脉浮紧，是风水偏寒；咽喉红肿，舌红而脉浮数，是风水偏热。

若水湿外侵，脾为湿困，运化失职，水泛肌肤而成水肿，亦属阳水范畴。水湿困脾则肢体沉重困倦；脾气受困，膀胱气化失司，则小便短少；脾病及胃，不能腐熟水谷，则脘闷纳呆；胃气上逆则泛恶欲吐；苔白腻，脉沉皆为湿邪内盛之象。

本证一般以发病急，来势猛，水肿先从眼睑头面开始，上半身肿甚及伴有表证之象为辨证要点。

2. 阴水　水肿性质属虚者，称为阴水。多由病久正虚，劳倦内伤，房事不节等因素引起。

【临床表现】水肿，先从足部开始，腰以下为甚，按之凹陷不起，小便短少，脘闷腹胀，纳呆便溏，神倦肢困，舌淡，苔白滑，脉沉。或水肿日益加剧，小便不利，腰膝酸冷，四肢不温，畏寒神倦，面色白或晦滞，舌淡胖苔白滑，脉沉无力。

【证候分析】脾肾虚损，引起水液代谢障碍，泛溢肌肤而为阴水。水势趋下，故肿从足部开始，腰以下为甚。水气内停，故小便短少；脾病及胃，中焦失运，则脘闷腹胀，纳呆便溏；脾虚湿渍，则面色白，神倦肢困；舌淡苔白滑，脉沉均为脾虚湿盛之象。

若脾虚水肿日久不愈，肾阳亦虚而肿势加剧；肾阳虚不能气化行水，故小便不利；阳虚失温则腰酸痛而冷；不能温煦肢体则四肢不温，畏寒神倦；面色白为阳虚水停之象，晦滞为肾虚水泛之征，其病更重；舌淡胖，苔白滑，脉沉迟无力，皆为肾虚水寒不化，气血失运之象。

本证辨证以脾肾两脏为主，以发病缓，病程长，水肿先从足部开始，腰以下肿甚并伴有虚寒之象为辨证要点。

第三节　脏腑辨证

脏腑辨证是在认识脏腑生理功能及病理变化的基础上，将四诊所收集的症状、体征及其相关的病情资料，进行综合分析，从而判断出疾病所在的脏腑部位、病因、病性的一种辨证方法。简而言之，是以脏腑为纲，对疾病进行辨证。

脏腑辨证是中医辨证体系中的重要内容之一，也是中医各科辨证的基础。尽管临床的辨证方法很多，并独具特色，各有侧重，但无一不与脏腑密切相关，因此，脏腑辨证是中医临床辨证的基本方法，是整个辨证体系中的重要组成部分。

脏腑辨证包括脏病辨证、腑病辨证和脏腑兼病辨证三部分，其中脏病辨证是脏腑辨证的核心内容。

一、心与小肠病辨证

心居胸中，心包络护卫于外，为心之宫城。其经脉下络小肠，心与小肠相为表里，心开窍于舌，在体合脉，其华在面。心的主要生理功能为主血脉，藏神。小肠具有受盛化物和泌别清浊的功能。

心病的主要病理为心主血脉和藏神的功能失常，常见症状有心悸怔忡、心烦失眠、多梦健忘、心痛、谵语、神昏、神识错乱、口舌生疮等。小肠病变主要反映在泌别清浊功能失常，常见症状有肠鸣、腹痛、泄泻、小便赤涩疼痛、小便混浊等。

心病的证候有虚实之分。虚证多由久病伤正、先天不足、思虑劳神过度等因素，导致心气、心阳、心血、心阴亏耗；实证多由痰阻、火扰、寒凝、气郁、瘀血等因素，导致心火亢盛、心脉痹阻、痰迷心窍、痰火扰心等证。小肠的病证主要表现为泌别清浊功能失常，这里主要介绍小肠实热证。

（一）心气虚证

心气虚证是指心气不足，鼓动无力所表现的心及全身功能活动衰弱的证候。多由先天不足、久病体弱、劳倦过度，或年老脏气虚衰等原因所致。

【临床表现】心悸怔忡，胸闷气短，神疲乏力，或自汗，活动后诸症加重，面色淡白，舌淡苔白，脉虚。

【证候分析】心气不足，鼓动无力，故见心悸怔忡；心居胸中，心气不足，胸中宗气运转无力，则胸闷气短；动则气耗，故活动或劳累后症状随之加剧；全身功能活动减弱，故神疲乏力；气虚卫外不固，故自汗；心气不足，血运无力，不能上荣则面色淡白、舌淡苔白；气虚血行失其鼓动则脉虚。

本证以心悸怔忡、胸闷及气虚症状为辨证要点。

（二）心阳虚证

心阳虚证是指心阳虚衰，虚寒内生所表现的虚寒证候。多由心气虚证进一步发展而来，或久病体虚、禀赋不足、或年老脏气虚衰等因素损伤心阳引起。

【临床表现】心悸怔忡，心胸憋闷或心痛，气短，畏寒肢冷，神疲乏力，面色㿠白或面唇青紫，或自汗，舌质淡胖或紫黯，苔白滑，脉沉迟无力或弱，或结、代。

【证候分析】心阳虚衰，鼓动无力，心动失常，故轻则心悸，重则怔忡；胸阳不展，故心胸憋闷、气短；阳虚温运血行无力，心脉痹阻不通，则心痛；阳虚温煦失常，故畏寒肢冷；阳虚卫外不固则自汗；运血无力，血不上荣，故面色㿠白，阳虚运血无力，血行迟滞，或见面、唇、舌青紫；脉道失充，故脉弱、或结或代；舌淡胖，苔白滑，脉沉迟无力为虚寒之象。

本证以心悸怔忡、心胸憋闷或心痛及阳虚症状为辨证要点。

（三）心阳暴脱证

心阳暴脱证是指心阳衰极，阳气暴脱所表现的危重证候。常是心阳虚证进一步发展的结果，亦或寒邪暴伤阳气，或痰瘀阻塞心脉，或失血亡津所致。

【临床表现】在心阳虚证基础上，突然冷汗淋漓，四肢厥冷，呼吸微弱，面色苍白，或心痛剧烈，唇舌青紫，或神志模糊，甚则昏迷，脉微细欲绝。

【证候分析】心阳衰极，不能外固，则突然冷汗淋漓；阳虚不能温煦肢体，故四肢厥冷；心阳衰、宗气泄，不能助肺以司呼吸，故见呼吸微弱；阳气外脱，温运血行无力，不能上荣，故面色苍白；阳衰寒凝，血行不畅，瘀阻心脉，则心痛剧烈，口唇青紫；心失温养，心神涣散，则神志模糊、甚则昏迷。脉微欲绝为阳气外亡之征。

本证以心悸、心痛、冷汗、肢厥、脉微等表现为辨证要点。

表 9-2 心气虚、心阳虚、心阳暴脱三证鉴别表

证候	相同症	不同症
心气虚	心悸、怔忡，胸闷气短，自汗，活动后加重	面色淡白，神疲体倦，少气懒言，舌淡苔白，脉虚
心阳虚		畏寒肢冷，心痛，面色㿠白或晦暗，舌淡胖，苔白滑，脉微细
心阳暴脱		突然冷汗淋漓，四肢厥冷，呼吸微弱，面色苍白，口唇青紫，神昏，脉微欲绝

（四）心血虚证

心血虚证是指心血亏虚，血不养心所表现的证候。多因失血过多，劳神过度，久病失养等耗伤营血，或因脾、肾虚损，生血乏源所致。

【临床表现】心悸怔忡，失眠多梦，头晕健忘，面色淡白无华或萎黄，唇舌淡白，脉细弱。

【证候分析】心血不足，心失所养，故见心悸怔忡；血不养心，神不守舍，故失眠多梦；血虚则髓海失养，故头晕健忘；血虚不能上荣，则面色淡白或萎黄、唇舌色淡；血虚不能充盈脉道，则脉细弱。

本证以心悸、失眠、多梦及血虚症状为辨证要点。

（五）心阴虚证

心阴虚证是指心阴耗损，虚热内扰所表现的证候。多因思虑劳神太过，暗耗心阴；或温热火邪，灼伤心阴；或肝肾阴虚累及心阴等因素引起。

【临床表现】心悸或怔忡，失眠多梦，形体消瘦，五心烦热，口燥咽干，午后潮热，颧红盗汗，舌红少苔或无苔，脉细数。

【证候分析】心阴亏虚，心失所养，故心悸怔忡；虚热内扰，心神不宁，故心烦、失眠、多梦；阴液不足，机体失于濡养，则形体消瘦；阴虚阳亢，则潮热、五心烦热；虚火灼伤津液，故口燥咽干；虚热迫津外泄，故盗汗；虚火上炎，故颧红；舌红少苔或无苔，脉细数，皆为阴虚内热之象。

本证以心悸、失眠、多梦及阴虚症状为辨证要点。

表 9-3 心血虚、心阴虚二证鉴别表

证候	相同点	不同点
心血虚	心悸怔忡 失眠多梦	眩晕，健忘，面色淡白无华或萎黄，唇舌色淡，脉细弱
心阴虚		五心烦热，潮热盗汗，颧红，舌红少苔或无苔，脉细数

（六）心火亢盛证

心火亢盛证是指心火内炽，热扰心神所表现的证候。多因情志抑郁，气郁化火，或火热之邪内侵，或过食辛温，久蕴化火，内炽于心，扰神迫血所致。

【临床表现】发热，心烦失眠，甚则狂躁谵语，神识不清，或口舌生疮，赤烂疼痛，或吐血、衄血，面赤口渴，小便赤、涩、灼、痛，大便秘结，舌尖红绛或有芒刺，舌苔黄，脉数有力。

【证候分析】心火内扰心神，故发热、心烦失眠，甚则狂躁谵语、神识不清；心开窍于舌，火热循经上炎故口舌生疮、赤烂疼痛、舌尖红绛或有芒刺；心主血脉，心火内炽，

迫血妄行，则吐血、衄血；火热伤津，故口渴、便秘；心火下移小肠则小便赤、涩、灼、痛；舌苔黄、脉数有力均为实热之象。

本证以心烦失眠、舌赤生疮、尿赤涩痛与实热证共见为辨证要点。

（七）心脉痹阻证

心脉痹阻证是指心脉的气血运行不畅，甚至痹阻不通所表现的证候。多因正气不足，瘀血、痰浊、寒凝、气滞等病邪痹阻心脉所引起，多属本虚标实。

【临床表现】心悸怔忡，心胸憋闷疼痛，痛引肩背内臂，时发时止。或痛如针刺，舌紫黯或有青紫斑点，脉细涩或结代；或心胸闷痛，体胖痰多，身重困倦，舌苔白腻，脉沉滑；或遇寒心痛暴作，得温痛减，畏寒肢冷，舌淡苔白，脉沉迟或沉紧；或心痛而胀，善太息，发作与情志变化有关，舌淡红或黯红，苔薄白，脉弦。

【证候分析】正气亏虚，阳气不足，心失温养，故见心悸怔忡；血运无力，气血不得通畅，则心胸憋闷疼痛；手少阴心经循内臂，心脉不通，则经脉气血运行不畅，故痛引肩背内臂；若瘀血内阻心脉，则疼痛以刺痛为特点，伴舌紫黯、青紫斑点，脉细涩或结代等症状；若痰浊内盛，则疼痛以闷痛为特点，伴体胖痰多、身重困倦、苔白腻、脉沉滑等症状；若阴寒内盛，则疼痛以痛势剧烈、突然发作、得温痛减为特点，伴畏寒肢冷、舌淡苔白、脉沉迟或沉紧等症状；若气滞心脉，则疼痛以胀痛为特点，发作与精神因素有关，伴舌淡红或黯红、苔薄白，脉弦等症状。

本证以心悸怔忡、心胸憋闷疼痛为辨证要点。但因致痛之因有别，应分辨疼痛特点及伴随兼症。（表9-4）

表9-4 心脉痹阻证瘀、痰、寒、气四型比较表

证型	共有症状	症状特点
瘀阻心脉	心悸，怔忡，心胸憋闷疼痛，痛引肩背内臂，时发时止	刺痛，舌紫黯有斑点，脉细涩或结代
痰阻心脉		闷痛，体胖痰多，身重困倦，苔白腻，脉沉滑
寒凝心脉		突发剧痛，得温痛减，畏寒肢冷，舌淡苔白，脉沉迟或沉紧
气滞心脉		胀痛，发作常与精神因素有关，舌淡红，苔薄白，脉弦

（八）痰蒙心神证

痰蒙心神证是指痰浊蒙蔽心神，以致精神、神志失常所表现的证候。又称痰迷心窍证。多因外感湿浊酿痰，或七情内伤，气郁生痰，或痰浊内盛，挟肝风蒙蔽心神所引起。

【临床表现】意识模糊，甚则昏不知人；或精神抑郁，表情淡漠，神识痴呆，喃喃自语，举止失常；或突然昏仆，不省人事，口吐涎沫，喉中痰鸣；面色晦暗，胸闷呕恶，苔白腻，脉滑。

【证候分析】痰浊蒙蔽心窍，神失所主，故意识模糊、甚则昏不知人；情志不遂，气郁痰凝，阻蔽心神，则精神抑郁、表情淡漠、神识痴呆、喃喃自语、举止失常；痰浊夹肝风闭阻心神，则突然昏倒、不省人事、口吐涎沫、喉中痰鸣；痰浊内阻，清阳不升，浊气上泛，故面色晦暗；胃失和降，则脘闷呕恶；苔白腻，脉滑均为痰浊内盛之征。

本证以精神、神志异常或昏迷及痰浊内盛的症状为辨证要点。

（九）痰火扰神证

痰火扰神证是指火热痰浊扰乱心神所表现的证候。多因情志刺激，气郁化火，炼液为痰，痰火内盛；或外感热邪，灼津为痰，痰火内扰所引起。

【临床表现】发热气粗，面红目赤，咳痰黄稠，喉间痰鸣，甚则神昏谵语；或失眠，心烦，胸闷，口渴；或胡言乱语，哭笑无常，不避亲疏，狂躁妄动，打人毁物；舌红苔黄腻，脉滑数。

【证候分析】痰火扰心有外感和内伤之分。外感热病，邪热亢盛，燔灼于里，里热蒸腾，故发热、面红目赤、呼吸气粗；邪热灼津为痰，故痰黄稠、喉间痰鸣；痰火扰乱心神，则神昏谵语、狂躁妄动；痰阻气机则胸闷；热伤津液则口渴。内伤杂病中，轻者失眠、心烦；重者可见狂证，出现神志错乱，因痰火内盛，闭扰心神，神识昏蒙，故语言错乱、时哭时笑、不避亲疏；火属阳，阳主动，故狂躁妄动、打人毁物。舌红苔黄腻，脉滑数为痰火内盛之象。

本证在外感热病中，以高热、吐痰黄稠、神志不清为辨证依据；内伤杂病中，轻者以失眠、心烦，重者以神志狂乱为辨证要点。

（十）小肠实热证

小肠实热证是指小肠里热炽盛所表现的证候。多因心热下移小肠所致。

【临床表现】心烦口渴，口舌生疮，小便赤涩，尿道灼痛，甚则尿血，舌红苔黄，脉数。

【证候分析】心与小肠相表里，心火亢盛，火热循经下移于小肠，故小便赤涩、尿道灼痛；热甚灼伤血络，则尿血；热扰心神则心烦；津为热灼则口渴；心火上炎则口舌生疮。舌红、苔黄、脉数为里热之征。

本证以心烦、小便赤涩、尿道灼痛、舌赤生疮为辨证要点。

二、肺与大肠病辨证

肺居胸中，上连气道，以喉为门户，其经脉下络大肠，与大肠相表里。肺开窍于鼻，在体合皮，其华在毛。肺的主要功能是主气司呼吸，主宣发肃降，通调水道，朝百脉主治节。大肠的主要生理功能是主传导，排泄糟粕。

肺病的主要病理为宣发、肃降及肺系功能失常，常见症状有咳嗽、咳痰、喘促、胸痛、咯血、声音异常、鼻塞流涕、水肿等。大肠病的主要病理为传导功能失常，常见症状有便秘、泄泻等。

肺病的证候有虚、实两类。虚证多由久病咳喘，或被他脏病变所累，导致肺气虚或肺阴虚；实证多因风、寒、燥、热等外邪侵袭或痰浊水饮，停聚于肺而成。大肠病证多因湿热内侵，或津液不足等所致。

（一）肺气虚证

肺气虚证是指肺气不足而致功能活动减弱所表现的证候。多由久病咳喘，耗伤肺气，或脾肾亏虚，肺失充养所致。

【临床表现】咳喘无力，气少不足以息，动则尤甚，咳痰清稀，声音低怯，面色淡白，神疲体倦；或自汗，畏风，易于感冒；舌淡苔白，脉虚。

【证候分析】肺气虚宗气生成不足，呼吸功能减弱，故咳喘无力、气少不足以息、声音低怯；动则耗气，故咳喘尤甚；津液不布，聚而为痰，随肺气上逆，则痰液清稀。肺气虚，不能宣发卫气于肌表，腠理不密，表卫不固，则自汗、畏风，易于感冒。面色淡白、神疲体倦、舌淡苔白、脉虚均为气虚之象。

本证以咳喘无力、气少不足以息、痰清稀及气虚症状为辨证要点。

（二）肺阴虚证

肺阴虚证是指肺阴不足，虚热内扰所表现的证候。多由久咳伤阴，或痨虫袭肺，或热病后期耗伤肺阴所致。

【临床表现】干咳无痰，或痰少而黏，难以咯出，甚则痰中带血，声音嘶哑，口燥咽干，形体消瘦，潮热盗汗，五心烦热，两颧潮红，舌红少苔或无苔，脉细数。

【证候分析】肺阴不足，虚热内生，肺失肃降，气逆于上，则干咳、或痰少而黏、难以咯出；虚火灼伤肺络，则痰中带血；喉失阴津濡润，且为虚火所蒸，故声音嘶哑、口燥咽干；肌肉失于濡养，则形体消瘦；潮热、五心烦热、盗汗、颧红、舌红少苔或无苔，脉细数，皆为阴虚内热之象。

本证以干咳、痰少而黏，甚则咯血、消瘦及阴虚症状为辨证要点。

（三）风寒犯肺证

风寒犯肺证是指风寒外袭，肺卫失宣所表现的证候。多由外感风寒之邪，侵袭肺卫，致使肺气失宣所致。

【临床表现】咳嗽，痰稀色白，鼻塞流清涕，微恶寒发热，喉痒，或头身疼痛，无汗，舌苔薄，脉浮紧。

【证候分析】肺合皮毛，且为娇脏，外感风寒，袭表犯肺，肺气被束，失于宣降，故咳嗽；肺津不布，聚而成痰饮，随肺气上逆，故痰色白而清稀；鼻为肺窍，肺气失宣，则鼻塞流涕；风寒犯表，损伤卫阳，肌表失于温煦，故微恶风寒；卫阳被遏，则发热；寒邪凝滞经络，经气不利，故头身疼痛；寒性收引，腠理闭塞，故无汗。苔薄白，脉浮紧，为感受风寒之征。

本证以咳嗽、痰色清稀、恶寒发热、脉浮紧为辨证要点。

风寒犯肺证与风寒表证的区别是，前者以咳嗽、痰稀白为主症，兼见风寒表证，且表证一般较轻；风寒表证以恶寒发热为主症，咳嗽较轻微。

（四）风热犯肺证

风热犯肺证是指风热之邪侵犯肺卫所表现的证候。多因外感风热之邪，侵袭肺卫，肺气失宣所致。

【临床表现】咳嗽，痰稠色黄，鼻塞，流黄浊涕，咽喉疼痛，发热微恶风寒，口微渴，舌尖红，苔薄黄，脉浮数。

【证候分析】风热袭肺，肺失清肃，故咳嗽；风热为阳邪，灼液为痰，故痰稠色黄；肺气失宣，鼻窍不利，津液为风热所熏，故鼻塞、流黄浊涕；风热上扰，咽喉不利，则咽喉疼痛；热伤津液则口微渴；肺卫受邪，卫气抗邪，则发热；卫气郁遏，肌表失于温煦，则恶寒；舌尖红，苔薄黄，脉浮数为风热袭表犯肺之征。

本证以咳嗽、痰稠色黄、微恶风寒、咽痛为辨证要点。

（五）燥邪犯肺证

燥邪犯肺证是指燥邪侵犯肺卫，肺失宣降所表现的证候。多因感受燥邪，耗伤肺津，或因风温之邪化燥伤津所致。

【临床表现】干咳无痰，或痰少而黏难咯，甚则胸痛，痰中带血，或鼻衄、咯血，口、唇、鼻、咽干燥，尿少便干，微有发热恶寒，无汗或少汗，舌苔薄而少津，脉浮数或浮紧。

【证候分析】燥伤肺津，肺失滋润，清肃失职，故干咳无痰，或痰少而黏难咯；甚则咳伤肺络，故胸痛、鼻衄、咯血；津伤失润，则口、唇、鼻、咽干燥；肠道失润，则大便干燥；津液不足则尿少；肺卫为燥邪所袭，故见发热恶寒的卫表失和症状。

夏末感燥，燥与热结，多病温燥，故见汗出、脉浮数。冬初感燥，燥与寒结，多病凉燥，故见无汗、脉浮紧。

本证以干咳无痰，或痰少而黏难咯及口鼻舌咽干燥的表现为辨证要点。温燥热象明显，凉燥寒象明显。

（六）痰热壅肺证

痰热壅肺证是指痰热互结，壅闭于肺所表现的证候。多因外邪犯肺，郁而化热，热伤肺津，炼液成痰，或素有宿痰，内蕴日久化热，痰热互结，壅阻于肺所致。

【临床表现】咳嗽，咳痰黄稠而量多，胸闷，气喘息粗，甚则鼻翼扇动，或喉中痰鸣，烦躁不安，发热口渴，或咳吐脓血腥臭痰，胸痛，小便短赤，大便秘结，舌红苔黄腻，脉滑数。

【证候分析】痰热壅阻于肺，肺失清肃，故咳嗽、胸闷、气喘息粗；痰热郁肺，肺气不宣则鼻翼扇动；痰热互结，随肺气上逆，故咳痰黄稠而量多或喉中痰鸣；若痰热阻滞肺络，气滞血壅，肉腐血败，则咳吐脓血腥臭痰、胸痛；里热炽盛，蒸达于外，故发热；热扰心神，则烦躁不安；热伤阴津，则口渴、便秘、小便短赤；红苔黄腻，脉滑数，为痰热内盛之征。

本证以发热、咳喘，痰多黄稠或咳吐脓血腥臭痰为辨证要点。

（七）寒痰阻肺证

寒痰阻肺证是指寒邪与痰浊交并，壅阻于肺所表现的证候。多因素有痰疾，罹感寒邪，内客于肺，或因寒湿外邪侵袭于肺；或因中阳不足，寒从内生，聚湿成痰，上渍于肺所致。

【临床表现】咳嗽痰多，清稀色白，易咯，胸闷，或喘哮痰鸣，形寒肢冷，舌淡，苔白腻或白滑，脉濡缓或滑。

【证候分析】寒痰阻肺，肺失宣降，故咳嗽、气喘、痰多色白、易咯；痰气搏结，上涌气道，故喉间痰鸣发为哮；肺气不利则胸闷；寒为阴邪，其性凝滞，阳气被遏而不外达，肌肤失于温煦，故形寒肢冷；舌淡，苔白腻或白滑，脉濡缓或滑，均为寒痰内盛之象。

本证以咳喘、痰多稀白易咯为辨证要点。

（八）大肠湿热证

大肠湿热证是指湿热蕴结大肠，以致大肠传导失司所表现的证候。多因感受湿热之邪，或饮食不节等因素引起。

【临床表现】腹痛，下痢脓血，里急后重；或暴注下泄，色黄而臭，肛门灼热，小便短赤，身热口渴，或恶寒发热。舌红苔黄腻，脉濡数或滑数。

【证候分析】湿热壅阻大肠气机，故腹痛；湿热熏灼肠道，脉络损伤，血腐为脓，故见下痢脓血；热迫肠道，故里急；湿阻大肠，气机壅滞，故后重；津为热迫而下注，则暴注下泄、色黄而臭；热炽肠道，则肛门灼热；热盛伤津则口渴，小便短赤；若表邪未解，则恶寒发热。舌红苔黄腻为湿热内蕴之象。如湿重于热，脉象多见濡数；如热重于湿，脉象多见滑数。

本证以腹痛、下痢脓血，或暴注下泄、便黄臭秽为辨证要点。

（九）肠燥津亏证

肠燥津亏证是指大肠津液亏虚，失于濡润所表现的证候。多由素体阴亏，或久病伤阴，或年老阴津不足，或嗜食辛辣之物，或吐泻太过，或热病后期，耗伤阴津，或妇女产后，出血过多等因素所致。

【临床表现】大便秘结干燥，难以排出，常数日一行，口干咽燥，或口臭，或头晕，舌红少津，苔黄燥，脉细涩。

【证候分析】津液不足，肠道失润，传导不利，则大便干结、难以排出、常数日一行；津伤于内，口咽失润，故口干咽燥；大便日久不解，腑气不通，胃失和降，浊气上逆，则口臭、头晕；燥热内生，津不上承，故舌红少津；津亏脉道失充，故脉细涩。

本证以大便干结，难以排出，数日一行，口臭及津液亏虚的表现为辨证要点。

三、脾与胃病辨证

脾胃同位于中焦，经脉互为络属，构成表里关系。脾主四肢肌肉，开窍于口，其华在唇。脾的主要生理功能是运化水谷和水液，为气血生化之源，故称为“后天之本”。脾又主升，主统血，性喜燥恶湿。胃的主要生理功能是主受纳、腐熟水谷，其气主降，性喜润恶燥。

脾病的主要病理为运化、主升、统血功能失常，常见症状有腹胀、纳呆、便溏、腹痛、浮肿、身体困重、内脏下垂等。胃病主要病理为受纳、和降、腐熟功能障碍，常见症状有脘痛、脘痞、嘈杂、呕恶、呃逆、嗳气等。

脾病的证候有虚实之分。虚证多因饮食不节，劳倦、思虑过度或久病失调所致。常见有脾气虚、脾阳虚、脾气下陷、脾不统血等证；实证多由外感湿热、寒湿之邪内侵，或饮食所伤，或失治、误治所导致。主要有湿热蕴脾、寒湿困脾等证。胃病多因饮食失节，外邪侵袭，或温热病后期伤阴所致。其病证有寒、热、虚、实之别。

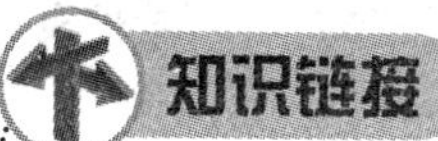

脾的主要病理特点

“气虚为本，湿困为标”是脾的主要病理特点。脾的主要功能是主运化，凡脾虚所导致的病证，如精微失运，水湿停聚，中气下陷，失于统血，生血无源，营亏气乏等，其本质皆是脾气亏虚的缘故，故脾气虚是脾的最根本的病理改变，而其发展又可形成脾阳虚证。“湿困为标”是说脾病与湿的关系特别密切。脾以阳气为本而运化水液，而湿为阴邪，其性重浊黏滞，最易损伤脾之阳气，故临床上“湿困脾阳”与“脾虚生湿”每每互为因果，说明湿对脾有特殊的亲和性。

（一）脾气虚证

脾气虚证是指脾气不足，运化失职所表现的证候。又称脾失健运证。多因饮食失调，或劳累、忧思过度等原因耗伤脾气所致。

【临床表现】纳少，腹胀，食后尤甚，大便溏薄，肢体倦怠，神疲乏力，少气懒言，形体消瘦，面色萎黄，或见肥胖、浮肿，舌淡苔白，脉缓弱。

【证候分析】脾失健运，故纳少腹胀；食后脾气愈困，故腹胀愈甚；脾虚水湿不运，流注肠中，故大便溏薄；气血生化之源不足，失于充养，故肢体倦怠、形体消瘦、面色萎黄、神疲乏力、少气懒言；水湿不运，泛溢肌肤则见浮肿、体胖；舌淡苔白、脉缓弱为脾气虚之象。

本证以腹胀、纳少、便溏及气虚症状为辨证要点。

（二）脾气下陷证

脾气下陷证是指脾气亏虚，升举无力所表现的证候。又称中气下陷证、脾虚气陷证。多因脾气虚进一步发展，或久泻久痢，或劳累过度，或妇女孕产过多，产后失于调护等原因损伤脾气所致。

【临床表现】脘腹重坠作胀，食后尤甚，或便意频数，肛门重坠，或久泻不止，甚则脱肛，或子宫下垂，或小便混浊如米泔。伴见气短乏力，肢体倦怠，声低懒言，头晕目眩，面白无华，食少便溏，舌淡苔白，脉弱。

【证候分析】脾气虚衰，升举无力，故脘腹坠胀、食后更甚，或子宫、胃、肾、肛门等脏器下垂；中气下陷，故便意频数、肛门重坠或久泻不止；脾虚精微不布，下注膀胱，则小便混浊如米泔；气虚则脏腑功能减退，故气短乏力，肢体倦怠，声低懒言；脾虚清阳不升，头目失养，故头晕目眩、面白无华；脾虚失运，则食少便溏；舌淡苔白，脉弱，皆为脾气虚弱之征。

本证以脘腹重坠，久泻久痢，内脏下垂及气虚症状为辨证要点。

（三）脾不统血证

脾不统血证是指脾气亏虚，统摄无权，血逸脉外所表现的证候。多由久病脾虚，或劳倦过度，损伤脾气等因素所引起。

【临床表现】各种慢性出血，如便血，尿血，肌衄，齿衄，鼻衄，或妇女月经过多，崩漏，食少便溏，神疲乏力，少气懒言，面色萎黄或苍白，舌淡苔白，脉细弱。

【证候分析】脾气亏虚，统血无权，则血逸脉外，故见各种出血；逸于胃肠，则便血；逸于膀胱，则尿血；逸于肌肤，则皮下出血（阴斑）；渗于上窍，则齿衄、鼻衄；冲任不固，则妇女月经过多，甚则崩漏；脾失健运，则食少便溏；气虚则神疲乏力、少气懒言；脾虚血亏，则面色萎黄或苍白；舌淡苔白，脉细弱为脾虚气血不足之象。

本证以各种慢性出血及脾气虚症状为辨证要点。

（四）脾阳虚证

脾阳虚证是指脾阳虚衰，阴寒内生所表现的证候。多因脾气虚进一步发展，亦可因饮食失调等原因损伤脾阳，或肾阳不足，命门火衰，火不生土所致。

【临床表现】纳少腹胀，腹痛绵绵，喜温喜按，大便溏泄或完谷不化；或肢体浮肿，小便短少；或妇女带下清稀色白量多，畏寒肢冷，口淡不渴；面白无华或虚浮，舌淡胖或有齿痕，苔白滑，脉沉迟无力。

【证候分析】脾阳虚衰，运化失健，则纳少腹胀；阳虚生寒，寒凝气滞，则腹痛绵绵，喜温喜按；脾阳虚衰，水湿不化，流注肠中，则大便溏泄或完谷不化；中阳不振，水湿内停，泛溢肌肤，则肢体浮肿，小便不利；水湿下注，带脉失约，则妇女带下清稀色白量多；阳虚不能温煦肌表四末，则畏寒肢冷；阳虚津液未伤，则口淡不渴；脾虚气血不能上荣，水气上泛，则面白无华；舌淡胖或有齿痕，苔白滑，脉沉迟无力，均为阳虚水寒内盛之征。

本证以纳少、脘腹冷痛、喜温喜按、便溏、浮肿为辨证要点。

（五）寒湿困脾证

寒湿困脾证是指寒湿内盛，中阳受困所表现的证候。多因饮食失节，过食生冷，或寒湿内侵，或因嗜食肥甘，湿浊内生，困阻中阳所致。

【临床表现】脘腹痞闷或痛，纳呆，便溏，泛恶欲吐，头身困重，或肢体水肿，小便短少；或肌肤面目发黄，黄色晦暗如烟熏；或妇女带下量多色白；口淡不渴，舌淡胖，苔白腻，脉濡缓。

【证候分析】寒湿内侵，中阳受困，脾胃升降失常，气机阻滞，故纳呆、脘腹痞闷或痛；湿注肠中，故大便溏薄；胃失和降，故泛恶欲吐；若脾气被寒湿所遏，水湿不化，泛溢肌肤，则肢体浮肿，小便短少；湿邪阻遏清阳，则头身困重；寒湿中阻，肝胆疏泄失职，胆汁外溢，则面目肌肤发黄，色晦暗如烟熏；若寒湿下注，则妇女带下色白量多。口淡不渴，舌淡胖、苔白腻，脉濡缓，均为寒湿内盛之象。

本证以纳呆、脘痞、便溏、身重、水肿、苔白腻为辨证要点。

表 9-5 脾阳虚与寒湿困脾二证鉴别表

证候	性质	相同症	不同症
脾阳虚	虚证为主	食少，腹胀，便溏，水肿，带下量多色白，舌淡胖	气短懒言，神疲乏力，形寒肢冷，脉迟无力
寒湿困脾	实证为主		头身困重，泛恶欲吐，面目肌肤发黄，色晦暗如烟熏，脉濡缓

（六）湿热蕴脾证

湿热蕴脾证是指湿热内蕴中焦，脾胃纳运失健所表现的证候。多因感受湿热之邪，或过食辛温肥甘，或嗜酒无度，酿成湿热，内蕴脾胃所致。

【临床表现】纳呆脘痞，恶心呕吐，便溏不爽，肢体困重，渴不多饮，小便短赤；或身热不扬，汗出热不解，或面目肌肤发黄，色鲜明如橘皮；或皮肤发痒；舌红苔黄腻，脉濡数或滑数。

【证候分析】湿热蕴结中焦，纳运失司，升降失常，故纳呆脘痞、呕恶；湿热蕴脾，交阻下迫，故大便溏泄不爽；脾为湿困，故肢体困重；湿遏热伏，郁蒸于内，故身热不扬、汗出不解、口渴不多饮、小便短黄；湿热蕴结脾胃，熏蒸肝胆，疏泄失权，胆汁不循常道而外溢肌肤，则身目俱黄，色鲜明；湿热郁蒸于皮肤，则皮肤发痒。舌红苔黄腻，脉濡数或滑数，均为湿热内蕴之征。

本证以纳呆脘痞、发热身重、便溏不爽、苔黄腻为辨证要点。

（七）胃阳虚证

胃阳虚证是指阳气不足，胃失温煦所表现的证候。又称胃虚寒证。多因过食生冷，或过用苦寒攻伐之品等原因，伤及胃阳所致。

【临床表现】胃脘冷痛，绵绵不已，时发时止，喜温喜按，食后缓解，泛吐清水或夹有不消化食物，食少脘痞，口淡不渴，倦怠乏力，畏寒肢冷，舌淡胖嫩，脉沉迟无力。

【证候分析】胃阳不足，虚寒内生，寒凝气机，故胃脘冷痛；性属虚寒，故其痛绵绵不已，时作时止，喜温喜按，食后、按压、得温均可使病情缓解；胃受纳腐熟功能减退，水谷不化，胃气上逆，则食少、呕吐清水或夹不消化食物；阳虚气弱，失于温养，则畏寒肢冷、体倦乏力；津液未伤，则口淡不渴；舌淡胖嫩，脉沉迟无力，为虚寒之象。

本证以胃脘冷痛、喜温喜按，食少口淡为辨证要点。

（八）胃阴虚证

胃阴虚证是指胃阴不足，胃失濡润所表现的证候。多因温热病后期，胃阴耗伤，或气郁化火等原因，耗伤胃阴所致。

【临床表现】胃脘隐痛，饥不欲食，或胃脘嘈杂，或脘痞不舒，或干呕，呃逆，口燥咽干，大便干结，小便短赤，舌红少苔或无苔，脉细数。

【证候分析】胃阴不足，虚热内生，热郁于胃，胃失和降，故胃脘隐痛、脘痞、嘈杂；胃失滋润，胃纳失权，则饥不欲食；胃气上逆，故干呕、呃逆；胃阴亏虚，津不上承，则口燥咽干；阴亏肠道失润，故大便干结；津少内热，则小便短赤；舌红苔少或无苔、脉细数，均为阴虚内热之征。

本证以胃脘隐痛、嘈杂，饥不欲食，干呕及虚热症状为辨证要点。

（九）寒邪犯胃证

寒邪犯胃证是指阴寒凝滞胃腑，胃失和降所表现的证候。多因寒邪外袭，或过食生冷等因素所致。

【临床表现】胃脘冷痛，痛势急剧，得温痛减，遇冷痛剧；恶心呕吐，口淡不渴，或胃脘水声漉漉，呕吐清水，恶寒肢冷，头晕目眩，舌淡苔白滑，脉沉紧或弦。

【证候分析】寒邪凝滞胃腑，气机郁滞，故胃脘冷痛，遇冷加剧；其证属实，故痛势急剧；寒为阴邪，得温则散，故痛减；寒凝胃腑，胃气上逆，故恶心呕吐；寒为阴邪，阴不耗津，故口淡不渴；寒伤胃阳，水饮不化，饮停于胃，则胃脘部漉漉有水声，随胃气上逆，可见呕吐清水；寒邪阻遏，阳气不能外达，则恶寒肢冷；清阳不升，则头晕目眩；舌淡苔白滑，脉沉紧或弦，均为阴寒内盛，凝滞气机之象。

本证以胃脘冷痛、得温痛减、呕吐清水为辨证要点。

（十）胃热炽盛证

胃热炽盛证是指火热炽盛，胃失和降所表现的证候。多因感受火热邪气，或嗜食辛辣肥腻，化热生火，或情志不遂，气郁化火等犯胃所致。

【临床表现】胃脘灼痛拒按，消谷善饥，吞酸嘈杂，口臭，牙龈肿痛溃烂，齿衄，口渴饮冷，大便秘结，小便短赤，舌红苔黄，脉滑数。

【证候分析】火热邪气犯胃，热炽胃中，气血壅滞，故胃脘灼痛而拒按；胃火炽盛，功能亢进，故消谷善饥；肝经郁火，横逆乘胃，肝胃气火上逆，则吞酸嘈杂；胃中浊气上逆，则口臭；胃的经脉络于齿龈，胃火循经上炎，则牙龈肿痛溃烂；热迫血行，损伤龈络，则齿衄；胃火过盛，耗伤津液，则口渴饮冷；肠道失润，则大便秘结；津亏尿液化源不足，则小便短赤；舌红苔黄，脉滑数，为火热内盛之征。

本证以胃脘灼热疼痛、消谷善饥、龈肿口臭为辨证要点。

（十一）食滞胃肠证

食滞胃肠证是指饮食积滞胃腑所表现的证候。多因饮食不节，暴饮暴食，或脾胃素弱，运化失健等所致。

【临床表现】脘腹胀满疼痛，拒按，嗳腐吞酸，厌食，或呕吐酸腐食物，吐后胀痛减轻，或肠鸣矢气，便溏，泻下不爽，泻下物酸腐臭秽，舌苔厚腻，脉滑或沉实。

【证候分析】胃主受纳，以降为顺。饮食停滞胃脘，胃失和降，气机不畅，故胃脘胀闷疼痛拒按；胃中腐败谷物夹腐浊之气随胃气上逆，则嗳腐吞酸或呕吐酸腐食物；吐后则胃气舒通，故吐后胀痛得减；食积于内，受纳失职，故厌食；食滞胃肠，肠腑气滞，可致肠鸣矢气、便溏、泻下不爽、泻下物臭秽；食滞内停，胃中浊气上蒸，则舌苔厚腻；脉滑或沉实为食积里实之征。

本证以脘腹胀闷疼痛拒按、厌食、嗳腐吞酸、泻下酸腐为辨证要点。

表 9-6 胃病五证鉴别表

证候	疼痛特点	呕吐	口味与口渴	大便	舌象	脉象
胃阳虚	冷痛绵绵，喜温喜按	清水	口淡不渴	便溏	舌淡嫩或胖	沉迟无力
寒邪犯胃	冷痛暴急，遇寒则剧	清水	口淡不渴	便溏	苔白滑	弦或沉紧
胃热炽盛	胃脘灼痛，	酸水	渴喜冷饮	便结	舌红苔黄	滑数
胃阴虚	胃脘隐痛	干呕	口咽干燥	便干	舌红少苔	细数
食滞胃肠	脘腹胀满，疼痛拒按	酸腐馊食	口中腐臭	酸臭	苔厚腻	滑或沉实

四、肝与胆病辨证

肝位于右胁，胆附于肝。肝与胆有经脉络属，互为表里。足厥阴肝经绕阴器，循少腹，布胁肋，系目上额交巅顶。足少阳胆经属胆络肝，绕行头身之侧。肝开窍于目，在体合筋，其华在爪。肝的主要生理功能是主疏泄，主藏血，其性升发，喜条达恶抑郁。胆的主要生理功能是贮藏和排泄胆汁，助脾胃消化并与情志活动有关，故有“胆主决断”之说。

肝病的主要病理为疏泄与藏血功能失常，常见症状有精神抑郁，急躁易怒，胸胁、乳房、少腹胀痛，善叹息，眩晕，肢体震颤，手足抽搐及目疾，月经不调，睾丸胀痛等；胆病的主要病理为贮藏和排泄胆汁功能失常，多表现口苦，黄疸，惊悸胆怯，失眠及消化异常等。

肝病的证候可分为虚实两类，以实证为多见。实证多由情志所伤，致肝失疏泄，气机郁结，气郁化火，气火上逆；火动肝阴，阴不制阳，肝阳上亢，阳亢化风，或寒邪、火邪、湿热之邪内犯肝经而致。虚证多因久病失养，或他脏病变所累，或失血，从而导致肝阴虚、肝血虚证。胆的病变多由情志内伤，化火灼津为痰，痰热互结，或湿热内侵肝胆所致。主要有胆郁痰扰证、肝胆湿热证。

（一）肝郁气滞证

肝郁气滞证是指肝失疏泄，气机郁滞所表现的证候。又称肝气郁结证。多因情志不遂，或精神刺激，或因病邪侵扰，阻遏肝经，致使肝气失于疏泄条达所致。

【临床表现】胸胁、少腹或乳房胀闷窜痛，善太息，情志抑郁或急躁易怒；或咽部异物感，或颈部瘿瘤、瘰疬，或胁下痞块；妇女可见经前乳房作胀疼痛，痛经，月经不调，甚则闭经；舌苔薄白，脉弦。

【证候分析】肝气郁结，经气不利，故胸胁少腹乳房胀闷疼痛、善太息；肝失疏泄，不得条达，则情志抑郁或急躁易怒；肝郁化火灼津为痰，肝气夹痰循经上行，搏结于咽，则咽部异物感，咳之不出，咽之不下，称为梅核气；痰气搏结于颈部则为瘿瘤、瘰疬；肝气久郁，血行不畅而瘀滞，可形成胁下痞块；肝气郁滞，气血失和，冲任不调，故妇女可见痛经、月经不调，甚则经闭；舌苔薄白、脉弦为肝气郁结之象。

本证以情志抑郁，胸胁、乳房、少腹胀痛，善太息，及妇女月经不调等为辨证要点。

（二）肝火上炎证

肝火上炎证是指火热内炽肝经所表现的证候。多由情志不遂，气郁化火，或外感火热之邪内侵肝经，或他脏火热累及肝经所致。

【临床表现】头晕胀痛，面红目赤，耳鸣如潮，甚或突发耳聋，口苦口干，急躁易怒，失眠或噩梦纷纭，胁肋灼痛，或吐血、衄血，大便秘结，小便短赤，舌红苔黄，脉弦数。

【证候分析】肝火循经上攻头目，气血壅滞脉络，故头晕胀痛，面红目赤；胆经循行耳中，肝热移胆，胆火循经上冲，故耳鸣如潮或突发耳聋；热迫胆汁上溢，故口苦；肝失条达，故急躁易怒；肝藏魂，心藏神，火热内扰，神魂不安，故失眠，噩梦纷纭；肝火内炽，气血壅滞肝络，故胁肋灼痛；若火热灼伤络脉，血热妄行，故吐血、衄血；火热灼津，故口干、便秘、小便短赤；舌红苔黄，脉弦数均为肝经实火内炽之象。

本证以头晕胀痛、急躁易怒、目赤耳鸣为辨证要点。

（三）肝血虚证

肝血虚证是指肝血不足，肝失濡养所表现的证候。多因脾肾亏虚，生化之源不足，或因失血、久病，营血亏虚所致。

【临床表现】头晕目眩，视物模糊或夜盲；或肢体麻木，关节拘急不利，手足震颤，肌肉瞤动；或妇女月经量少、色淡，甚则闭经；爪甲不荣，面白无华，唇舌淡白，脉细。

【证候分析】肝血不足，头目失养，故头晕目眩，视物模糊或雀盲；筋失其养，则肢体麻木、关节拘急不利、手足震颤、肌肉瞤动、爪甲不荣；妇女肝血不足，冲任失养，血海空虚，故有月经量少、色淡，甚则闭经。血虚不能上荣头面，故面白无华；舌、唇色淡，脉细均为血虚之象。

本证以眩晕、肢麻、视力减退、经少色淡及血虚症状为辨证要点。

（四）肝阴虚证

肝阴虚证是指肝阴不足，虚热内扰所表现的证候。多因情志不遂，气郁化火，火灼肝阴，或温热病后期，耗伤肝阴，或肾阴不足，水不涵木所致。

【临床表现】眩晕耳鸣，两目干涩，或视力减退，面部烘热或两颧红赤，胁肋隐隐灼痛，或手足蠕动，五心烦热，潮热盗汗，口咽干燥，舌红少苔或少津，脉弦细数。

【证候分析】肝阴不足，不能上滋头目，故眩晕耳鸣、两目干涩、视力减退；虚火上炎，则面部烘热或两颧潮红；肝络失养，且为虚火所灼，疏泄失职，则胁肋隐隐灼痛；筋脉失养，则手足蠕动；阴液不能上承，则口干咽燥；五心烦热、潮热盗汗、舌红少津、脉弦细数，皆为肝阴不足，虚热内炽之征。

本证以两目干涩，眩晕耳鸣，手足蠕动及阴虚症状为辨证要点。

（五）肝阳上亢证

肝阳上亢证是指肝肾阴亏于下，肝阳偏亢于上所表现的上盛下虚的证候。多因恼怒伤肝，化火伤阴，或因年老肝肾阴虚，或因房劳所伤，阴不制阳，肝阳偏亢所致。

【临床表现】眩晕耳鸣，头目胀痛，面红目赤，急躁易怒，失眠多梦，腰膝酸软，头重足轻，步履不稳，舌红，脉弦有力或弦细数。

【证候分析】肝肾阴亏，阴不制阳，肝阳升发太过，亢扰于上，故眩晕耳鸣、头目胀痛、面红目赤；肝失柔顺条达，故急躁易怒；阴虚阳亢，心失所养，故失眠多梦；腰为肾之府，膝为筋之会，肝肾阴虚，腰府、筋脉失养，故腰膝酸软；阴亏于下，阳亢于上，上盛下虚，故头重足轻、步履不稳；舌红，脉弦或弦细数，为肝肾阴亏，肝阳亢盛之征。

本证以眩晕耳鸣、目赤烦躁、头重足轻，腰膝酸软等为辨证要点。

表9-7 肝火上炎、肝阳上亢、肝阴虚三证鉴别表

证候	性质	共同点	鉴别点
肝火上炎	实热	均有肝经循行部位（头、目、耳、胁、筋）的热性症状	病程较短，以肝经实火炽盛症状为主，虚性症状不明显
肝阴虚	虚热		病程较长，以肝脉失养及虚火内扰症状为主
肝阳上亢	本虚标实		既有眩晕耳鸣、头目胀痛、急躁易怒等上盛症状，又有腰膝酸软、头重足轻等下虚表现

（六）肝风内动证

肝风内动证是指以眩晕欲仆、抽搐、震颤等“动摇不定”症状为主要表现的证候。多因肝阳上亢、高热、血虚、阴虚等原因所致。临床常见有肝阳化风、热极生风、阴虚动风和血虚生风四种证型（表9-8）。

1. 肝阳化风证　肝阳化风证是指肝阳升发，亢逆无制所表现的动风证候。多由肝阳素亢，或情志不遂，气郁化火伤阴，或素有肝肾阴亏，阴不制阳，阳亢日久，亢极化风而引起。

【临床表现】眩晕欲仆，头胀而痛，耳鸣项强，手足麻木，肢体震颤，语言謇涩，步履不正；或突然昏倒，不省人事，口眼歪斜，半身不遂，舌强不语，喉中痰鸣；舌红苔白或腻，脉弦细或弦滑。

【证候分析】肝阳亢逆化风，风阳上扰，则经常眩晕欲仆、耳鸣；气血随肝风上逆，壅滞络脉故头痛；肝主筋，阴虚风动，筋脉挛急，则项强、手足麻木、肢体震颤；足厥阴肝经络舌本，风阳窜扰络脉，夹痰阻碍舌络，则语言謇涩；阴亏于下，阳亢于上，上实下虚，故步履不正；若风阳暴升，气血逆乱，肝风夹痰蒙蔽清窍，则突然昏倒，不省人事，喉中痰鸣；风痰窜扰经络，经气不利，则口眼歪斜，半身不遂，舌强不语。舌红，脉弦细为肝肾阴亏阳亢之征。若兼有痰浊可见苔白或腻，脉弦滑。

本证以平素有眩晕、肢麻震颤、头胀面赤，甚则猝然昏仆，半身不遂、口眼歪斜为辨证要点。

2. 热极生风证　热极生风证是指由于邪热炽盛，伤津耗液，筋脉失养所表现的动风证候。多因外感温热病邪，燔灼肝经，耗伤津液，筋脉失养所致。

【临床表现】高热，神昏谵语，躁扰如狂，四肢抽搐，颈项强直，角弓反张，两目上视，牙关紧闭；舌红绛，苔黄燥，脉弦数。

【证候分析】热邪蒸腾，充斥肌肤，则高热；热传心包，闭扰心神，则神昏谵语、躁扰如狂；邪热燔灼肝经，伤津耗液，筋脉挛急，故手足抽搐、颈项强直、两目上视、角弓反张、牙关紧闭；舌红绛，苔黄燥，脉弦数为肝经热盛之征。

本证以高热、神昏、项强、抽搐为辨证要点。

3. 阴虚动风证　阴虚动风证是指由于肝阴亏虚，筋脉失养，虚风内动所表现的证候。

多因外感热病后期，阴液耗损，或内伤久病，阴液亏虚，使筋脉失养所致。

【临床表现】手足蠕动，眩晕耳鸣，潮热颧红，口燥咽干，形体消瘦，五心烦热，舌红少津，脉弦细数。

【证候分析】肝阴不足，筋脉失养，则手足蠕动；阴虚不能上滋，则眩晕耳鸣；阴虚不能制阳，虚热内生，则潮热颧红、五心烦热；阴津不能上承，则口燥咽干；阴虚津亏，机体失养，则形体消瘦；舌红少津，脉弦细数，为肝阴不足，虚热内炽之征。

本证以手足蠕动、眩晕耳鸣、潮热颧红及阴虚症状为辨证要点。

4. 血虚生风证　血虚生风证是指由于肝血亏虚，筋脉失养所表现的虚风内动证候。多由急慢性失血过多，或内伤久病血虚，使筋脉失养所致。

【临床表现】手足震颤，肢体麻木，肌肉瞤动，关节拘急不利，眩晕耳鸣，面色苍白无华，爪甲不荣，舌淡苔白，脉细弱。

【证候分析】肝血亏虚，血不养筋，则手足震颤、肌肉瞤动、关节拘急不利、肢体麻木；肝血不足，不能上荣头面耳窍，故眩晕耳鸣；爪为筋之余，肝血不足，则爪甲不荣、面色苍白无华；舌淡苔白，脉细弱为血虚之象。

本证以眩晕、震颤、拘急、肢麻及血虚症状为辨证要点。

表 9-8　肝风内动四证鉴别表

证候	性质	主症	兼症	舌象	脉象
肝阳化风	上实下虚	眩晕欲仆，头摇肢颤，语言謇涩，舌强不语，或猝倒不省人事，偏瘫	手足麻木，头重足轻，步履不稳，腰膝酸软	舌红苔白或腻	弦而有力
热极生风	实热	手足抽搐，颈项强直，角弓反张，两目上视，牙关紧闭	高热烦躁，神昏	舌红绛，苔黄燥	弦数有力
阴虚风动	虚热	手足蠕动	五心烦热，潮热，颧红，口干，消瘦	舌红少津	弦细数
血虚生风	虚	手足震颤，肢体麻木，肌肉瞤动	眩晕耳鸣，视力减退，面色淡白，爪甲无华	舌淡苔白	细弱

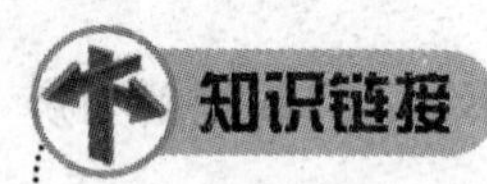

不同的风象

“风象”（眩、麻、抽、颤）是肝风内动四个证候的共同点，但是“风象”的程度在其不同证中却又有区别，应予注意。一般而言，肝阳化风证中之风象，以眩晕、头摇、震颤或“卒中”为特征；热极生风证中之风象，则以四肢抽搐、颈项强直、两目上翻或角弓反张为特征；阴虚风动与血虚生风证中之风象，常以肢体麻木、筋脉拘急、手足颤动、皮肤干燥瘙痒为特征，因其皆是阴虚或血虚所致，故又常称此为“虚风内动”。

（七）肝胆湿热证

肝胆湿热证是指湿热蕴结肝胆，疏泄失常所表现的证候。多因感受湿热之邪，或偏嗜肥甘厚味，酿湿生热，或脾胃失健，湿邪内生，郁而化热，湿热蕴结肝胆所致。

【临床表现】胁肋灼热胀痛，腹胀厌油腻，口苦口干，泛恶欲吐，大便不调，发热或寒热往来，或身目发黄，黄色鲜明；或阴部湿疹、瘙痒，男子睾丸肿胀热痛，妇女带下色黄臭秽；小便短赤，舌红苔黄腻，脉弦数或滑数。

【证候分析】湿热蕴结肝胆，疏泄失职，气机不畅，故胁肋灼热胀痛；肝木横逆乘脾，脾胃纳运功能失司，故腹胀、厌油腻；胃气上逆，则泛恶欲吐；胆气上溢，则口苦；热伤津液，则口干；湿热内蕴，湿偏重则大便稀溏；热偏重则大便干结；邪客少阳，胆腑枢机不利，正邪相争，则发热或寒热往来；湿热熏蒸，胆汁不循常道而外溢肌肤，则身目发黄；热为阳邪，则黄色鲜明；肝脉绕阴器，湿热循经下注，则阴部湿疹、瘙痒；湿热郁蒸睾丸，络脉气血壅滞，则睾丸肿胀疼痛；湿热下注，则妇女带下色黄臭秽；膀胱气化失司，故小便短赤；舌红苔黄腻，脉弦数或滑数，为湿热内蕴肝胆之征。

本证以胁肋胀痛、厌食腹胀、身目发黄、阴部瘙痒、带下黄臭为辨证要点。

（八）寒滞肝脉证

寒滞肝脉证是指寒邪凝滞肝经所表现的证候。多因感受寒邪，寒凝肝经所致。

【临床表现】少腹牵引睾丸坠胀冷痛，或阴囊收缩引痛，或巅顶冷痛，遇寒痛甚，得温痛减，恶寒肢冷，舌淡，苔白滑，脉沉弦或弦紧。

【证候分析】足厥阴肝经绕阴器，抵少腹，上达巅顶。寒性收引、凝滞、主痛。寒邪侵袭肝经，阳气被遏，气血运行不利，故少腹牵引睾丸坠胀冷痛、或阴囊收缩引痛、或巅顶冷痛；寒则气血凝涩，热则气血通利，故遇寒痛甚，得温痛减；寒邪阻遏阳气而不布，故恶寒肢冷；苔白滑，脉沉弦或弦紧，为阴寒内盛，凝滞肝脉之征。

本证以少腹牵引睾丸坠胀冷痛、阴囊收缩引痛、巅顶痛为辨证要点。

（九）胆郁痰扰证

胆郁痰扰证是痰热内扰，胆失疏泄所表现的证候。多由情志不遂，肝胆失于疏泄，生痰化火所致。

【临床表现】胆怯易惊，惊悸不宁，失眠多梦，烦躁不安，口苦呕恶，胸闷胁胀，头晕目眩，耳鸣，舌苔黄腻，脉弦滑数。

【证候分析】痰热内扰，胆气不宁，故胆怯易惊；胆失疏泄，气机不利，则胸闷胁胀；痰热内扰心神，故见惊悸不宁，失眠多梦，烦躁不安；热蒸胆气上逆，则口苦；胆热犯胃，胃气上逆，故呕恶；痰热循经上扰，则眩晕耳鸣；舌苔黄腻，脉弦滑数为痰热内蕴之征。

本证以失眠惊悸、烦躁、口苦、苔黄腻为辨证要点。

五、肾与膀胱病辨证

肾位于腰部，左右各一，其经脉与膀胱相络属，互为表里。肾在体合骨，生髓充脑，开窍于耳及前后二阴，其华在发。肾的主要生理功能是主藏精，主生长发育与生殖，为“先天之本”。又主一身之阴阳，为脏腑阴阳之根本。主水为水脏，并有纳气的功能。膀胱为州都之官，具有贮尿和排尿的功能。

肾病的主要病理为生长、发育和生殖功能障碍，代谢失常等，常见症状有腰膝酸软，眩晕，耳鸣耳聋，齿摇发脱；男子阳痿，遗精，早泄，精少不育；女子经少经闭，不孕；水肿，气喘，二便异常等。膀胱病变有尿频、尿急、尿痛，尿闭或遗尿、尿失禁等症。

肾病多虚证，其证多因禀赋不足，或幼年精气未充，或老年精气亏损，或房事不节，或久病及肾等，导致肾的阴、阳、精、气亏损，多见肾阳虚、肾阴虚、肾精不足、肾气不固等证。膀胱病证，多由湿热之邪，蕴结于膀胱而见膀胱湿热证。

（一）肾精不足证

肾精不足证是指肾精亏虚，生长发育迟缓、早衰，生殖功能低下所表现的证候。多因先天禀赋不足，或后天失养，元气不充，或因久病劳损，房事不节，耗伤肾精所致。

【临床表现】小儿发育迟缓，身材矮小，囟门迟闭，智力低下，动作迟钝，骨骼痿软；男子精少不育，女子经闭不孕，性功能减退；成人早衰，腰膝酸软，发脱齿摇，耳鸣耳聋，健忘恍惚，足痿无力；舌淡，脉弱。

【证候分析】肾藏精主生殖，为生长发育之本。肾精不足，故小儿发育迟缓、身材矮小、囟门迟闭、骨骼痿软；肾精亏虚，无以充髓实脑，故智力低下、动作迟缓；肾精不足，生殖无源，故男子精少不育，妇女经闭不孕，性功能减退；精亏髓少，则成人早衰；腰为肾之府，肾精亏虚，腰失所养，则腰膝酸软；肾之华在发，精不足，则发不生或易脱发；齿为骨之余，肾精亏虚，则齿摇，甚则早脱；耳为肾窍，脑为髓海，精少髓亏，脑海空虚，则耳鸣耳聋、健忘恍惚；精损则骨骼疲惫，转摇不能，故足痿无力；舌淡、脉虚为虚弱之象。

本证以小儿生长发育迟缓、成人生殖功能低下、早衰为辨证要点。

（二）肾阴虚证

肾阴虚证是肾阴不足，虚热内生所表现的证候。多因先天不足，肾阴素亏，或虚劳久病，或温热病后期，或房事不节，或年老体弱，或过服温燥之品，耗伤肾阴所致。

【临床表现】腰膝酸软而痛，头晕耳鸣，失眠健忘，男子阳强易举，遗精，早泄，妇女经少或闭经，或崩漏，形体消瘦，或骨蒸潮热，盗汗，五心烦热，口咽干燥，两颧红赤，尿黄便干，舌红少津，少苔或无苔，脉细数。

【证候分析】肾阴亏虚，脑髓、官窍、骨骼失养，则腰膝酸软、眩晕耳鸣；肾水亏虚，水火失济则心火偏亢，火扰心神，则失眠健忘；阴虚内热，相火妄动，扰动精室，则阳强易举；精关不固，则遗精、早泄；女子以血为用，阴亏则经血来源不足，故经少或闭经；虚热迫血妄行，故致崩漏；肾阴亏虚，失于滋润，故形体消瘦、口咽干燥；阴虚津亏，则尿黄便干。骨蒸潮热、盗汗、五心烦热、颧红、舌红少津、少苔或无苔、脉细数，皆为阴虚内热之象。

本证以腰膝酸痛、健忘耳鸣、阳强遗精、月经不调及阴虚症状为辨证要点。

（三）肾阳虚证

肾阳虚证是指肾阳虚衰，机体失于温煦所表现的证候。多由素体阳虚，或年老命门火衰，或久病伤阳，或他脏阳衰累及肾阳，或房事太过等因素损伤肾阳所致。

【临床表现】腰膝酸软冷痛，或男子阳痿，精冷不育，妇女宫寒不孕，或性欲减退；或大便久泻不止，完谷不化，五更泄泻；面色㿠白或黧黑，畏寒肢冷，下肢尤甚，精神萎靡，小便清长或夜尿频多；舌淡胖苔白滑，脉沉迟无力或沉弱。

【证候分析】肾阳虚衰，腰膝失于温养，故腰膝酸软冷痛；肾阳不足，命门火衰，生殖功能减退，男子则见阳痿、精冷不育；女子则见宫寒不孕或性欲减退；命门火衰，火不生土，脾失健运，故大便久泻不止、完谷不化、五更泄泻；肾阳虚衰，膀胱气化功能失常，故小便清长、夜尿频多；阳虚气血运行无力，不能上荣于面，故面色㿠白；若肾阳极度虚衰，浊阴弥漫肌肤，则面色黧黑；肾阳为身之阳气根本，肾阳虚失于温煦，则畏寒肢冷、下肢尤甚；阳虚不能振奋精神，则精神萎靡；脉沉迟无力或沉弱，均为肾阳虚衰、气血运行无力之象。

本证以生殖功能减退、腰膝酸冷、五更泄、尿清长及虚寒症状为辨证要点。

（四）肾气不固证

肾气不固证是指肾气亏虚，失于封藏、固摄所表现的证候。多由年高体弱，肾气亏虚，或先天禀赋不足，肾气不充，或房室过度，或久病伤肾所致。

【临床表现】腰膝酸软，神疲乏力，小便频数而清，或尿后余沥不尽，或遗尿，小便失禁，夜尿频多；男子滑精、早泄；女子月经淋漓不断，带下清稀量多，胎动易滑，舌淡苔白，脉弱。

【证候分析】腰为肾之府，肾气亏虚，故腰膝酸软；肾气虚则功能活动减弱，故神疲乏力；肾气虚，膀胱失约，故小便频数、量多清长、或尿后余沥不尽、或夜尿频多、或遗尿、或小便失禁；肾气不足，精关不固，则滑精、早泄；女子带脉失固，则带下清稀量多；肾气不足，冲任不固，则月经淋漓不断；带脉失养，胎元不固，则胎动不安、易成滑胎；舌淡，苔白，脉弱为肾气虚衰之象。

本证以腰膝酸软，尿频、滑精、带下、胎动易滑及气虚症状为辨证要点。

（五）肾不纳气证

肾不纳气证是指肾气虚衰，气不归元所表现的证候。多由久病咳喘，肺虚及肾，或年老肾气虚弱，或过劳损伤肾气所致。

【临床表现】久病咳喘，呼多吸少，气不得续，动则喘息益甚，神疲自汗，语声低微，腰膝酸软，舌淡苔白，脉弱；或喘息加剧，冷汗淋漓，肢冷面青，脉浮大无根；或气短息促，颧红，心烦，咽干口燥，舌红，脉细数。

【证候分析】久病咳喘，累及于肾，肾虚则摄纳无权，气不归元，故呼多吸少、气不得续、动则喘息益甚；肺气虚，卫外不固则自汗；气虚功能活动减退，则神疲、语声低微；肾气亏虚，失于充养，则腰膝酸软；舌淡苔白，脉弱为气虚之象。

若阳气虚衰欲脱，则喘息加剧、冷汗淋漓、肢冷面青；虚阳外浮，则脉浮大无根。久病阳损及阴，可出现气阴两虚之象，肾虚不能纳气，则气短息促；阴虚内热，虚火上炎，故颧红、心烦、咽干口燥。舌红，脉细数为阴虚内热之象。

本证以久病咳喘、呼多吸少、气不得续及气虚症状为辨证要点。

（六）膀胱湿热证

膀胱湿热证是指湿热蕴结膀胱所表现的证候。多因感受湿热之邪，蕴结膀胱，或饮食不节，湿热内生，下注膀胱，使膀胱气化不利所致。

【临床表现】尿频尿急，尿道灼痛，小便短少黄赤，或小便混浊，或尿血，或有砂石，腰及小腹胀痛，或伴有发热，舌红苔黄腻，脉滑数。

【证候分析】湿热蕴结膀胱，气化不利，热迫尿道，故尿频尿急，尿道灼痛；热灼津伤，则小便短少黄赤，或小便混浊；膀胱湿热波及腰及小腹，则腰痛及小腹胀痛；若湿热伤及血络，则尿血；湿热久郁不解，煎熬尿液成石，故尿中可见砂石；湿热郁蒸，热淫肌表，故发热；舌红，苔黄腻，脉滑数为湿热内蕴之征。

本证以尿频、尿急、尿痛、尿短赤为辨证要点。

六、脏腑兼病辨证

人体是一个有机的整体，各脏腑之间在生理上相互联系，在病理上亦相互影响。当某一脏或某一腑发生病变时，不仅表现本脏腑的证候，在一定的条件下，可影响其他脏腑发生病变而出现证候。

凡两个或两个以上脏腑的病证同时并见者，称为脏腑兼病。

脏腑兼病在临床上非常多见，其证候也较为复杂，下面重点介绍常见的脏腑兼病。

（一）心肺气虚证

心肺气虚证是指心肺两脏气虚所表现的证候。多由久病咳喘，耗伤心肺之气，或禀赋不足，或年老体弱，或劳倦过度等因素所致。

【临床表现】心悸，咳喘，痰液清稀，气短乏力，胸闷，动则尤甚，神疲自汗，声低懒言，面色淡白，舌淡苔白，脉沉弱或结代。

【证候分析】心气不足，鼓动无力，则心悸；肺气虚弱，肃降无权，则肺气上逆而咳喘；肺失宣降，不能输布精微，水液停聚为痰，则痰液清稀；肺气虚弱，呼吸功能减弱，则胸闷、气短；动则耗气，故活动后症状加重；气虚脏腑功能活动减弱，则神疲；卫外不固则自汗；宗气不足则声低懒言；面色淡白，舌淡苔白，脉沉弱或结代，为气虚之征。

本证以咳喘、心悸、胸闷及气虚症状为辨证要点。

（二）心脾两虚证

心脾两虚证是指心血不足，脾气虚弱所表现的证候。多由久病失调，或慢性出血，或思虑劳倦过度，或饮食不节所致。

【临床表现】心悸怔忡，失眠多梦，头晕健忘，食欲不振，腹胀便溏，倦怠乏力，或皮下出血，妇女经血量少色淡或淋漓不尽，面色萎黄，舌质淡嫩，脉细弱。

【证候分析】心血不足，心失所养，则心悸怔忡；心血亏虚，血不养神，心神不宁，则失眠多梦；头目失养，则头晕健忘；脾气不足，运化失常，故食欲不振、腹胀便溏；脾虚不能摄血，则皮下出血、妇女经血量少色淡、淋漓不尽；面色萎黄，倦怠乏力，舌质淡嫩，脉细弱，均为气血亏虚之征。

本证以心悸失眠、食少便溏、慢性出血及气血两亏症状为辨证要点。

（三）心肝血虚证

心肝血虚证是指心肝两脏血液亏虚所表现的证候。多由久病体虚，或思虑过度，暗耗阴血，或慢性失血过多，或脾虚生血乏源所致。

【临床表现】心悸健忘，失眠多梦，头晕耳鸣，面白无华，两目干涩，视物模糊，爪甲不荣，肢体麻木、震颤拘挛，妇女月经量少色淡，甚则闭经，舌淡苔白，脉细。

【证候分析】心血不足，心失所养，故心悸健忘、失眠多梦；血虚头目失养，则头晕耳鸣；肝血不足，目、爪、筋脉失养，则两目干涩、视物模糊、爪甲不荣、肢体麻木、震颤拘挛；女子以血为本，心肝血虚，冲任失养，则月经量少色淡、甚则闭经；面白无华，舌淡苔白，脉细为血虚之象。

本证以心悸、健忘、视力减退，肢麻、经少及血虚症状为辨证要点。

（四）心肾不交证

心肾不交证是指心肾水火既济失调所表现的证候。多因思虑劳神太过，五志过极化火，耗伤心肾之阴，或虚劳久病，或房室不节以致肾水不足，虚阳亢动，上扰心神所致。

【临床表现】心烦心悸，失眠多梦，健忘，头晕耳鸣，腰膝酸软，遗精，口燥咽干，潮热盗汗，五心烦热，舌红少苔或无苔，脉细数。

【证候分析】肾水不足，水不济火，心阳偏亢，故心烦心悸；水亏阴虚，骨髓不充，脑髓失养，则失眠健忘、头晕耳鸣；肾虚腰膝失养，则腰膝酸软；虚火内炽，相火妄动，扰动精室，则梦遗；阴虚阳亢，虚热内生，则咽干口燥、潮热盗汗、五心烦热；舌红少苔或无苔，脉细数为阴虚火旺之象。

本证以失眠，心悸，腰膝酸软，遗精及阴虚症状为辨证要点。

（五）心肾阳虚证

心肾阳虚证是指心肾两脏阳气虚衰，失于温煦所表现的证候。多因心阳虚衰，累及肾阳，或肾阳亏虚，气化无权，水气凌心所致。

【临床表现】心悸怔忡，畏寒肢冷，神疲乏力，或肢体浮肿，下肢为甚，小便不利，腰膝冷痛，或唇甲青紫，舌淡紫，苔白滑，脉沉微。

【证候分析】心肾阳虚，心失温养、鼓动，故心悸怔忡；阳虚机体失于温养，则畏寒肢冷、神疲乏力、腰膝冷痛；肾阳虚膀胱气化失司，水湿内停，泛溢肌肤，则肢体浮肿，下肢为甚，小便不利；心阳不足，运血无力，血行不畅而瘀滞，则唇甲青紫；舌淡紫，苔白滑，脉沉微为心肾阳虚，水湿内盛之象。

本证以心悸怔忡、肢体浮肿、腰膝冷痛为辨证要点。

（六）肺肾阴虚证

肺肾阴虚证是指肺肾两脏阴液不足，虚热内扰所表现的证候。多因燥热、痨虫耗伤肺阴，或久病咳喘，肺虚及肾，或房室过度，或虚劳久病，耗损肾阴，肾病及肺所致。

【临床表现】咳嗽痰少，或痰中带血，或声音嘶哑，腰膝酸软，男子遗精，女子月经量少，形体消瘦，骨蒸潮热，颧红盗汗，口燥咽干，舌红少苔，脉细数。

【证候分析】肺阴不足，虚热内生，清肃失职，故咳嗽痰少；虚火灼伤肺络，则痰中带血；虚火熏灼，咽喉失润，则声音嘶哑；肾阴亏虚，失其濡养，则腰膝酸软；虚火内炽，扰动精室，则遗精；阴精不足，精不化血，冲任空虚，则女子月经量少；津亏失润，则口燥咽干、形体消瘦；骨蒸潮热、颧红盗汗，舌红少苔，脉细数为虚热之征。

本证以咳嗽痰少或痰中带血，腰膝酸软，遗精及阴虚症状为辨证要点。

（七）脾肺气虚证

脾肺气虚证是指脾肺两脏气虚所表现的证候。多由久病咳喘，耗伤肺气，肺虚及脾，或饮食不节，劳倦伤脾，脾虚不能输精于肺，致肺气亦损所致。

【临床表现】久咳不止，气短而喘，痰多稀白，食欲不振，腹胀便溏，甚则面浮肢肿，神疲乏力，声低懒言，面白无华，舌淡苔白，脉细弱。

【证候分析】肺气虚损，宣降失常，故久咳不止、气短而喘；气虚水津不布，聚湿生痰，则痰多稀白；脾运失健，则食欲不振、腹胀；水湿下注，则便溏；气虚功能活动减退，则声低懒言、疲倦乏力；水湿泛溢肌肤，则面浮肢肿；肌肤失养，则面白无华；舌淡苔白，脉细弱为气虚之征。

本证以咳喘、食欲不振、腹胀便溏及气虚表现为辨证要点。

（八）脾肾阳虚证

脾肾阳虚证是指脾肾阳气亏虚，温化失职所表现的证候。多因脾肾久病，耗气伤阳，或久泻不止，或水湿久羁以致肾阳虚不能温养脾阳，或脾阳久虚不能充养肾阳所致。

【临床表现】腰膝或下腹冷痛，久泻久痢，或下利清谷，或五更泄泻，或面浮肢肿，小便不利，甚则腹胀如鼓，面色㿠白，畏寒肢冷，舌淡胖，苔白滑，脉沉迟无力。

【证候分析】肾阳亏虚，失于温养，则腰膝冷痛；阳虚阴寒内盛，气机凝滞，则下腹冷痛；脾肾阳虚，运化、吸收水谷精微及排泄二便功能失职，则见久泻久痢；脾肾阳虚不能腐熟水谷，则下利清谷；黎明之时，阴气极盛，阳气未复，肠中腐秽欲去，故五更泄泻；阳虚无以温化水液，泛溢肌肤，则面浮肢肿；膀胱气化失司，则小便不利；土不制水，反受其侮，则腹部水肿、胀满如鼓；面色㿠白、畏寒肢冷、舌淡胖，苔白滑，脉沉迟无力，均为阳虚阴盛、水寒之气内盛的表现。

本证以腰膝下腹冷痛、久泻、浮肿及虚寒症状为辨证要点。

（九）肝肾阴虚证

肝肾阴虚证是指肝肾阴液不足，虚热内扰所表现的证候。多由久病失调，阴液亏虚，或情志内伤，化火伤阴，或房室不节，耗伤肾阴，或温热病后期，肝肾之阴被耗所致。

【临床表现】头晕目眩，耳鸣健忘，腰膝酸软，胁肋隐痛，失眠多梦，男子遗精，女子月经量少，口燥咽干，五心烦热，颧红盗汗，舌红少苔，脉细数。

【证候分析】肝肾阴亏，水不涵木，肝阳上亢，则头晕目眩；肾阴不足，耳失充养，则耳鸣；髓海不足，则健忘；肾虚腰膝失于滋养，则腰膝酸软；肝肾阴虚，肝络失养，则胁肋隐痛；虚火上扰，心神不宁，则失眠多梦；虚火扰动精室，精关不固，则遗精；阴亏不足，冲任失充，则女子月经量少；阴虚失润，虚火内炽，则口燥咽干，五心烦热，颧红盗汗；舌红少苔，脉细数为阴虚内热之象。

本证以眩晕胁痛、腰膝酸软、耳鸣遗精及阴虚症状为辨证要点。

（十）肝脾不调证

肝脾不调证是指肝失疏泄，脾失健运所表现的证候。多由情志不遂，郁怒伤肝，或饮食不节，或劳倦伤脾所致。

【临床表现】胸胁胀满窜痛，善太息，情志抑郁或急躁易怒，纳呆腹胀，便溏不爽，或大便溏结不调，肠鸣矢气，或腹痛欲泻，泻后痛减，舌苔白或腻，脉弦。

【证候分析】肝失疏泄，气机郁滞，故胸胁胀闷窜痛；太息则气郁得达，胀闷得舒，故善太息；气机郁结不畅，故精神抑郁；肝失条达柔顺之性，则急躁易怒；脾失健运，则纳呆腹胀、便溏不爽；肝气横逆犯脾，则大便溏结不调；气滞湿阻，则肠鸣矢气；气滞于腹则腹痛；排便后气滞得畅，故泻后痛减；苔白腻，脉弦为肝郁脾虚之象。

本证以胸胁胀满窜痛、纳呆、腹痛肠鸣、便溏不爽为辨证要点。

（十一）肝胃不和证

肝胃不和证是指肝失疏泄，胃失和降所表现的证候。又称肝气犯胃证、肝胃气滞证。多由情志不遂，肝气郁滞，横逆犯胃，胃失和降所致。

【临床表现】胃脘、胁肋胀满疼痛或窜痛，呃逆嗳气，吞酸嘈杂，情志抑郁或急躁易怒，善太息，纳少，舌苔薄白或薄黄，脉弦或弦数。

【证候分析】肝失疏泄，横逆犯胃，胃失和降，则胃脘、胁肋胀痛、窜痛；胃气上逆，则呃逆嗳气；肝失条达，气机郁滞，则精神抑郁、善太息；气郁化火，肝失柔顺之性，则急躁易怒；肝火内郁犯胃，则吞酸嘈杂；肝气犯胃，胃失受纳，则不思饮食；苔薄白，脉弦为肝气郁结之象。

本证以胸胁胃脘胀痛或窜痛、呃逆嗳气、吞酸嘈杂为辨证要点。

（十二）肝火犯肺证

肝火犯肺证是指肝经气火上逆犯肺，肺失肃降所表现的证候。多因郁怒伤肝，气郁化火，或邪热蕴结肝经，上犯于肺所致。

【临床表现】胸胁灼痛，急躁易怒，头晕目赤，咳嗽阵作，咯痰黄稠，甚则咳血，烦热口苦，舌红苔薄黄，脉弦数。

【证候分析】肝经气火内郁，失于柔顺，故胸胁灼痛、急躁易怒、烦热；肝经气火循经上逆犯肺，肺失清肃，肺气上逆，则咳嗽阵作；津为火灼，炼液为痰，故咳痰黄稠；肝火上炎，火灼肺络，则为咯血；火邪上扰，则头晕目赤；热蒸胆气上逆，则口苦；舌红，苔薄黄，脉弦数为肝经实火内炽之象。

本证以胸胁灼痛、咳嗽阵作、痰黄稠或咳血、易怒为辨证要点。

第四节 外感病辨证

外感病是指人体感受外邪而引起的一类疾病。外感病多具有特定的致病因素，并有季节性、地域性，或有传染性和流行性，病程发展具有明显的阶段性等特点。

外感病的辨证方法主要有六经辨证、卫气营血辨证和三焦辨证。

一、六经辨证概要

六经辨证，是东汉张仲景在《素问·热论》的基础上，根据外感病的发生发展、证候特点和传变规律总结创立的一种辨证方法。

六经，指太阳、阳明、少阳、太阴、少阴、厥阴。六经辨证，是将外感病发生、发展过程中所表现的各种证候，以阴阳为纲，分为三阳病证和三阴病证两大类：三阳病证分为太阳病证、阳明病证、少阳病证；三阴病证分为太阴病证、少阴病证、厥阴病证。

六经病证是经络、脏腑病理变化的综合反映，三阳病证以阳经和六腑病变为基础，三阴病证以阴经和五脏病变为基础。以病变部位分，则太阳主表，阳明主里，少阳主半表半里，三阴均属于里。从邪正盛衰及病变性质分，凡正盛邪实，抗病力强，病势亢奋，表现为热、为实的，多属三阳病证；凡正虚邪恋，抗病力不足，病势衰减，表现为虚、为寒的，多属三阴病证。

六经病证的传变，阳证多从太阳开始，然后传入阳明或少阳，如正气不足，亦可传入三阴；阴证多从太阴开始，然后传入少阴、厥阴。这种由一经传变到另一经的过程，称为“传经”。病邪不经三阳经传变而直接侵犯三阴经的称为“直中”；若两经或三经证候同时出现，称为“合病”。还有一经病证未罢，而又出现另一经病证，称为“并病”。六经辨证的应用，不只限于外感热病，也用于内伤杂病，但其重点在于分析外感风寒所引起的一系列病理变化及其传变规律，因此又不能完全等同于内伤杂病的脏腑辨证。

（一）太阳病证

太阳经主表，循于项背，为诸经之藩篱，统摄营卫之气。太阳病是外感病的初期阶段，病情尚浅。当外邪侵犯人体，太阳首当其冲，故一般首先表现为太阳病证。风寒邪气侵袭人体，多先伤及体表，郁遏于太阳经脉，正邪抗争于肌表、经络以致出现营卫不和，卫外失职所表现的证候，即太阳经证。若太阳经证不愈，病邪可循经入腑，而发生太阳腑证。

1. 太阳经证　太阳经证是指风寒之邪侵犯人体肌表，正邪相争，营卫不和，以恶风寒，头项强痛，脉浮为主要表现的证候。由于病人感邪不同及体质的差异，又有太阳中风和太阳伤寒之分。

（1）太阳中风证：指以风邪为主的风寒之邪侵犯太阳经脉所表现的证候。

【临床表现】发热、恶风、自汗出、脉浮缓，或见鼻鸣、干呕。

【证候分析】风邪外袭太阳经，卫气受邪而阳浮于外则发热；风性开泄，卫外不固，营阴不能内守而汗自出；汗出则营弱，肌腠疏松则恶风；营阴不足，故脉浮缓。若风寒之邪侵及肺胃，肺气失宣则鼻鸣；胃失和降则干呕。

本证以恶风、汗出、脉浮缓为辨证要点。

（2）太阳伤寒证：太阳伤寒证是指以寒邪为主的风寒之邪侵犯太阳经脉所表现的证候。

【临床表现】恶寒发热，头项强痛，周身或骨节疼痛，无汗而喘，脉浮紧。

【证候分析】寒邪侵犯肌表，卫阳被遏，肌肤失于温煦，故恶寒；寒郁肌表，卫阳奋起抗邪，正邪相争故发热；寒性收引，经脉拘急，筋骨失于温养，故头痛、项强，周身或骨节疼痛；寒性凝滞，腠理致密，玄府不通，故无汗；寒邪束表，肺气失宣，则呼吸气喘；寒邪束表，经脉拘急，则脉浮紧。

本证以恶寒、无汗、头身疼痛、脉浮紧为辨证要点。

2. 太阳腑证　太阳腑证是指太阳经证不解，病邪循经内传太阳之腑所表现的证候。因其病位、病机和证候表现不同，临床又分为太阳蓄水和太阳蓄血证。

（1）太阳蓄水证：指太阳经证不解，邪气内传足太阳膀胱经，邪与水结，膀胱气化失司，水液停蓄所表现的证候。

【临床表现】恶寒，发热，小腹满，小便不利，口渴，或水入即吐，脉浮或浮数。

【证候分析】太阳经证未解，故恶寒、发热、脉浮或浮数等表证仍在。邪气内传入腑，与水内结于膀胱，膀胱气化不利，水液内停，故小腹胀满，小便不利；邪与水结，气不化津，津不上承，故见口渴欲饮；饮多则水停不化，反蓄于胃，故见水入即吐的“水逆证”。

本证以小腹满，小便不利与太阳经证症状共见为辨证要点。

（2）太阳蓄血证：指太阳经证未解，邪热内传，邪热与瘀血互结于少腹所表现的证候。

【临床表现】少腹急结或硬满，小便自利，如狂或发狂，善忘，大便色黑如漆，脉沉涩或沉结。

【证候分析】太阳经证失治，邪热循经内传，与血搏结，瘀热阻于下焦少腹，故致少腹急结、硬满胀痛；邪在血分，膀胱气化如常，故小便自利；瘀热互结，上扰心神，轻则如狂、善忘，重则发狂；瘀热下行，随大便而出，故见大便色黑如漆；脉沉涩或沉结，乃瘀热内阻，脉道不畅所致。

本证以少腹急硬、小便自利、便黑为辨证要点。

（二）阳明病证

阳明病证是指在伤寒病发展过程中，邪热亢盛，胃肠燥热所表现的证候。多由太阳病失治、误治、伤津化燥，邪热内传阳明经入里所致；亦有因素体阳盛津亏，感受外邪，入里化热而成。

阳明病是外感热病过程中，正邪剧争的极期阶段。其特点是阳热炽盛，性质属里实热证。其主要脉症是身热，汗出，不恶寒反恶热，脉大。阳明病的主要病机是以“胃家实”为提纲。胃家，包括胃与大肠，实，即指胃肠的实证、热证。根据病变部位和证候特点的不同，可分为阳明经证和阳明腑证两大类。

1. 阳明经证　是指邪热亢盛，充斥阳明经，弥漫全身，肠中尚无燥屎内结为主要表现的证候。多由太阳经证不解，或因少阳病失治，邪热内传入里而成。

【临床表现】身大热，不恶寒，反恶热，大汗出，大渴引饮，面赤气粗，心烦躁扰，舌苔黄燥，脉洪大。

【证候分析】邪入阳明，燥热亢盛，充斥阳明经脉，故周身大热、不恶寒、反恶热；气血涌盛于上，故面赤；邪热炽盛，迫津外泄，故汗大出；热盛伤津，且汗出复伤津液，则大渴引饮；热迫于肺，呼吸不利，故呼吸气粗；邪热上扰，心神不宁，故心烦躁扰；舌苔黄燥、脉洪大有力，为阳明里热炽盛之象。

本证以大热、大汗、大渴、脉洪大为辨证要点。

2. 阳明腑证　指邪热内传阳明之里，与肠中糟粕相搏，燥屎内结为主要表现的证候。多为阳明经证进一步发展而成。

【临床表现】日晡潮热，手足濈然汗出，脐腹部胀满疼痛，拒按，大便秘结，或腹中转矢气，甚者神昏谵语、狂躁不得眠，舌苔厚黄干燥，舌边尖起芒刺，甚至苔焦黑燥裂，脉沉实或滑数。

【证候分析】阳明经证，大热汗多，如误用发汗，使津液外泄，致使肠中干燥，里热更甚，而致燥屎阻结，则成腑实证。阳明的经气旺于日晡，而四肢禀气于阳明，腑中实热弥漫，故日晡潮热，手足濈然汗出；邪热与糟粕结于肠道，腑气不通，则脐腹部胀满疼痛、拒按、大便秘结；燥屎内结，结而不通，气从下失，则腹中矢气频转；邪热炽盛，上扰心神，则神昏谵语，甚则狂躁不得眠；燥热内结，津液被劫，故苔黄干燥起芒刺或焦黑燥裂；有形之邪内结，脉道壅滞而邪热又迫急，故脉沉实，或滑数。

本证以潮热、汗出、腹痛拒按、大便秘结、苔黄燥、脉沉实为辨证要点。

（三）少阳病证

少阳病证是邪犯少阳胆腑，经气不利所表现的证候。多因太阳经证不解，邪气内侵，郁于少阳胆经及胆腑，邪正相争于半表半里之间所致，亦可由厥阴病转出少阳而成。

【临床表现】寒热往来，胸胁苦满，默默不欲饮食，心烦喜呕，口苦，咽干，目眩，脉弦。

【证候分析】邪入少阳半表半里之间，正邪相争，正不胜邪，则恶寒；正胜于邪，则发热；邪郁少阳，经气不利，故胸胁苦满；胆热犯胃，胃失和降，则默默不欲饮食；胃气上逆则喜呕；胆热扰心，故见心烦；邪热熏蒸，胆热上腾则口苦；津为热灼，则咽干；邪热上扰清窍则目眩；脉弦为肝胆病证之象。

本证以寒热往来、胸胁苦满、脉弦为辨证要点。

（四）太阴病证

太阴病证是脾阳虚衰，寒湿内生所表现的证候。可由三阳病失治、误治损伤脾阳，或因脾阳素虚，风寒之邪直接侵犯太阴所致。

【临床表现】腹满而吐，时腹自痛，食不下，大便泄泻，口不渴，四肢欠温，或舌苔白腻，脉象沉缓而弱。

【证候分析】脾阳虚衰，寒湿内生，气机阻滞，则腹胀满；太阴病腹满痛为虚，所以时腹自痛、且喜温喜按；脾失健运，则食不下；寒湿犯胃，胃失和降则呕吐；中焦虚寒，寒湿下注，故大便泄泻；其邪从寒湿而化，津液未伤，犹能上承，所以太阴病口多不渴；阳虚失于温煦，则四肢欠温；舌苔白腻，脉沉缓而弱为脾阳虚弱之象。

本证以腹满时痛、泄泻、食不下、口不渴及虚寒症状为辨证要点。

（五）少阴病证

少阴病是伤寒病过程中的后期阶段，全身阴阳衰惫，以脉微细，但欲寐为主要表现的证候。

少阴包括心肾，为水火之脏，阴阳之根。病入少阴，病性从阴化寒则为少阴寒化证；病性从阳化热，则为少阴热化证。

1. 少阴寒化证　本证是指少阴阳气虚衰，病邪入里从阴化寒所表现的虚寒证候。

【临床表现】无热恶寒，但欲寐，四肢厥冷，下利清谷，呕不能食或食入即吐，或身热反不恶寒，甚则面赤，脉微细。

【证候分析】少阴阳气衰微，阴寒独盛，失于温煦，故无热恶寒、但欲寐、四肢厥冷；肾阳虚衰，不能温运于脾胃，故下利清谷，呕不能食或者食入即吐；若阴盛格阳，则见自觉身热而反不恶寒；若阴寒极盛于下，将残阳格拒于上，则见面赤；心肾阳虚，鼓动无力，则脉微细。

本证以无热恶寒、但欲寐、下利清谷、肢厥、脉微细为辨证要点。

2. 少阴热化证　本证是指少阴阴虚阳亢，病邪从阳化热，以心烦失眠、舌尖红、脉细数为表现的虚热证候。

【临床表现】心烦不得眠，口燥咽干，舌尖红赤，脉细数。

【证候分析】少阴热化证是阴虚阳亢，与少阴病寒化证的阳微阴盛正好相反。邪入少阴，从阳化热，肾水亏虚，不能上济于心，则心火独亢，火扰心神，则心烦不得眠；阴虚化热伤津，津不上承，故口燥咽干；舌尖红赤，脉细数为阴虚阳亢征象。

本证以心烦不得眠、舌尖红赤、脉细数为辨证要点。

（六）厥阴病证

厥阴病是伤寒病发展传变的最后阶段，表现极为错综复杂，足厥阴经属肝络胆而夹胃，其病则多显示了肝胆和胃的证候。由于病理变化，正邪消长的不同，故有上热下寒和厥热胜复的不同病理机转。

【临床表现】消渴，气上撞心，心中疼热，饥而不欲食，食则吐蛔。

【证候分析】厥阴病为六经病之末，多由他经传变而成。其基本病理变化为上热下寒。因厥阴为三阴之尽，其特点是阴阳各趋其极，阳并于上则上热，阴并于下则下寒。邪入厥阴，心包之火炎上则上热；热灼津伤，故消渴饮水；厥阴之脉夹胃，上贯膈，火性炎上，肝气横逆无制，故见气上撞心、心中疼热；又因下焦寒盛，脾失健运，肝气乘脾，故饥而不欲食、强食则吐；内有蛔虫者，常可见吐出蛔虫。

本证以口渴，气上撞心，心中疼热，饥不欲食、吐蛔为辨证要点。

表9-9 六经病证简表

证型		病机	症状	舌象	脉象
太阳病	中风	风邪伤卫，营卫不和	恶风寒，发热，汗出，头项强痛，汗出，时见鼻鸣干呕	苔薄白	浮缓
	伤寒	寒邪郁表，卫阳被遏	恶寒发热，头项强痛，周身或骨节疼痛，无汗而喘	苔薄白	浮紧
阳明病	经证	热炽阳明	身大热，大汗出，大渴引饮，面赤心烦	苔黄燥	洪大
	腑证	热结肠道	日晡潮热，汗出，烦躁，便秘，腹满硬痛，甚则谵语，狂乱	苔黄燥或焦黄起芒刺	沉实有力
少阳病		邪客半表半里，正邪相争，热犯胆腑	寒热往来，胸胁苦满，默默不欲饮食，心烦喜呕，口苦，咽干，目眩	苔白或薄	弦
太阴病		脾胃阳虚，寒湿内盛	腹满呕吐，食不下，腹泻，时腹自痛，喜温喜按，口不渴	舌淡苔白	迟或缓
少阴病	寒化证	心肾阳虚	无热恶寒，精神萎靡，手足厥冷，下利清谷，口不渴或喜热饮，小便清	舌淡苔白	沉微
	热化证	阴虚阳亢	心烦不眠，口燥咽干，小便黄	舌尖红赤苔少	细数
厥阴病	蛔厥证	上热下寒，寒热错杂	消渴，气上冲心，心中疼热，饥不欲食，食则吐蛔		

二、卫气营血辨证概要

卫气营血辨证，是清代叶天士创立的一种论治外感温热病的辨证方法。即将外感温热病发展过程中的不同病理阶段，分为卫分证、气分证、营分证、血分证四类证候，用以说明病位的深浅、病情的轻重和传变规律，并指导临床治疗。

卫气营血辨证就其病变部位而言，卫分证主表，邪在肺及皮毛；气分证主里，病在胸、膈、胃、肠、胆等脏腑；营分证为邪热内陷心营，病在心与心包；血分证则为病变的后期，邪热已深入心、肝、肾等脏，重在耗血、动血。

卫气营血传变的一般规律，是卫分→气分→营分→血分，说明病情逐渐加重。有卫分不经过气分阶段而直接深入营分、血分，称为“逆传心包”。也有发病即出现气分证或营分证；或病虽已入气分，而卫分证未罢，而致“卫气同病”；或气分证尚存，又出现营分证或血分证，称“气营两燔”或“气血两燔”。临床应根据具体情况进行辨证。

（一）卫分证

卫分证是温热病邪侵犯肌表，卫气功能失常所表现的证候。

【临床表现】发热，微恶风寒，舌边尖红，脉浮数。常伴有头痛，口干微渴，咳嗽、咽喉肿痛。

【证候分析】温热之邪侵犯肌表，卫为邪郁而不能布达于外，故发热、微恶风寒；温热之邪属阳，故多为发热重而恶寒轻；温邪犯肺，肺失宣降，肺气上逆则咳嗽；温邪上灼咽喉，气血壅滞，故咽喉红肿疼痛；上扰清窍则头痛；邪在卫分，伤津不重，故口干微渴。舌边尖红，脉浮数，为温热之邪初犯肺卫之征。

本证以发热、微恶风寒、舌边尖红、脉浮数为辨证要点。

（二）气分证

气分证是温热病邪内传脏腑，以正盛邪实，阳热亢盛为表现的里实热证候。多由卫分证不解，邪传入里所致，亦有初感则温热邪气直入气分而成者。

由于邪气侵犯脏腑部位不同，故反映的证候也就有别，常见的证候有邪热壅肺、热扰胸膈、胃热亢盛、热结肠道等。

【临床表现】发热，不恶寒反恶热，心烦，口渴，汗出，小便短赤，舌红苔黄，脉数。或咳喘气粗，胸痛，咯痰黄稠；或心烦懊憹、坐卧不安；或壮热，烦渴喜冷饮，大汗出，脉洪大；或日晡潮热，便秘或下利稀水，腹胀满硬痛，拒按，或时有谵语、狂乱，舌苔黄燥或黑而干焦；或寒热如疟，胁痛，口苦，心烦，干呕，脉弦数等。

【证候分析】里热炽盛，邪正剧争，故身热、不恶寒反恶热；热灼津伤，则口渴、尿短赤、苔黄；热扰心神则心烦；邪热炽盛，迫津外泄，则汗出；热盛血涌则舌红、脉数有力。若邪热壅肺，肺失宣降，气机不利，则见咳喘气粗、胸痛、咯痰黄稠。若热扰胸膈，心神不宁，则见心中烦闷懊憹，坐卧不安。若胃热亢盛，里热蒸腾，则有壮热、口大渴、汗大出、脉洪大。若热结肠道，腑气不通，则有日晡潮热，腹部胀满硬痛拒按；邪热上扰心神，则或时有谵语、狂乱；燥屎结于肠中，邪热迫津从旁而下，则下利稀水臭秽，谓之“热结旁流”；舌苔黄燥或黑而干焦，为实热内结。若邪郁于胆，胆气上逆则口苦；经气不利则胁痛；热扰心神则心烦；胆热犯胃，胃失和降则干呕，脉弦数为胆经有热之象。

本证以发热不恶寒、反恶热、舌红苔黄、脉数有力为辨证要点。再根据兼见症状特点，判断邪气所侵及的脏腑。

（三）营分证

营分证是温热病邪内陷，灼伤营阴所表现的证候。多由气分不解，传入营分；或由卫分逆传入于营分，或发病即邪在营分。营分证是温热病发展过程中较为深重的阶段。

【临床表现】身热夜甚，心烦不寐，甚或神昏谵语，斑疹隐隐，口反不渴，舌绛而干，脉细数。

【证候分析】邪热入营，灼伤营阴，则身热夜甚；邪热深入心营，心神被扰则心烦不寐、或神昏谵语；热伤血络，则见斑疹隐隐；邪热蒸腾，津液上潮于口，故口反不渴。舌质红绛而干，脉细数为邪热入营，营阴劫伤之象。

本证以身热夜甚、心烦神昏、舌红绛、脉细数为辨证要点。

（四）血分证

血分证是温热病邪深入血分所表现的证候。多由邪在营分不解，传入血分，或气分直入血分，或素体阴亏，内有伏热，温热病邪直入血分而成。

血分证是温热病发展过程中最为深重的阶段，病变部位主要累及心、肝、肾三脏。主要表现为热盛动血、热极生风及真阴耗损三种证候类型。

【临床表现】身热夜甚，躁扰不安，甚或神昏谵语，斑疹显露，色紫黑，吐血、衄血、便血、尿血，舌质深绛，脉细数。或见抽搐，颈项强直，角弓反张，目睛上视，牙关紧闭，四肢厥冷，脉弦数；或见持续低热，暮热早凉，五心烦热，神疲欲寐，耳聋，形瘦，脉虚细；或见手足蠕动、瘛疭等。

【**证候分析**】邪热入血，热伤阴血，阴虚内热，故身热夜甚；血热内扰心神，故躁扰不宁、甚或神昏谵语；热邪迫血妄行，则见出血诸症。热灼津伤，血行郁滞，则斑疹色紫黑。热邪燔灼肝经，筋脉挛急，则见抽搐等“动风”诸症；邪热内郁，阳气不达四末，则四肢厥冷，此所谓“热深厥亦深”。

若邪热久羁，劫灼肝肾之阴，阴虚阳热内扰，故见低热或暮热早凉、五心烦热；神失所养则神疲欲寐；肾阴亏耗，耳失充养，故耳聋；形体失养则形瘦。脉虚细，为精血不充之象。

若肝阴不足，筋失所养，可见手足蠕动、瘛疭等虚风内动之象。

本证以身热夜甚、神昏谵语、抽搐、斑疹紫黑、吐衄、舌质深绛为辨证要点。

表 9-10 卫气营血病证简表

<table>
<tr><th>证型</th><th>病因病机</th><th colspan="2">临床表现</th><th>舌象</th><th>脉象</th></tr>
<tr><td>卫分证</td><td>温邪犯表
肺卫失宣</td><td colspan="2">发热，微恶风寒，头痛，咳嗽，咽喉肿痛，口微渴</td><td>舌尖边红，苔薄白</td><td>浮数</td></tr>
<tr><td rowspan="5">气分证</td><td>热壅于肺
肺失清肃</td><td rowspan="5">发热，不恶寒反恶热，心烦，口渴，尿赤</td><td>咳喘，胸痛，痰黄稠</td><td>舌红苔黄</td><td>数</td></tr>
<tr><td>热扰胸膈
郁而不达</td><td>心烦懊憹，坐卧不安</td><td>舌红苔黄</td><td>数</td></tr>
<tr><td>热盛阳明
胃热伤阴</td><td>壮热，烦渴引饮，大汗</td><td>苔黄燥</td><td>洪大</td></tr>
<tr><td>热郁于胆
胆热内灼</td><td>口苦，咽干，胸胁不舒或灼痛，干呕</td><td>舌红苔黄</td><td>弦数</td></tr>
<tr><td>热结肠道
腑气不通</td><td>潮热，便秘或下利稀水，腹满硬痛</td><td>苔黄燥或焦黑起刺</td><td>沉实</td></tr>
<tr><td>营分证</td><td>热灼营阴
心神被扰</td><td colspan="2">身热夜甚，口不甚渴，心烦不寐，或神昏谵语，斑疹隐现</td><td>舌质红绛</td><td>细数</td></tr>
<tr><td rowspan="2">血分证</td><td>血分实热
生风动血</td><td colspan="2">身热夜甚，狂躁谵妄，斑疹紫黑，各种出血或抽搐，颈项强直，角弓反张，两目上视、牙关紧闭</td><td>舌质深绛或紫</td><td>细数</td></tr>
<tr><td>血分虚热
阴虚生风</td><td colspan="2">低热，暮热朝凉，五心烦热，口干咽燥，神倦，耳聋，干瘦，或见手足蠕动，瘛疭</td><td>舌绛少津</td><td>虚数</td></tr>
</table>

三、三焦辨证概要

三焦辨证，是清代吴鞠通在《温病条辨》中，将外感温热病归纳为上、中、下三焦病证进行辨证的一种方法。

三焦辨证是依据《黄帝内经》中三焦所属部位的概念，在六经辨证和卫气营血辨证的基础上，又将外感温热病归纳为三大类证候，即上焦病证、中焦病证、下焦病证。上焦病证，多表现于温病的初期阶段，包括手太阴肺经和手厥阴心包经的病变，其中手太阴肺经的证候多为温病的初期阶段；中焦病证多表现于温病的中期阶段，包括手阳明大肠经、足阳明胃经和足太阴脾经的病变，阳明主燥，太阴主湿，如邪入阳明从燥而化，则多见里热燥实证，如邪入太阴从湿而化，多见湿温病证；下焦病证多表现于温病的末期阶段，包括足少阴肾经和足厥阴肝经的病变，多见肝肾阴虚之证。

三焦病证的传变规律一般从上焦手太阴肺经开始，次传中焦，终于下焦，此为顺传，说明病情由浅入深，由轻到重的病理进程。若病邪由肺卫传入心包经者称为逆传。说明邪热炽盛，病情重笃。亦有上焦病证未罢又见中焦病证的；有的又可自上焦径传下焦；或有中焦病证未除又见下焦病证；或起病即见下焦病证；或有两焦病证错综互见和病邪弥漫三焦者。三焦病的传变，取决于病邪的性质和受病机体抗病能力的强弱等因素。

（一）上焦病证

上焦病证是指温热之邪侵袭手太阴肺经和手厥阴心包经所表现的证候。

【临床表现】发热，微恶风寒，汗出，咳嗽，口渴，头痛，舌边尖红，脉浮数或两寸独大；或见但热不寒，咳嗽，气喘，汗出，口渴，苔黄，脉数；甚则高热，神昏谵语或昏愦不语，舌謇肢厥，舌质红绛。

【证候分析】温热之邪，由鼻而入，鼻为肺窍，肺主皮毛而统卫气，邪袭肺卫，肺气失宣，故见发热、微恶风寒、咳嗽、舌边尖红、脉浮数或两寸独大等症。热邪伤津则口渴；温热病邪，上扰清窍则头痛；热迫津泄则汗出；邪热入里，故身热不恶寒；若邪热壅滞于肺，肺失肃降，气逆于上，则见咳嗽、气喘。口渴、汗出、苔黄、脉数，均为邪热内盛之症。

若邪在肺卫不解，可逆传心包，闭阻心神，则见神昏谵语或昏愦不语、舌謇；里热炽盛，蒸腾于外，故见高热；阳气内郁，不达四肢，故肢厥；热伤营阴则舌质红绛。

本证以发热恶风寒、汗出头痛、咳嗽气喘或神昏谵语等为辨证要点。

（二）中焦病证

中焦病证是温热病邪侵犯中焦脾胃，出现邪从燥化或邪从湿化所表现的证候。

【临床表现】壮热，不恶寒反恶热，面红目赤，神昏谵语，口渴喜冷饮，汗出，小便短赤，腹胀满硬痛，大便秘结，舌红苔焦黄起芒刺，脉沉实；或身热不扬，汗出热不解，脘腹痞闷，泛恶欲呕，大便不爽，头身重痛，舌红苔黄腻，脉濡数。

【证候分析】若邪入阳明，热邪炽盛，充斥内外，故见壮热、不恶寒反恶热；邪热上炎，则面红目赤；热扰心神，则神昏谵语；热甚津液大伤，故口渴；热迫津泄则汗出、小便短少；胃性喜润恶燥，邪入阳明，热炽津伤，胃肠失润，燥屎内停，故见腹胀满硬痛、便秘；舌红苔焦黄生芒刺，脉沉实为燥热内结，津液被灼之象。

湿热郁阻中焦，则脾失健运，胃失和降，气机不利，故见胸脘痞闷、泛恶欲吐、大便不爽；湿遏热伏，郁遏于肌腠，故身热不扬、汗出热不解；湿郁热阻，湿性重浊，气机运行不畅，故头身重痛。舌红苔黄腻，脉濡数，为湿热内蕴之象。

本证以发热气粗、腹胀便秘，或身热不扬、脘痞呕恶、便溏不爽为辨证要点。

（三）下焦病证

下焦病证是指温热病邪侵及下焦肝肾所表现的证候。

【临床表现】身热颧红，手足心热，口燥咽干，神疲，耳聋；或手足蠕动，或瘛疭，心中憺憺大动，舌绛少苔，脉虚或细数，甚或时时欲脱。

【证候分析】温病后期，邪热久羁不去，传入下焦，耗损肝肾之阴液。肝肾阴亏，虚热内生，则身热颧红、手足心热、口燥咽干；肾阴亏损，清窍失于充养，则神疲、耳聋；

肝为刚脏，属木而主筋，赖肾水涵养，热邪久羁，肾阴被灼，水亏木旺，筋失所养，拘挛迫急，以致出现手足蠕动、甚或瘛疭、心中憺憺大动。舌绛苔少，脉虚或细，甚或欲脱，均为阴精耗竭的虚象。

本证以身热颧红、耳聋、手足蠕动或瘛疭，舌绛少苔为辨证要点。

表 9-11 三焦病证简表

证型		临床表现	舌象	脉象
上焦病	邪犯肺卫	微恶风寒，发热轻微或午后发热，口渴汗出或不渴而咳	苔薄白	浮数
	逆传心包	发热，口渴，面红目赤，神昏谵语，或昏愦不语，舌謇，肢厥	舌色红绛	数
中焦病	阳明燥热	身热腹满，便秘，尿赤，口干咽燥，唇裂	苔黄或焦黄	沉实有力
	太阴湿热	身热不扬，有汗不解，头身重痛，胸闷不饥，小便不利，大便不爽或溏泄	舌苔黄腻	濡数
下焦病	肾阴欲竭	身热，面赤，手足心热甚于手足背，口干，神倦，耳聋，尿短赤	舌绛无苔少津	细数或虚大
	肝虚风动	手足蠕动，甚则瘛疭，心中憺憺大动，神倦或欲脱	舌绛苔少	细促或细弦数

（戴毓丽）

复习思考题

1. 简述八纲辨证各证候的概念及辨证要点。
2. 简述气虚证、血虚证、气滞证的概念及主要临床表现。
3. 试述心脉痹阻证的病因病机及类型。
4. 肺气虚证与肾不纳气证有何区别？
5. 脾胃湿热证与肝胆湿热证有何异同？
6. 脾肾阳虚证的病机及主要表现如何？
7. 试述肝火上炎证与肝阳上亢证的区别。

第十章　防治与康复原则

学习要点

1. 预防的基本内容。
2. 常用治则的概念与临床运用。
3. 康复的基本原则。

防治与康复原则，包括预防原则、治疗原则和康复原则。中医学在长期的医疗实践中，形成了一套比较完整的养生、防治与康复理论，是中医学理论体系的重要组成部分，其基本原则，对于防治疾病，提高人民健康水平都具有重要的指导意义。

第一节　预　　防

预防，是指采取一定的措施，以防止疾病的发生或发展。中医学历来重视预防，早在《黄帝内经》中就提出了“治未病”的预防思想。《素问·四气调神大论》指出：“圣人不治已病治未病，不治已乱治未乱……夫病已成而后药之，乱已成而后治之，譬犹渴而穿井，斗而铸锥，不亦晚乎”，强调防重于治的重要性。预防，包括未病先防和既病防变两个方面的内容。

一、未病先防

未病先防，就是疾病未发生之前，就做好各项预防工作，避免致病因素的侵害，防止疾病的发生。

疾病的发生，关系到正气和邪气两个方面。因此，未病先防，就必须从增强人体正气，提高机体抗邪能力和防止病邪侵害这两个方面入手。

（一）养生以增强正气

养生，又称为摄生、保生等，主要是未病时的一种自我保健活动。从预防的角度看，可增强自身体质提高人体正气，从而增强机体的抗病能力。此就中医养生的基本原则概述如下。

1. 适应自然　人生活在自然界中，和自然环境是一个整体。所以，人必须遵循自然界的变化规律，才能进行正常的生命活动。只要掌握自然规律，主动地采取各种措施适应其变化，就能避邪防病，保健延衰。《素问·四气调神大论》提出“春夏养阳，秋冬养阴”的“顺时养生”原则，就是适应自然规律的具体运用。

适应自然，主要有两个方面，一是顺应四时阴阳寒暑的变化；二是顺应四时生长收藏的规律。如春季阳气升发，风气当令，气候寒热多变，要适当增加活动，以助升发之阳，避免风邪侵袭；夏季阳气盛长，暑热湿气当令，要防止伤暑、伤湿和纳凉过度，以免阳气

发泄太过或直接损伤阳气；秋季阳气收敛，燥气当令，要防止燥邪伤阴；冬季阳气潜藏，寒气当令，要适当减少户外活动，以养藏为本等。

2. 调摄精神　精神状态与人体生理、病理有密切关系。心情舒畅，精神愉快，心境安定，有利于气机的调畅和气血的调和，是人体健康长寿的重要因素之一。保持愉快的心境，一是要尽量避免不良的精神刺激，特别是暴喜暴怒，过度悲伤及长期忧思抑郁，防止不良刺激给身体带来损害。二是注意精神修养，提高心理素质。要培养乐观、开朗、豁达的性格，正确对待生活，工作及客观环境。保持高尚情操，克制不正当的欲念。在现实生活中，同样的精神刺激在有的人身上会引起疾病，而在另一些人身上不会引起疾病，说明精神刺激的应变能力是有差异的，应变能力决定于气质性格、精神修养。因此，注重精神修养对于维护健康具有重要作用。总之，良好的精神状态会使心静神安，脏腑气血和调，正气充盛，抗病力强，对于预防疾病的发生和发展，具有重要意义。

3. 饮食有节　人体通过摄取食物，吸收水谷精微，化生精气血津液，以维持最基本的生命活动。但若饮食无节制、无规律，反而会导致疾病发生和加速衰老过程，故《黄帝内经》把“饮食有节”作为益寿延年的重要条件之一。

饮食有节在此应作广义理解，除饮食适量和有规律外，还应包括平衡膳食和注意饮食宜忌等内容。古人认为“食能以时，身必无灾”（《吕氏春秋》）。若饮食无节制，饥饱无常，势必损伤脾胃，使机体失养，正气日衰，或继发他病。饮食还要尽可能地全面、合理。因机体对于营养物质的需求是多方面的，丰富多样的饮食物可以促进机体的生长发育，推迟衰老的发生。至于饮食宜忌，一是要注意饮食卫生，尤其忌食变质的食物。二是要注意饮食与个体体质之间的关系。如体质偏热者，食忌辛香温燥、炸烤煎焞等；体质偏寒者，食忌生冷寒凉；阴阳平和之人，亦不可嗜食寒热。

4. 锻炼形体　适度的形体锻炼，不仅能增强体质，提高抗病能力，还能调节人的精神情志活动，促进人的身心健康。所以，锻炼形体是增强体质的一项重要内容。

形体锻炼一般要求做到“形劳而不倦”，并且应循序渐进，持之以恒，方能收到好的效果。我国的传统健身方法很多，如五禽戏、太极拳、易筋经、气功及武术运动、体操等，种类不同，各具特色。有的以动为主，使气血通畅，身体健壮，臻于长寿。有的以静为主，强调自我身心锻炼，通过排除杂念而使气血和调、精气稳固，亦能达到很好的保健抗衰防老的效果。由于人的性格、体质、爱好各不相同，在实施形体锻炼时，可根据具体情况选择合适的方法，或多种锻炼方法有机地结合运用。

5. 护肾保精　肾藏精，肾中精气之盛衰，与人的生长发育及衰老的进程有着直接的关系。中医学的预防理论特别重视护肾保精。保养肾精首先应强调节欲，使精气充盛，以利于身体健康。这里所说的节欲，不是指禁欲，而是说性生活要有节制。正常的性生活是人的生理需求，对身体并无害。护肾保精之法很多，除节制房事以外，还可通过运动保健、药食调治、针灸按摩等，从而使肾的精气充足，身体健康，达到预防疾病、延年益寿的目的。

（二）防止病邪侵害

1. 避其邪气　增强体质，使正气充沛，抗邪有力，是预防疾病发生的重要环节。但正气的抗邪能力是有一定限度的，特别是一些传染性的病邪，有时常在发病过程中起着主导作用。因此，要注意躲避邪气，防止病邪侵害。早在《黄帝内经》中，就有“虚邪贼风，避之有时”及“避其毒气”的告诫。如时行感冒流行时，要尽量减少在公共场所活动，以免感邪发病；痄腮流行期间，应避免小儿与患儿接触，以防染病；应避免与肺痨（肺结核）传染期患者、肝热病（急性病毒性肝炎）等传染病患者在生活上密切接触，或接触时注意防护等，都是防止疾病发生的重要措施。此外，在日常生活中，要防范外来的损伤，如物理、化学及各种虫兽伤对人体的侵害等，皆属于避邪防病的范畴。

2. 药物预防　早在两千多年前，我国人民就有焚香、佩戴香囊、药物沐浴及服药等方法预防多种传染病，在《黄帝内经》中也有服用小金丹预防疫疠的记载。后世医家用中药预防更为普遍，如用苍术、雄黄、艾叶等燃熏，以驱避疫毒等。近年来，用中药贯众、板蓝根、大青叶预防时行感冒和痄腮；用茵陈、栀子、虎杖、板蓝根等预防肝炎；用大蒜、马齿苋预防痢疾等，都是简便易行，行之有效的方法。

二、既病防变

未病先防，是最理想的措施。但如果疾病已经发生，则应早作诊断，早期施治，以防疾病的发展与传变。这种防微杜渐的治病思想，是中医预防的又一特点。

（一）早期诊治

疾病的发展和演变的过程，往往是由表入里，由浅入深，逐步加重。因此，要抓住时机，尽早控制病情。一般在疾病初期，病情轻浅，正气未衰，较易治疗，倘若延误，病邪就会由表入里，病情由轻而重，以致病情危笃，难以治疗。因此，既病之后，就要争取及早诊治，防止疾病由浅入深，由轻到重，由局部到整体，这是防治的重要原则。

（二）控制传变

所谓传变，是指脏腑组织病变的传移变化，又称传化。在疾病过程中，只有掌握疾病发生发展规律及其传变途径，及时而适当地采取防治措施，才能防止疾病的传变。《金匮要略》说："见肝之病，知肝传脾，当先实脾。"临床根据这一传变与防治规律，常在治肝病的同时，配合健脾胃的方法，使脾气旺盛不致受邪。又如在温热病的发展过程中，由于热为阳邪，最易化燥伤阴，故热邪常先耗伤胃阴，继而影响肾阴。针对这一传变规律，见到胃阴受损时，在甘寒养胃的方药中，适当加入一些咸寒滋肾之品，以固护肾阴，防止温热病邪的传变等。就是既病防变原则的具体应用之一。

第二节　治　　则

治则是治疗疾病时所必须遵守的总的法则。治则是在整体观念和辨证论治理论指导下制定的，对临床治疗立法、处方用药，具有普遍指导意义。

治则与治法，二者之间既有联系，又有区别，是辩证统一的关系。治则是用以指导治疗的总则，而治法则是从属于一定治疗原则的具体治疗方法。如扶正祛邪是治则，在这个治则指导下，临床可根据不同的病证，采用益气、养阴、补血、助阳，或发汗、催吐、泻下等具体治疗方法。

一、治病求本

治病求本，是指在治疗疾病时，必须辨析出疾病的本质，并针对其本质进行治疗。临床运用治病求本这一治则时，必须正确掌握治标与治本，正治与反治两个方面。

（一）治标与治本

标和本是一个相对的概念，用来说明病变过程中矛盾的主次关系。一般说来，本是疾病的主要矛盾，标是疾病的次要矛盾。标本有多种含义，并且随疾病发展变化的具体情况而定。如以邪正关系言，则正气为本，邪气为标；就病因与症状言，则病因为本，症状为标；以先后病言，则先病为本，后病为标；就表里病位言，则脏腑病为本，肌表经络病为标等等。

临床上在复杂多变的病证中，常有标本主次不同，治疗上也就有先后缓急之分。

1. 急则治标　是指标病甚急，若不先治其标，就会危及患者生命或影响对本病的治疗时所采用的一种治疗原则。由于此时的标病已成为疾病过程中某一阶段矛盾的主要方面，也往往是疾病的关键所在。因此，先治标也是治本的必要前提。如大出血的病人，无论什么原因引起的出血，都应采取紧急措施，先止血，待血止后再治发病之本。

2. 缓则治本　是指在病情不急的情况下，抓住疾病的本质进行治疗的一个原则。这是在治病求本原则指导下常用的治则，由于此时的本病是矛盾的主要方面，所以应当直接治其本。因为本病不去则标病不除，故无论急慢性疾患，凡标症不急者，都应治本。如肺阴虚所致的咳嗽，肺阴虚为本，咳嗽为标，治疗用滋阴润肺之法，肺阴充足，则咳嗽亦随之而愈。

3. 标本兼治　是指标病与本病并重时采取的一种治疗原则。此时单治本或单治标，都不能适宜治疗病证的要求，故必须标本兼顾而同治。如病人里热亢盛，大便燥结，口干舌燥，舌绛苔黄焦等，邪热内结为本，阴液劫伤为标，标本俱急，可用滋阴泻热之法，标本兼顾。

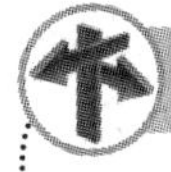
知识链接

治 病 求 本

治病求本是中医学治病的主导思想，《素问·阴阳应象大论》说："治病必求于本。"病因病机是对疾病本质的抽象认识，因其涵盖了病因、病性、病位、邪正关系、机体体质及机体反应性等，因而是对疾病本质的概括。故"求本"，实际上就是辨清病因病机，确立证候。这是整体观念与辨证论治在治疗上的体现。在临床实际操作中，对外感性疾病，着重病因的辨析；对内伤性疾病，则注重病机的辨析。以头痛为例：外感性头痛，辨清了病因，则能确立证候而施治。如风寒者以辛温散之，风热者以辛凉解之。内伤性头痛，一般难以找到确切的病因，因而辨明病机，据病机确立证候，然后论治。如属气虚者当补气，血虚者当补血，肝阳上亢者当平肝潜阳等。所以说，治病求本的目的是解决疾病的主要矛盾，主要矛盾一解决，其表现在外的症状、体征也会随之而消除。

（二）正治与反治

1. 正治　正，有常规之意。所谓正治，是指逆其证候性质而治，即采用与证候性质相反的方药进行治疗，故又称"逆治"。适用于疾病本质和征象相一致的病证，是临床上最常用的治则。具体应用如下。

（1）寒者热之：指寒性病证表现寒象，用温热性质的方药来治疗。如表寒证用辛温解表的方药；里寒证用辛热温里的方药等。

（2）热者寒之：指热性病证表现热象，用寒凉性质的方药来治疗。如表热证用辛凉解表的方药；里热证采用苦寒清里的方药等。

（3）虚则补之：指虚损病证表现虚象，用补益扶正的方药来治疗。如阳气虚衰用扶阳益气的方药；阴血不足用滋阴养血的方药等。

（4）实则泻之：指实性病证表现实象，用攻邪泻实的方药来治疗。如瘀血病证采用活血化瘀的方药；里实热证采用泻下攻里的方药等。

2. 反治　反，与“正”相对，具有变异、非常规之意。所谓反治，是顺从疾病假象而治的一种治则。即采用的方药性质与疾病证候中假象的性质相同，故又称“从治”。适用于疾病的本质与征象表现不完全一致的病证。主要有以下四种。

（1）寒因寒用：指用寒凉性质的药物治疗具有假寒征象的病证，又称为以寒治寒。适用于里热极盛，阳盛格阴，反见寒象的真热假寒证。由于疾病的本质是热盛，故用寒凉药治其真热，而假寒也就随之消失。

（2）热因热用：指用温热性质的药物治疗具有假热征象的病证，又称为以热治热。适用于阴寒内盛，格阳于外，反见热象的真寒假热证。由于疾病的本质是寒盛，故用温热药物治其真寒，而假热也就随之消失。

（3）塞因塞用：指用补益的药物治疗具有闭塞不通症状的虚证，又称为以补开塞。适用于因虚而闭塞不通的真虚假实证。如脾虚病人出现脘腹胀满，当采用健脾益气的方法治疗。因其本质为虚，应用补益治疗，假实之象自然消除。

（4）通因通用：指用具有通利作用的药物治疗具有通泻症状的实证，又称为以通治通。如食滞内停所致的腹泻，采用消食导滞攻下的方药治疗；瘀血崩漏采用活血化瘀的方药治疗等，都是针对邪盛致实的本质而治的。

二、扶正祛邪

扶正与祛邪，是分别针对虚证和实证所制定的两个基本治疗原则。疾病的过程，就是正气与邪气相互斗争的过程。治疗的根本目的，就是改变正邪双方力量的对比，扶助正气，祛除邪气，使疾病向痊愈方面转化。

（一）扶正与祛邪的概念

1. 扶正　扶正，即扶助正气。就是使用扶助正气的药物或其他疗法，以增强体质，提高机体的抗邪能力，达到战胜疾病，恢复健康的目的。

2. 祛邪　祛邪，即祛除邪气。就是使用祛除邪气的药物或其他疗法，以祛除病邪，达到邪去正复的目的。

3. 扶正和祛邪的关系　扶正与祛邪是相辅相成的两个方面。扶正能增强正气，祛邪外出；祛邪能消除病邪，有利于正气恢复。即所谓“正复邪自去，邪去正自安”。

（二）扶正祛邪的运用

在运用扶正祛邪的原则时，要根据正邪双方消长盛衰的情况，分清主次，决定扶正或祛邪，以及扶正祛邪的先后。

1. 扶正　扶正，适用于正气虚为主而邪不盛的病证，正复则邪自去。如阴虚者滋阴，阳虚者温阳。

2. 祛邪　祛邪，适用于邪实为主而正虚不显的病证。如表邪盛者，宜发汗解表，表邪祛除则正气自复。

3. 先扶正后祛邪　先扶正后祛邪，适用于正虚邪实而机体不能耐受攻伐的情况。若兼祛邪则更伤正气，必须先扶正，使正气适当恢复，能承受攻伐时再祛邪。如某些虫积病人，因正气太虚，可先用补法扶正，待正气得到一定恢复，然后再驱虫消积。

4. 先祛邪后扶正　先祛邪后扶正，适用于邪盛正虚，正气尚耐攻伐，若兼扶正反会助邪的病证。如瘀血所致的崩漏，虽伴气血亏虚，但瘀血不去则出血不止，故应先活血化瘀，然后再进行补血。

5. 扶正祛邪并用　扶正祛邪并用，又称攻补兼施，适用于正虚邪实的虚实夹杂证。具体应用，应分清主次。正虚为主，则以扶正为主，兼顾祛邪；如肾阳虚水饮内停，治宜温补肾阳为主，兼利水湿之邪。邪实为主，则以祛邪为主，兼顾扶正。如夏季暑热伤津耗气，治宜清热祛暑为主，兼以生津益气。

扶正与祛邪并用时，必须以“扶正不留邪，祛邪不伤正”为原则。因扶正不当，易使邪气留恋；祛邪欠妥，反易耗伤正气。必须详辨证候，根据具体情况灵活运用。

三、调整阴阳

由于疾病的发生从根本上说都是阴阳的相对平衡遭到破坏，出现偏盛偏衰的结果。所以调整阴阳，补偏救弊，使其恢复正常，也是临床治疗的根本原则之一。

（一）损其有余

损其有余，又称祛其偏盛，是针对阴阳偏盛的病理变化所制定的治疗原则。由阴阳偏盛所引起的实寒证、实热证，当据“实则泻之”的原则损其有余。采用“热者寒之”的方法清泻阳热；用“寒者热之”的方法温散阴寒。

若阴阳偏盛进一步发展，损及人体正气明显者，则当兼顾其不足，在损其有余的同时，分别配以滋阴或温阳的治法。

（二）补其不足

补其不足，又称补其偏衰，是针对阴阳偏衰的病理变化所制定的治疗原则。由阴阳偏衰所引起的虚热证、虚寒证，根据“虚则补之”的原则补其不足。阴虚则热的虚热证，采用“阳病治阴”的方法，滋阴以制阳亢；阳虚则寒的虚寒证，采用“阴病治阳”的方法，补阳以制阴。

另外，阴阳互损引起的阴阳两虚证，则应阴阳双补。根据阴阳互根的理论，治疗阳虚时，在助阳剂中适当佐以滋阴药；在治疗阴虚时，在滋阴剂中适当佐以补阳药，即所谓“阴中求阳，阳中求阴”。正如明代张介宾《景岳全书》所说：“善补阳者，必于阴中求阳，则阳得阴助而生化无穷；善补阴者，必于阳中求阴，则阴得阳升而泉源不竭。”

四、调理气血

气血既是构成人体的基本物质，又是脏腑经络功能活动的物质基础，在疾病发展过程中，常常会出现气和血的不足及其各自功能失常，以及气血互根互用关系失常等病理变化，调理气血就是针对气血失调的病理变化而确立的治疗原则。

（一）调气

1. 补气　适用于气虚证。由于全身之气的生成，源于肾所藏先天之精化生的先天之气，脾胃化生的水谷精气，以及由肺吸入的自然界的清气。因此，在补气时应注意调补肺脾肾的生理功能，又由于后天之气的化生及元气的充养与脾胃关系密切，故治疗气虚证尤以调补脾胃为重点。

2. 调理气机　适用于气机失调的病证。气机失调的病变主要有气滞、气逆、气陷、气闭、气脱等。治疗的基本原则是气滞者宜行气，气逆者宜降气，气陷者宜补气升陷，气闭者宜开窍通闭，气脱者宜益气固脱。

由于气机失调是脏腑之气升降出入运动失常的表现，故在调理气机时，还应注意顺应脏腑气机的升降规律，如脾气主升，肝气疏泄升发，常宜顺其升发之性；胃气主通降，肺气主肃降，多宜顺其下降之性等。

（二）调血

1. 补血 适用于单纯的血虚证。血的生成与脾胃、心、肝、肾等脏腑的功能密切相关，因此，补血时应注意调补这些脏腑的功能，因为脾胃为“后天之本”，“气血生化之源”，故治疗血虚证尤以调补脾胃为要。

2. 调理血行 适用于血运失常的病证。血运失常主要有血瘀、血热、出血等，其治疗的基本原则是：血瘀者，宜活血化瘀；血热者，宜清热凉血；出血者，宜止血，可根据出血的不同原因和病机采用不同的治法，如益气摄血、清热止血、化瘀止血等。

（三）气血双调

气血之间存在着互根互用的关系，气是血液生成和运行的动力，血是气的化生基础和载体，故有“气为血之帅，血为气之母”之说。在病理上气血之间常相互影响，出现气病及血或血病及气的病变，表现为气血同病。在治疗时，当气血双调。

1. 气血双补 气血双补是益气与养血并用的一种治法，适用于气血两虚的病证。由于气血的虚损程度及主次不同，临床当根据病证的具体表现灵活运用，如气虚生血不足而致血虚者，宜补气为主，辅以补血；血虚不能养气而致气虚者，宜补血为主，辅以补气；气虚与血虚并重者，宜补气补血并重。

2. 补气活血 补气活血是指补气与活血化瘀并用的一种方法，适用于气虚血瘀的病证。临床应用以补气为主，辅以活血化瘀。

3. 行气活血 行气活血是指行气与活血化瘀并用的一种治法，适用于气滞血瘀证。临床应根据气滞与血瘀的偏轻偏重灵活运用，如气滞导致血瘀者，以行气为主，辅以活血化瘀；血瘀导致气滞者，以活血化瘀为主，辅以行气。

4. 益气摄血 益气摄血是指通过补气而制止出血的一种治法，适用于气虚不能摄血所致的出血证。临床常以补脾益气为主，辅以收涩或温经止血等，以达到止血的目的。

五、因时、因地、因人制宜

疾病的发生发展与转归，受多种因素的影响，如气候、地理环境、个体差异等。因此，治疗疾病时，应把这些因素考虑进去。因人、因时、因地制宜，就是在治疗疾病时，要根据病人、时令、地理等具体情况，制定适宜的治疗方法。

（一）因时制宜

根据不同季节的气候特点，考虑治疗用药的原则，叫做因时制宜。

四季气候变化，对人体生理均产生不同的影响。春夏季节，气候由温渐热，阳气偏盛，人体腠理开泄，即使外感风寒，也不宜过用辛温发散药物，以免开泄太过，耗伤气阴；秋冬季节，气候由凉变寒，阴盛阳衰，人体腠理致密，阳气内敛，若非大热之证，宜慎用寒凉药物，以防伤阳。《素问·六元正纪大论》说：“用寒远寒，用凉远凉，用温远温，用热远热。”即是指运用寒凉的药物，应避开寒凉的季节，用温热的药物，应避开温热的季节，饮食也是这个道理。

（二）因地制宜

根据不同地区的地理环境特点，考虑治疗用药的原则，称为“因地制宜”。

我国幅员辽阔，不同地区有不同的地理环境，人的生理活动和疾病特点也不尽相同。所以，治疗用药应根据不同的地理环境和生活习惯有所变化。如西北地区，气候燥寒，人体腠理多致密，病多风寒或凉燥，治宜散寒润燥；东南地区，气候温热潮湿，病多温热或湿热，治宜清热化湿。即使病证相同，不同地区用药也有所不同，如治疗外感风寒，同为辛温解表药，西北地区用量较重，东南地区用量较轻。

（三）因人制宜

根据病人年龄、性别、体质等不同特点，来考虑治疗用药的原则，称为“因人制宜”。

1. 年龄　年龄不同，生理状况和病理反应也有差异，治疗用药就要考虑这些情况，区别对待。如小儿生机旺盛，气血未充，脏腑娇嫩，易寒易热，易虚易实，病情变化迅速，故用药忌投峻攻、大补，药量宜轻。青壮年生机旺盛，体质强壮，患病多热证、实证，若用攻伐之品，剂量可稍重。老年人脏腑功能衰退，患病多虚，或虚实错杂，用药宜平和，攻伐之品应中病即止，慎用峻烈药物，以防耗其元气。

2. 性别　男女性别不同，各有其生理病理特点，治疗用药亦当有别，特别是妇女有经、带、胎、产的不同情况，用药要审慎。如月经期，慎用破血逐瘀之品，以免造成出血不止；妊娠期间，禁用或慎用峻下、破血、走窜或有毒的药物，以免影响胎儿等。

3. 体质　由于先天禀赋和后天调养的影响，人的体质是不相同的，存在着强弱不同和阴阳之偏。人的体质差异，用药也应注意。如体质强者，病证多实，耐受攻伐，故用药宜重；体质弱者，病证多虚或虚实错杂，治疗宜补，祛邪则药量宜轻。再如偏阳盛或阴虚之体，当慎用温热之品；偏阴盛或阳虚之体，当慎用寒凉之药等。

总之，因时、因地、因人制宜的治疗原则，体现了中医治疗疾病的整体观念和辨证论治特点，在临床上要很好地灵活掌握。

第三节　康 复 原 则

康复，即恢复平安或健康之意。中医康复学，是在中医理论指导下，研究各种有利于疾病康复的方法和手段，使伤残者、慢性病者、老年病患者及急性病缓解期病人的身体功能和精神状态最大限度地恢复健康的综合学科。中医康复学历史悠久，经过历代医家的不断探索与实践，逐步形成了较为完整的理论和丰富多彩、行之有效的康复方法。

康复的目的，旨在促进和恢复病伤残者的身心健康。其基本原则包括形神结合、内外结合、药食结合以及自然康复与治疗康复结合等。

一、形神结合

形神结合，是指形体治疗与精神调摄相结合。早在《黄帝内经》中就把“形与神俱”作为身体健康的基本要求，即人的健康既要身体强健，也应保持心理、精神的良好状态。因此，康复医疗必须从形和神两方面进行调理。养形，一是通过药物或食疗，注重补益精血，以滋养形体。二是注意适当运动，以促进周身气血运行，增强抗邪能力。调神主要是通过语言疏导、娱乐等方法，使病人消除不良情绪，保持乐观平和的精神状态，树立战胜疾病的信心，以积极的心态配合医生进行康复治疗。总之，通过形体保养与精神调摄，使形体安康，精神健旺，形神协调，以期达到身心整体康复的目的。

二、内外结合

内外结合，即内治法与外治法相结合。内治法一般是指药物内服的方法。外治法则包括非内服药物的多种疗法，如针灸、推拿、气功、传统体育、药物外用等等。内治法可调整脏腑阴阳气血，恢复和改善脏腑组织的功能活动；外治法能通过经络的调节作用，疏通体内气血运行。临床可根据病情需要，内外结合并用，综合调治，以促进病人的整体康复。一般来说，病在脏腑者，以内治为主，可配合外治；病在经络者，以外治为主，可配合内治；若脏腑经络同病者，则内治与外治并重。如高血压病常以药物内治为主，可配合针灸、推拿、磁疗等外治之法，以增强疗效。

三、药食结合

药食结合，是指药物治疗与饮食调理相结合。药物治疗具有康复作用强、见效快的特点，是康复医疗的主要措施。但恢复期的病人大多病情复杂，病程较长，长期服药，既难以坚持，又可能会损伤脾胃功能。饮食虽不能直接祛邪，但能调节脏腑功能，促进疾病康复。很多中药本身就是食物，比如山药、山楂、蜂蜜、红枣等。食物也具有一定的药效，如小麦可补心安神，豆制品具有宽中益气、和脾胃的作用等。在药物康复医疗过程中，可根据病情需要，有选择地多吃一些有利于某病康复的食物，做到药物治疗与饮食调养相结合，不仅能增强疗效，还可以预防药物的副作用，有助于患者康复。

四、自然康复与治疗康复结合

自然康复是借助自然因素促进患者康复的方法，如日光浴、森林浴、海水浴、温泉浴、泥疗、沙疗、磁疗、鲜花疗法、颜色疗法等，音乐疗法也常归属于自然康复疗法的范畴。人与自然界是密不可分的，人在影响和改造自然的同时，也在时刻受到大自然的影响，不同的自然因素会对人体产生不同的影响，如空气疗法可使人头脑清晰、心胸开阔，有利于全身气机的调节；日光疗法可温养体内的阳气，促进气血流通等等。因此，在运用各种康复疗法的同时，可以有选择性和针对性地结合自然康复法，可以缩短康复进程。

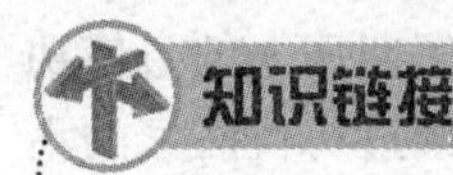

中医常用康复疗法

①饮食康复法：又称为食疗。主要包括辨证进食和饮食禁忌。如气虚者宜食黄豆、白扁豆、鸡肉等益气健脾的食物，少食槟榔、生萝卜等具有耗气作用的食物；血虚者宜食阿胶枣、龙眼、桂圆等，少食大蒜、荸荠等耗血之品；阳虚者可多食羊肉、海鱼、韭菜等甘温益气之品，少食黄瓜、冬瓜、梨等生冷寒凉食物；阴虚者可多食瘦猪肉、鸭肉、百合等甘凉滋润之品，少食羊肉、韭菜、辣椒等温燥之品。②药物康复法：是指用药物进行调理的方法。药物康复不外乎扶正与祛邪两个方面，可用内服法，也可采用外治法，医师可根据病情辨证论治。③针灸推拿康复法：是指运用针刺、艾灸、推拿等方法来刺激病人某些穴位或特定部位，以激发、疏通经络气血的运行，恢复脏腑经络生理功能的方法。④气功康复法：是指用意识不断地调整呼吸和姿势，以意引气，循经运行，从而达到协调脏腑功能，使体内气血阴阳复归平衡的方法。气功包括动功和静功，可在医师指导下根据需要选用。⑤怡情康复法：主要是指医生以某种言行，影响病人的感受、认识、情绪和行为等，以改善和消除病人不良情志反应，促使其身心康复的方法。⑥运动康复法：是指病人通过体育锻炼，调养身心，祛除疾病，促使其身心日渐康复的方法。⑦自然康复法：亦称环境康复法。是指充分利用自然环境所提供的各种有利因素，以促进疾病的痊愈和身心康复的一类方法，如日光疗法、泉水疗法、泥土疗法等。

（刘恩钊）

复习思考题

1. 中医预防的基本原则是什么？简述其临床意义。
2. 何谓治病求本？试述正治与反治、治标与治本的概念和临床应用。
3. 试述扶正祛邪的概念及临床应用。
4. 简述调整气血的具体方法及应用范围。
5. 何谓康复？试述中医康复的基本原则。

《中医学基础概要》教学大纲

（供中药等专业用）

一、课程性质和任务

《中医学基础概要》是高职高专中药等专业学习中医药学的专业基础课。其主要内容包括中医学的主要特点、哲学基础、藏象、精气血津液神、经络、体质、病因、病机、诊法、辨证、防治与康复等基础理论知识与基本技能。其任务是使学生系统掌握中医学的基础理论知识和基本技能，为学习中医药其他课程奠定必要的基础。

二、课程教学目标

依据高职高专中药学专业的培养目标，本课程的教学目标是：通过理论与实践教学，使学生系统掌握中医学的基础理论知识和基本技能，为以后的专业课学习奠定基础。具体的知识、能力、素质目标分列如下：

【知识教学目标】

1. 掌握中医基础理论体系的主要特点；精气学说、阴阳学说、五行学说的基本概念和基本内容；脏腑的主要生理功能；精、气、血、津液、神的基本概念和主要内容；经络的概念、组成和生理功能；体质的概念和基本特点；病因的概念及主要病因的性质和致病特点；发病原理和基本病机的主要内容；诊法的基本概念与主要内容；八纲、脏腑辨证基本证候的概念和辨证要点；治疗疾病的基本原则。

2. 熟悉精气学说、阴阳学说、五行学说在中医学中的应用；脏腑之间的关系与奇恒之腑的生理功能；精气血津液神的相互关系；十二经脉的分布、走向、交接与流注次序；体质学说的应用；诊法的一般内容；八纲辨证及脏腑辨证主要证候的临床表现；气血津液辨证的主要内容；预防的基本措施。

3. 了解中医学的学科属性、中医学理论体系的形成和发展概况及中医基本理论的渊源；经络的循行；体质的评价标志、形成及体质学说的应用；病因中的其他病因；病机中的发病形式；诊法的一般内容；外感病辨证方法及预防与康复的基本原则。

【能力培养目标】

1. 具有运用中医基础理论知识解释人体生理和病理的能力。
2. 初步具有运用四诊的方法收集病情资料的能力。
3. 初步具有临床分析及辨证思维的能力。
4. 具有继续学习的能力。

【素质教育目标】

1. 专业思想巩固，热爱中药专业。
2. 具有实事求是的科学态度和良好的职业道德。
3. 具有勤奋好学、刻苦钻研、勇于实践、善于自学的优秀品质。
4. 具有勇于探索，为中药现代化做贡献的进取精神。

三、教学内容及要求

绪　论

【知识教学目标】

1. 掌握中医理论体系的主要特点。

2. 熟悉四部经典著作的学术成就。

3. 了解中医学的学科属性；中医理论体系的形成和发展概况；《中医学基础概要》的主要内容及学习方法。

【能力培养目标】具有从理论上区别症状与证候的能力。

【教学内容】

一、中医学的学科属性

二、中医学理论体系的形成与发展概况

三、中医学理论体系的主要特点

四、《中医学基础概要》的主要内容和学习方法

【教学方法】课堂讲授。

【参考学时】2（理论）。

第一章　中医学的哲学基础

【知识教学目标】

1. 掌握精气学说、阴阳学说、五行学说的基本概念和基本内容。

2. 熟悉精气学说、阴阳学说、五行学说在中医学中的应用。

3. 了解精气学说、阴阳学说、五行学说的形成和发展；中医学的思维方式。

【能力培养目标】

1. 具有对事物和现象的阴阳属性进行分属的能力。

2. 具有对常见事物属性进行五行归类的能力。

3. 初步具有运用精气学说、阴阳学说与五行学说解释人体生理与病理的能力。

【教学内容】

第一节　精气学说

一、精与气的基本概念

二、精气学说的基本内容

三、精气学说在中医学中的应用

第二节　阴阳学说

一、阴阳的基本概念

二、阴阳学说的基本内容

三、阴阳学说在中医学中的应用

第三节　五行学说

一、五行的基本概念

二、五行学说的基本内容

三、五行学说在中医学中的应用

第四节　中医学的思维方式

一、天地人一体思维方式

二、形象思维方式

三、辩证思维方式

四、类推思维方式

【教学方法】理论讲授、课堂讨论。

【参考学时】8（理论）。

第二章　藏　　象

【知识教学目标】

1. 掌握五脏的主要生理功能及系统联系；六腑的主要生理功能。

2. 熟悉五脏各自的生理特性及奇恒之腑的主要功能；脏腑之间的关系。

3. 了解藏象学说的形成；五脏六腑的常见病理变化。

【能力培养目标】

1. 具有运用藏象理论解释人体脏腑生理功能的能力。

2. 初步具有运用藏象理论分析脏腑之间关系的能力。

【教学内容】

第一节　藏象学说概论

一、藏象的基本概念

二、藏象学说的形成

三、藏象学说的主要特点

四、脏腑分类与各自的生理特点

五、脏腑精气阴阳的概念与作用

第二节　五脏

一、心

附：心包络

二、肺

三、脾

四、肝

五、肾

附：命门

第三节　六腑

一、胆

二、胃

三、小肠

四、大肠

五、膀胱

六、三焦

第四节　奇恒之腑

一、脑

二、髓

三、骨

四、脉

五、女子胞

附：精室

第五节　脏腑之间的关系

一、脏与脏之间的关系

二、脏与腑之间的关系

三、腑与腑之间的关系

【教学方法】理论讲授、课堂讨论。

【参考学时】12（理论）。

第三章　精气血津液神

【知识教学目标】

1. 掌握精、气、血、津液、神的基本概念、生成和主要功能。

2. 掌握气的运动和元气、宗气、营气、卫气的生成与功能。

3. 熟悉精、气、血、津液、神之间的关系。

4. 了解精、气、血、津液、神的常见病理变化。

【能力培养目标】

1. 具有运用精气血津液神理论解释人体生理功能的能力。
2. 具有从理论上阐释精气血津液神与脏腑关系的能力。

【教学内容】

第一节　精

一、人体之精的基本概念

二、人体之精的生成

三、人体之精的功能

第二节　气

一、人体之气的基本概念

二、人体之气的生成

三、人体之气的运动

四、人体之气的功能

五、人体之气的分类

第三节　血

一、血的基本概念

二、血的生成

三、血的循行

四、血的功能

第四节　津液

一、津液的基本概念

二、津液的代谢

三、津液的功能

第五节　神

一、人体之神的基本概念

二、人体之神的功能

三、人体之神的分类

四、人体之神的作用

第六节　精气血津液神之间的关系

一、气与血的关系

二、气与津液的关系

三、精血津液之间的关系

四、精气神之间的关系

【教学方法】理论讲授、课堂讨论。

【参考学时】4（理论）。

第四章　经　　络

【知识教学目标】

1. 掌握经络的概念、组成及生理功能。
2. 熟悉十二经脉的走向、交接、分布规律、表里关系及流注次序。
3. 了解十二经脉的循行路线；奇经八脉的循行部位和基本功能；经络学说的应用。

【能力培养目标】

1. 能够在人体四肢部位标示出十二经脉的走向及分布规律。
2. 初步具有运用经络理论阐释人体病理变化的能力。

【教学内容】

第一节　经络的概念和经络系统的组成

一、经络的基本概念

二、经络系统的组成

第二节　十二经脉

一、十二经脉的名称

二、十二经脉的走向和交接规律

三、十二经脉的分布规律

四、十二经脉的表里关系

五、十二经脉的流注次序

六、十二经脉的循行路线

第三节　奇经八脉

一、奇经八脉的主要生理功能

二、奇经八脉的循行部位和基本功能

第四节　经络的生理功能和经络学说的应用

一、经络的生理功能

二、经络学说的应用

【教学方法】理论讲授、课堂讨论。

【参考学时】4（理论）。

第五章　体　　质

【知识教学目标】

1. 掌握体质的概念。

2. 熟悉常用体质分类及其特征。

3. 了解体质的形成与分类；体质学说在中医学中的应用。

【能力培养目标】具有从理论上表述常用体质分类及其特征的能力。

【教学内容】

第一节　体质学说概述

一、体质的基本含义

二、体质的构成要素

三、体质的基本特点

四、体质的评价标志

第二节　体质的形成

一、先天因素

二、后天因素

第三节　体质的分类

一、体质的分类方法

二、常用体质分类及其特征

第四节　体质学说的应用

一、体质与病因

二、体质与发病

三、体质与病机

四、体质与辨证

五、体质与治疗

六、体质与养生

【教学方法】理论讲授、课堂讨论。

【参考学时】4（理论）。

第六章 病 因

【知识教学目标】

1. 掌握病因与辨症求因的概念；六淫及疠气的性质与致病特点；七情的致病特点；痰饮、瘀血的形成与致病特点。

2. 熟悉劳逸过度、饮食失宜等病因的概念及致病特点。

3. 了解病因学说的形成与发展；结石、外伤、虫兽伤、寄生虫、医源因素、先天因素等病因的概念及致病特点。

【能力培养目标】

1. 具有从理论上区别不同病因的性质和致病特点的能力。

2. 初步具有运用病因理论对常见病证进行辨症求因的能力。

【教学内容】

第一节 外感病因

一、六淫

二、疠气

第二节 内伤病因

一、七情内伤

二、劳逸失度

三、饮食失宜

第三节 病理产物性病因

一、痰饮

二、瘀血

三、结石

第四节 其他病因

一、外伤

二、虫兽伤

三、寄生虫

四、医源因素

五、先天病因

【教学方法】理论讲授、课堂讨论。

【参考学时】4（理论）。

第七章 病 机

【知识教学目标】

1. 掌握正邪与发病；基本病机的主要内容。

2. 熟悉基本病机的一般内容。

3. 了解影响发病的因素、体质因素与发病、发病形式等内容。

【能力培养目标】

1. 具有运用正邪相争理论阐释人体发病原理的能力。

2. 具有运用基本病机理论阐释人体基本病理变化的能力。

【教学内容】

第一节 发病原理

一、正邪与发病

二、影响发病的因素

三、发病形式

第二节　基本病机

一、邪正盛衰

二、阴阳失调

三、气血失常

【教学方法】 理论讲授、课堂讨论。

【参考学时】 4（理论）。

第八章　诊　　法

【知识教学目标】

1. 掌握四诊的概念及注意事项；望神、望色、望舌、问现在症状及脉诊的主要内容和临床意义。

2. 熟悉望小儿指纹的内容；闻诊的方法和基本内容。

3. 了解望形体、望姿态的基本内容；局部望诊、望排出物的方法和基本内容；问现在症状的一般内容。

【能力培养目标】 能够初步运用四诊的方法收集病情资料。

【教学内容】

第一节　望诊

一、全身望诊

二、局部望诊

三、望排出物

四、望舌

五、望小儿指纹

第二节　闻诊

一、听声音

二、嗅气味

第三节　问诊

一、问诊的意义

二、问诊的方法

三、问诊的内容

第四节　切诊

一、脉诊

二、按诊

【教学方法】 理论讲授、课堂讨论、临床见习。

【参考学时】 14（理论 12，临床见习 2）。

第九章　辨　　证

【知识教学目标】

1. 掌握辨证的基本概念；八纲辨证及脏腑辨证主要证候的概念及辨证要点。

2. 熟悉八纲辨证及脏腑辨证主要证候的临床表现；气血津液辨证的内容。

3. 了解各种辨证方法之间的关系；六经、卫气营血及三焦辨证的内容。

【能力培养目标】 能初步运用八纲辨证和脏腑辨证的方法分析常见证候。

【教学内容】

第一节　八纲辨证

一、表里辨证

二、寒热辨证

三、虚实辨证

四、阴阳辨证
第二节　气血津液辨证
一、气病辨证
二、血病辨证
三、气血同病辨证
四、津液病辨证
第三节　脏腑辨证
一、心与小肠病辨证
二、肺与大肠病辨证
三、脾与胃病辨证
四、肝与胆病辨证
五、肾与膀胱病辨证
六、脏腑兼病辨证
第四节　外感病辨证
一、六经辨证概要
二、卫气营血辨证概要
三、三焦辨证概要
【教学方法】理论讲授、课堂讨论、临床见习。
【参考学时】14（理论12，见习2）。

第十章　防治与康复原则

【知识教学目标】
1. 掌握治疗疾病的基本原则。
2. 熟悉中医预防的基本原则。
3. 了解康复的基本措施。
【能力培养目标】
1. 初步具有运用中医预防的基本知识指导防病的能力。
2. 能初步运用治则的基本知识对常见典型病证确定治则。
【教学内容】
第一节　预防
一、未病先防
二、既病防变
第二节　治则
一、治病求本
二、扶正祛邪
三、调整阴阳
四、调理气血
五、因时、因地、因人制宜
第三节　康复原则
一、形神结合
二、内外结合
三、药食结合
四、自然康复与治疗康复结合
【教学方法】理论讲授、课堂讨论。
【参考学时】4（理论）。

四、教学时数分配表

教学内容	总学时	理论教学时数	实践教学时数
绪论	2	2	
哲学基础	8	8	
藏象	12	12	
精气血津液神	4	4	
经络	4	4	
体质	4	4	
病因	4	4	
病机	4	4	
诊法	14	12	2
辨证	14	12	2
防治与康复原则	4	4	
机动	2	2	
合计	76	72	4

五、使用说明

1. 本大纲适用于高职高专中药等专业。各院校在教学过程中，可根据不同要求对教学目标、教学内容及教学时间做适当的调整。

2. 积极改革教学方法，坚持启发性教学，充分调动学生的学习积极性与主动性。坚持理论联系实际，可采用病案教学及临床见习等方法，培养学生分析问题和解决问题的能力。

3. 教学中要充分利用多媒体等现代教育技术，以提高学生的学习兴趣，增强学生对中医学基本理论、基本知识、基本技能的理解、掌握和应用。

4. 注意改革考核手段与方法，采用课堂提问、课堂讨论、平时测验及理论考试等综合评价学生成绩，鼓励学生在学习和应用方面的创新精神。

主要参考书目

1. 孙广仁，郑洪新．中医基础理论［M］．北京：中国中医药出版社，2012.
2. 李灿东，吴承玉．中医诊断学［M］．北京：中国中医药出版社，2012.
3. 张登本．中医学基础［M］．北京：中国中医药出版社，2003.
4. 李德新．中医基础理论［M］．北京：人民卫生出版社，2001.
5. 吴敦序．中医基础理论［M］．上海：上海科学技术出版社，1995.
6. 刘燕池，雷顺群．中医基础理论［M］．北京：学苑出版社，2004.
7. 中华中医药学会．中医体质分类与判定［M］．北京：中国中医药出版社，2009.